全国高等中医药教育教材

供针灸推拿学等专业用

# 推拿治疗学

## 第 4 版

推拿 针灸

U0284744

主　编　宋柏林　于天源

副主编　赵　焰　彭德忠　吕　强

编　委　（按姓氏笔画排序）

于天源（北京中医药大学）　　　　范　青（天津中医药大学）

王光安（河南中医药大学）　　　　范宏元（贵州中医药大学）

牛红社（浙江中医药大学）　　　　林志刚（福建中医药大学）

吕　强（上海中医药大学）　　　　林法财（南京中医药大学）

任蒙强（北京市第一中西医结合医院）　赵　焰（湖北中医药大学）

李小琴（江西中医药大学）　　　　胡　鸾（云南中医药大学）

吴兴全（长春中医药大学）　　　　姚斌彬（北京中医药大学）

何育风（广西中医药大学）　　　　彭德忠（成都中医药大学）

宋柏林（长春中医药大学）　　　　蒋　涛（安徽中医药大学）

陈楚淘（湖南中医药大学）　　　　潘军英（黑龙江中医药大学）

秘　书　吴兴全（兼）

人民卫生出版社

·北京·

**图书在版编目（CIP）数据**

推拿治疗学 / 宋柏林，于天源主编 . —4 版 . —北京：人民卫生出版社，2021.8（2024.8重印）

ISBN 978-7-117-31556-2

I. ①推… Ⅱ. ①宋… ②于… Ⅲ. ①推拿 – 医学院校 – 教材 Ⅳ. ①R244.1

中国版本图书馆 CIP 数据核字（2021）第 149691 号

| | | |
|---|---|---|
| 人卫智网 | www.ipmph.com | 医学教育、学术、考试、健康，购书智慧智能综合服务平台 |
| 人卫官网 | www.pmph.com | 人卫官方资讯发布平台 |

推拿治疗学
Tuina Zhiliaoxue
第 4 版

主　　编：宋柏林　于天源
出版发行：人民卫生出版社（中继线 010-59780011）
地　　址：北京市朝阳区潘家园南里 19 号
邮　　编：100021
E - mail：pmph @ pmph.com
购书热线：010-59787592　010-59787584　010-65264830
印　　刷：人卫印务（北京）有限公司
经　　销：新华书店
开　　本：850×1168　1/16　　印张：19
字　　数：474 千字
版　　次：2016 年 5 月第 1 版　　2021 年 8 月第 4 版
印　　次：2024 年 8 月第 5 次印刷
标准书号：ISBN 978-7-117-31556-2
定　　价：72.00 元

# 数字增值服务编委会

主　编　宋柏林　于天源

副主编　赵　焰　彭德忠　吕　强

编　委 （按姓氏笔画排序）

于天源（北京中医药大学）　　　　范　青（天津中医药大学）

王光安（河南中医药大学）　　　　范宏元（贵州中医药大学）

牛红社（浙江中医药大学）　　　　林志刚（福建中医药大学）

吕　强（上海中医药大学）　　　　林法财（南京中医药大学）

吕桃桃（北京中医药大学）　　　　周　晶（湖北中医药大学）

任蒙强（北京市第一中西医结合医院）　赵　焰（湖北中医药大学）

刘斯文（天津中医药大学）　　　　胡　鸾（云南中医药大学）

李小琴（江西中医药大学）　　　　姚斌彬（北京中医药大学）

吴　淼（湖北中医药大学）　　　　商强强（长春中医药大学）

吴兴全（长春中医药大学）　　　　彭德忠（成都中医药大学）

何育风（广西中医药大学）　　　　蒋　涛（安徽中医药大学）

宋柏林（长春中医药大学）　　　　潘军英（黑龙江中医药大学）

陈楚淘（湖南中医药大学）

# 修订说明

为了更好地贯彻落实《中医药发展战略规划纲要(2016—2030年)》《中共中央国务院关于促进中医药传承创新发展的意见》《教育部 国家卫生健康委 国家中医药管理局关于深化医教协同进一步推动中医药教育改革与高质量发展的实施意见》《关于加快中医药特色发展的若干政策措施》和新时代全国高等学校本科教育工作会议精神,做好第四轮全国高等中医药教育教材建设工作,人民卫生出版社在教育部、国家卫生健康委员会、国家中医药管理局的领导下,在上一轮教材建设的基础上,组织和规划了全国高等中医药教育本科国家卫生健康委员会"十四五"规划教材的编写和修订工作。

为做好新一轮教材的出版工作,人民卫生出版社在教育部高等学校中医学类专业教学指导委员会、中药学类专业教学指导委员会和第三届全国高等中医药教育教材建设指导委员会的大力支持下,先后成立了第四届全国高等中医药教育教材建设指导委员会和相应的教材评审委员会,以指导和组织教材的遴选、评审和修订工作,确保教材编写质量。

根据"十四五"期间高等中医药教育教学改革和高等中医药人才培养目标,在上述工作的基础上,人民卫生出版社规划、确定了第一批中医学、针灸推拿学、中医骨伤科学、中药学、护理学5个专业100种国家卫生健康委员会"十四五"规划教材。教材主编、副主编和编委的遴选按照公开、公平、公正的原则进行。在全国50余所高等院校2 400余位专家和学者申报的基础上,2 000余位申报者经教材建设指导委员会、教材评审委员会审定批准,聘任为主编、副主编、编委。

本套教材的主要特色如下:

1. 立德树人,思政教育 坚持以文化人,以文载道,以德育人,以德为先。将立德树人深化到各学科、各领域,加强学生理想信念教育,厚植爱国主义情怀,把社会主义核心价值观融入教育教学全过程。根据不同专业人才培养特点和专业能力素质要求,科学合理地设计思政教育内容。教材中有机融入中医药文化元素和思想政治教育元素,形成专业课教学与思政理论教育、课程思政与专业思政紧密结合的教材建设格局。

2. 准确定位,联系实际 教材的深度和广度符合各专业教学大纲的要求和特定学制、特定对象、特定层次的培养目标,紧扣教学活动和知识结构。以解决目前各院校教材使用中的突出问题为出发点和落脚点,对人才培养体系、课程体系、教材体系进行充分调研和论证,使之更加符合教改实际、适应中医药人才培养要求和社会需求。

3. 夯实基础,整体优化 以科学严谨的治学态度,对教材体系进行科学设计、整体优化,体现中医药基本理论、基本知识、基本思维、基本技能;教材编写综合考虑学科的分化、交叉,既充分体现不同学科自身特点,又注意各学科之间有机衔接;确保理论体系完善,知识点结合完备,内容精练、完整,概念准确,切合教学实际。

4. 注重衔接,合理区分 严格界定本科教材与职业教育教材、研究生教材、毕业后教育教材的知识范畴,认真总结、详细讨论现阶段中医药本科各课程的知识和理论框架,使其在教材中得以凸显,既要相互联系,又要在编写思路、框架设计、内容取舍等方面有一定的区分度。

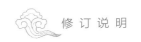

5. 体现传承,突出特色　本套教材是培养复合型、创新型中医药人才的重要工具,是中医药文明传承的重要载体。传统的中医药文化是国家软实力的重要体现。因此,教材必须遵循中医药传承发展规律,既要反映原汁原味的中医药知识,培养学生的中医思维,又要使学生中西医学融会贯通,既要传承经典,又要创新发挥,体现新版教材"传承精华、守正创新"的特点。

6. 与时俱进,纸数融合　本套教材新增中医抗疫知识,培养学生的探索精神、创新精神,强化中医药防疫人才培养。同时,教材编写充分体现与时代融合、与现代科技融合、与现代医学融合的特色和理念,将移动互联、网络增值、慕课、翻转课堂等新的教学理念和教学技术、学习方式融入教材建设之中。书中设有随文二维码,通过扫码,学生可对教材的数字增值服务内容进行自主学习。

7. 创新形式,提高效用　教材在形式上仍将传承上版模块化编写的设计思路,图文并茂、版式精美;内容方面注重提高效用,同时应用问题导入、案例教学、探究教学等教材编写理念,以提高学生的学习兴趣和学习效果。

8. 突出实用,注重技能　增设技能教材、实验实训内容及相关栏目,适当增加实践教学学时数,增强学生综合运用所学知识的能力和动手能力,体现医学生早临床、多临床、反复临床的特点,使学生好学、临床好用、教师好教。

9. 立足精品,树立标准　始终坚持具有中国特色的教材建设机制和模式,编委会精心编写,出版社精心审校,全程全员坚持质量控制体系,把打造精品教材作为崇高的历史使命,严把各个环节质量关,力保教材的精品属性,使精品和金课互相促进,通过教材建设推动和深化高等中医药教育教学改革,力争打造国内外高等中医药教育标准化教材。

10. 三点兼顾,有机结合　以基本知识点作为主体内容,适度增加新进展、新技术、新方法,并与相关部门制订的职业技能鉴定规范和国家执业医师(药师)资格考试有效衔接,使知识点、创新点、执业点三点结合;紧密联系临床和科研实际情况,避免理论与实践脱节、教学与临床脱节。

本轮教材的修订编写,教育部、国家卫生健康委员会、国家中医药管理局有关领导和教育部高等学校中医学类专业教学指导委员会、中药学类专业教学指导委员会等相关专家给予了大力支持和指导,得到了全国各医药卫生院校和部分医院、科研机构领导、专家和教师的积极支持和参与,在此,对有关单位和个人表示衷心的感谢!希望各院校在教学使用中,以及在探索课程体系、课程标准和教材建设与改革的进程中,及时提出宝贵意见或建议,以便不断修订和完善,为下一轮教材的修订工作奠定坚实的基础。

人民卫生出版社

2021 年 3 月

# 前 言

　　推拿治疗学是运用中西医理论和推拿手法预防、保健、治疗疾病的学科。本教材是在"十二五""十三五"规划教材基础上,根据国家卫生健康委员会"十四五"规划教材编写要求制定的教学大纲,并结合专业特点和实际需要编写而成。

　　本教材编写过程中参考相关《推拿治疗学》的编写范例,充分考虑了上版教材使用的反馈结果,遵循新时期中医药教育和人才成长规律,体现"三基"和"五性"两个原则,教材的创新性、实用性更为突出。

　　本教材由上、中、下三篇组成。上篇为推拿治疗学基础,包括绪论、推拿治疗作用、推拿治疗原则与治法、推拿临床常用检查方法、推拿基本常识。中篇为推拿治疗学各论,包括骨伤科、内科、妇科、五官科病症的诊断与推拿治疗。每一病症基本按照概述、相关解剖结构、病因病理、临床表现、诊断与鉴别诊断、推拿治疗、其他疗法、预防调护、按语等内容编写。下篇为康复与亚健康推拿,其中康复推拿包括周围神经损伤、骨折、脱位、痉挛、认知障碍、吞咽困难、产后病症(盆腔脏器脱垂、产后腹直肌分离、产后耻骨联合分离症、产后身痛、产后缺乳、乳痈)的康复,为本版教材新增内容。

　　本教材在编写过程中注重理论联系实际,既强调中医学术的系统性,又突出推拿学科的学术特点,培养学生的临床思维能力,并使其掌握推拿治疗学的基本理论、基本知识和基本临床实践能力。培养能适应医疗、教学、科研及相关产业发展需要的中医推拿人才。

　　本教材上篇由宋柏林、于天源负责;中篇由赵焰、彭德忠负责;下篇由吕强负责。各章节负责人分别是:绪论宋柏林;第一章林法财;第二章于天源;第三章于天源、陈楚淘;第四章任蒙强;第五章第一节至第十六节潘军英、林志刚、吴兴全,第十七节至第二十三节何育风,第十八节至第三十二节蒋涛,第三十三节至第四十一节牛红社;第六章范青、王光安;第七章范宏元;第八章胡鸢;第九章第一节姚斌彬,第二节至第三节于天源,第四至六节赵焰,第七节至第十二节李小琴;第十章吕强。

　　在编写过程中,湖北中医药大学吴淼、周晶,北京中医药大学吕桃桃做了大量校对、编辑、协调工作,在此表示感谢。

　　本教材在上版教材基础上进一步修订编写,特向上版教材作者表示感谢。编写过程中得到各位编委、各院校领导的大力支持,谨在此表示衷心感谢。真诚欢迎各使用单位、教师、学生及读者提出宝贵意见,以便进一步提高。

　　本教材适用于针灸推拿学专业本科生使用,也可作为研究生、执业医师、职称晋升考试复习参考书。

编者

2021 年 3 月

# ◇◇◇ 目　　录 ◇◇◇

## 上篇　推拿治疗学基础

# 中篇　推拿治疗学各论

## 下篇 康复与亚健康推拿

# 上篇

## 推拿治疗学基础

# ◇◇◇ 绪 论 ◇◇◇

**学习目标**

掌握推拿治疗学的定义、不同历史阶段的推拿成就、重要文献记载。

推拿治疗学是一门运用中西医理论和推拿手法研究预防、保健、治疗疾病的课程。

推拿是人类最古老的外治疗法之一,是中医学的重要组成部分,因其具有操作方便、疗效显著、适应证广、施术安全等优点,普遍为世人所接受,为人类的健康做出了巨大贡献。

推拿的发展是随着人类社会的发展而不断进步的,推拿起源于生活实践,随着中医学理论体系的发展而日臻完善,逐渐演变出推拿手法学、推拿治疗学、小儿推拿学等分支。大体可分为如下六个阶段:

## 一、先秦、秦汉时期(公元 220 年以前)

推拿是人类在长期与疾病斗争中逐步认识和发展起来的,源于人类本能的自我保护,比如在劳动生产过程中遇到损伤、疼痛、寒冷刺激等,就不自觉地用手抚摸、拍打伤痛局部及周围部位,这样可以使疼痛及寒冷刺激减轻或消失。由此人们不断积累经验,并由自发的本能行为发展到自觉的医疗行为。再经过不断的总结、提高及反复实践,逐渐形成为推拿医术。这一点在许多甲骨文中可以体现出来:如"抚"字,类似于用手抚摩腹部一样;"医"字,类似于病卧于床,用按摩方法予以诊治等。

春秋战国及以前推拿就被广泛地应用于医疗实践,《韩非子》中记载用"弹法"治疗皮肤痤疮,《周礼注疏》:"扁鹊治虢太子暴疾尸厥之病,使子明炊汤,子仪脉神,子术按摩。"描述了名医扁鹊用推拿等方法成功地抢救了尸厥,《史记·扁鹊仓公列传》也记载了这个案例,表明推拿已应用于临床急救。

秦汉时期已有较完整记录推拿防治疾病的著作。据《汉书·艺文志》记载,当时有推拿专著《黄帝岐伯按摩十卷》(已佚),为公认的最早按摩专著。《黄帝内经》是现存最早、比较全面阐述中医学理论体系的巨著,其中有不少关于推拿治疗作用和应用的记载,如《素问·异法方宜论》:"中央者,其地平以湿,天地所以生万物也众。其民食杂而不劳,故其病多痿厥寒热。其治宜导引按跷。"按跷即按摩,不仅说明在中原地带气功、按摩应用较多,也说明气功、按摩最早是针对气血不畅、筋骨不利的治疗方法。《素问·举痛论》言:"寒气客于肠胃之间,膜原之下,血不得散,小络急引,故痛,按之则血气散,故按之痛止。"又说:"寒气客于背俞之脉,则脉泣,脉泣则血虚,血虚则痛,其俞注于心,故相引而痛。按之则热气至,热气至则痛止矣。"从这一论述可以看出,推拿具有散寒、行气、活血的作用,可以达到止痛的效果。

《素问·血气形志》:"形数惊恐,经络不通,病生于不仁,治之以按摩、醪药。"论述了推拿的另一作用为疏经通络。《灵枢·刺节真邪》:"大热遍身,狂而妄见、妄闻……以两手四指挟按颈动脉,久持之,卷而切推,下至缺盆中,而复止如前,热去乃止,此所谓推而散之者也。"这是《黄帝内经》中对推拿治疗疾病记载详尽的一段内容,不仅介绍了操作方法,对夹、按、卷、切的手法和"推而散之"的原理亦予以论述,同时说明推拿具有退热的作用。治疗病证包括痹证、痿证、口眼歪斜、胃痛、高热谵妄等,并描述了推拿工具,即针灸九针中的圆针、镵针等。

## 二、魏、晋、隋、唐时期(公元220—960年)

这一时期,推拿的治疗范围逐渐扩大,无论是养生还是治疗均应用较多,并出现了很多新的治疗方法。至隋唐时期,设立按摩专科,推拿达到了最兴旺时期。

晋代葛洪在《肘后方》中记载用指针疗法抢救昏迷不醒的患者、用捏脊疗法治疗小儿疳积、用颠簸疗法治疗小儿腹痛等,并首次记载了下颌关节脱位的推拿手法。隋代巢元方在《诸病源候论》中记载了摩腹方法如"两手相摩令热,热以摩腹,以令气下","若摩腹上下并气海,不限次数,以多为佳"等,把摩腹法作为保健推拿手法。隋唐时期,盛行将药物和推拿手法结合使用即膏摩,当时常用膏类药剂种类繁多,有乌头膏、丹参膏、木防己膏等,并根据不同病情选择相宜的药物和手法。在隋代的医事制度中,按摩推拿术有史以来第一次作为独立的学科被提出。如《隋书·百官志》载:"太署有主药二人……按摩博士二人。"在唐代,不但沿用了这种医事制度,还出现了专门的按摩推拿教学机构,《新唐书·百官志》载:"按摩博士一人,按摩师四人……掌教按摩导引之法以除疾。"这一时期的正骨也有了进步,特别是骨折脱位的手法整复。如唐代蔺道人所著的我国现存最早的骨伤科专著《仙授理伤续断秘方》中,介绍了肩、髋关节脱位,以及肋骨、前臂和颅骨骨折的整复方法,第一次系统地将推拿手法运用到骨伤科治疗中,是骨伤推拿疗法的雏形。同时,我国推拿医学在这一时期对外交流较为活跃,推拿医学传入了朝鲜、日本、印度等国家,国外的推拿方法也开始传入中国。

## 三、宋、金、元时期(公元960—1367年)

这一时期,国家医学机构中取消了推拿专科。推拿作为一种治疗方法,已广泛应用于临床各科,并开始了理论探索,形成了丰富的诊疗理论,对推拿治疗作用的认识不断深化。《圣济总录》记载:"可按可摩,时兼而用,通谓之按摩;按之弗摩,摩之弗按;按止以手,摩或兼以药,曰按曰摩,适所用也……大抵按摩法,每以开达抑遏为义,开达则壅蔽者以之发散,抑遏则剽悍者有所归宿。"对按摩的概念进行了新的剖析和解释,使人们对按摩的原理有了进一步的认识。宋代庞安时运用按摩法催产:"为人治病率十愈八九……有民家妇孕将产,七日而子不下,百术无所效……令其家人以汤温其腰腹,自为上下按摩,孕者觉肠胃微痛,呻吟间生一男子。"宋代苏轼、沈括撰写的《苏沈良方》载:"视小儿上下断,及当口中心处,若有白色如红豆大,此病发之候也,急以指爪正当中掐之,自外达内令断……恐伤儿甚。"这是我国推拿史上用掐法治疗新生儿破伤风的最早记载。金代张从正在《儒门事亲》中有:"灸、蒸、熏、洗、熨、烙、针刺、砭射、按摩,凡解表者,皆汗法也。"将推拿列为汗法之一,对推拿的治疗作用提出了新的见解。元代危亦林在《世医得效方》中记载了用自身重力牵引复位的各种方法,对骨伤手法也有所创新,如以双人牵引治疗腰痛、以倒悬自重牵引复位法治疗脊柱骨折和髋关节脱位等。

## 四、明清时期（公元 1368—1911 年）

明清时期，推拿医术几经沉浮，艰难发展，但成就依然较多，尤其是小儿推拿、正骨推拿成果颇丰。

明代，太医院设医学十三科进行医学教育，推拿成为医术十三科之一。此时，小儿推拿逐渐形成了独特的理论体系，提出了小儿推拿特定穴"点""线""面"的特点和主要集中在两肘以下的理论，对小儿推拿手法以及手法补泻的认识有了很大的进步，主张"旋推为补，直推为泻""缓摩为补，急摩为泻""左揉为补，右揉为泻"，强调手法操作要平稳着实、轻快柔和。这一时期出现了小儿推拿专著，即被收录于《针灸大成》中的《小儿按摩经》，这也是我国现存最早的推拿专著。其他如龚云林所著《小儿推拿方脉活婴秘旨全书》（又名《小儿推拿秘旨》）、周于蕃《小儿推拿秘诀》等，为后世小儿推拿提供了宝贵的资料。隆庆五年（1571 年）按摩科被取缔，推拿医术遭受重大打击。

清代，医学分科数度变动，太医院虽未设推拿专科，但推拿理论与实践均得到了一定发展，形成正骨按摩，对伤科疾病治疗做了较系统的总结，强调了手法正骨的重要性，同时强调医生必须重视人体解剖结构。在《医宗金鉴·正骨心法要旨》中，明确将摸、接、端、提、按、摩、推、拿列为正骨八法，提出了手法操作要领，对骨折、脱位的手法，不仅具有诊治意义，还具有康复价值。清代吴师机所著《理瀹骈文》是一部以内科理法方药为理论依据而又以膏药为主的外治法专书。还运用敷、熨、熏、浸洗、擦、坐、嚏、缚、刮痧、火罐、推拿、按摩等二十种方法，使膏摩、药摩疗法获得较大发展。清代张振鋆在《厘正按摩要术》中介绍了"胸腹按诊法"，也为其他医书所少见。

## 五、民国时期（公元 1911—1949 年）

民国时期，尽管推拿学术处于发展的低潮，但明清所奠定的学术基础，在民间得到广泛传播，涌现了大批以手法为特征的推拿学术流派，如儿科推拿流派、正骨推拿流派、一指禅推拿、经穴推拿等。这一时期，出版了不少小儿推拿和成人推拿专著，如《推拿全书》《推拿指掌》《幼科推拿术》《推拿秘要》等，对推拿的普及起到了一定的作用。

## 六、中华人民共和国成立后（公元 1949 年以后）

中华人民共和国成立后，中医学受到党和国家高度重视，推拿学术得到了前所未有的发展。推拿教学、科研、临床队伍不断壮大、空前繁荣。全国各地相继建立了中医院校，设立针灸推拿系/学院，医院设立推拿科，逐渐使用全国统编教材，开展了推拿学硕士、博士研究生的培养，出版了大量的学术专著。近年来，推拿学科更加注重继承和创新相结合，充分运用现代医学的诊断优势与推拿绿色疗法优势，推拿理论不断丰富，临床疗效不断提高。科学研究工作获得了国家的大力支持，发表了大量学术论文，从推拿作用机制、疾病临床疗效、推拿文献发掘等各方面对推拿学术进行了全面、系统的归纳和总结。目前，运用蛋白质组学、解剖学、生物力学、生物化学及声、光、电、磁等现代技术手段，对推拿学关键问题进行了深入研究，主要集中于推拿手法生物力学原理研究、推拿镇痛的机制研究、推拿改善微循环的作用研究、推拿抗衰老机制的研究、推拿文献的整理和研究等，这些研究及其成果对推拿医学乃至其他各医学学科的发展必将产生深远的影响。

随着医学模式的转变，推拿疗法的优势日益彰显，同时我们也应该清醒地认识到：传统推拿疗法日益受到冲击,我们应该充分利用现代科学技术,使传统而古老的推拿医术不断得到发扬,为人类的医疗保健事业做出新的贡献。

（宋柏林）

### 思政元素

从《医学生誓言》看自己的责任

　　中国医学生誓言——健康所系,性命相托。当我步入神圣医学学府的时刻,谨庄严宣誓:我志愿献身医学,热爱祖国,忠于人民,恪守医德,尊师守纪,刻苦钻研,孜孜不倦,精益求精,全面发展。我决心竭尽全力除人类之病痛,助健康之完美,维护医术的圣洁和荣誉,救死扶伤,不辞艰辛,执着追求,为祖国医药卫生事业的发展和人类身心健康奋斗终生。

　　美国亦有相似的医学生誓言。此外还有《希波克拉底誓言》《医学日内瓦宣言》。这些集中体现了医学生和医学工作者对生命的敬畏、对健康的尊重、对医学事业的执着、对师长的感恩、对同道的珍重,以及解除疾苦的决心。

　　古有《大医精诚》,今有《医学生誓言》,文字虽异,道义相同。如何恪守誓言,承担责任,履行义务,需要每位医学生、医学工作者不断思考,一生践行。

### 复习思考题

1. 推拿治疗学的定义是什么?
2. 我国现存最早的按摩专著是哪部?
3. 我国现存最早的伤科专著是哪部?
4. 我国现存最早的推拿学专著是哪部?
5.《医宗金鉴·正骨心法要旨》中记载的正骨八法是什么?

# 第一章

# 推拿治疗作用

## 学习目标

掌握推拿调整脏腑、疏通经络、行气活血、理筋整复的基本作用;熟悉推拿对于神经、循环、消化、泌尿、免疫、内分泌、运动系统的作用机制和镇痛机制。

## 第一节　推拿治疗的基本作用

推拿治疗的主要手段是手法,通过机械力的刺激改变患者体内的能量聚集、物质分布,调整解剖结构关系等。因此,手法的熟练度、规范程度直接决定着临床疗效。正确选用手法的作用部位、方向、频率、强度等,并结合患者病情、体质强弱等因素,就能发挥疏通经络、行气活血、理筋整复、调整脏腑等作用。

### 一、调整脏腑

脏腑是化生气血、通调经络、维持人体生命活动的主要器官。脏腑的功能与人体的正气有直接关系。推拿是通过手法刺激相应的体表穴位、痛点(或疼痛部位),并通过经络的连属与传导作用,对内脏功能进行调节,达到治疗疾病的目的。如按揉脾俞、胃俞穴可调理脾胃,缓解胃肠痉挛,止腹痛;在肺俞、肩中俞穴上运用一指禅推法能调理肺气,止哮喘。临床实践表明,不论是阴虚、阳虚,还是阴盛、阳亢,也不论是虚证或实证、寒证或热证,只要在相宜的穴位、部位上选用相宜的推拿手法进行治疗,均可起到不同程度的调整作用。如肾阳不足可用擦命门穴达到温补肾阳的作用;肝阳上亢可用强刺激点按太冲穴,达到平肝潜阳的作用。手法对脏腑功能的调整能使机体处于良好的功能状态,有利于激发机体内的抗病因素。现代研究证实,在足三里穴上运用按揉或一指禅推法,既能使分泌过多的胃液减少,抑制胃肠的功能,也可使分泌不足的胃液增多,兴奋胃肠的功能;用较强的按法、拿法刺激内关,可使心率加快,用于治疗心动过缓;用较弱的按法、揉法刺激内关,又可使心率减慢,用于治疗心动过速;按揉肝俞、胆俞、胆囊穴,可抑制胆囊收缩,减少胆汁排出,缓解胆绞痛。

由上可知,推拿对脏腑功能具有良好的双向调节作用,一是直接作用,即通过手法刺激体表直接影响脏腑功能;二是间接作用,即通过经络与脏腑间的联系来实现。

## 二、疏通经络

经络,内属脏腑,外络肢节,通达表里,贯穿上下,构成经脉网络,遍布全身,将人体各部分联系成一个有机整体。它是人体气血运行的通路,具有"行血气而营阴阳,濡筋骨,利关节"(《灵枢·本藏》)的作用,以维持人体的正常生理功能。气血不和,外邪入侵,经络闭塞,不通则痛,就会产生疼痛麻木等一系列症状。如《素问·调经论》指出:"血气不和,百病乃变化而生。"

疏通经络的作用意义非常广泛,在临床各科疾病的治疗中均有体现。所谓"经脉所过,主治所及"就是这个道理。如推桥弓可平肝阳而令血压下降;搓摩胁肋部可疏肝理气而使胁肋胀痛得以缓解;掐按合谷穴可止牙痛;按揉角孙穴可治偏头痛。又如风、寒、湿邪侵入人体,客阻经络,则产生肌肉酸痛,此属经络"不通则痛",通过推拿手法治疗使风寒湿邪外达,经络疏通而痛消,此属"通则不痛",故《素问·举痛论》说:"寒气客于背俞之脉则脉泣,脉泣则血虚,血虚则痛,其俞注于心,故相引而痛。按之则热气至,热气至则痛止矣。"《医宗金鉴·正骨心法要旨》说:"……按其经络,以通郁闭之气……"均说明了推拿具有疏通经络作用。

现代研究证实,长时间柔和的推拿手法,可使交感神经抑制,副交感神经兴奋,说明推拿对经气的调整作用,是通过调节神经系统的兴奋和抑制,并通过神经的反射作用,进而调整内脏功能来实现的。其调整、疏通作用的大小,与推拿时手法操作的经络、穴位(或部位)的准确与否,以及手法作用的时间长短、刺激量的大小等有明显关系。

## 三、行气活血

气血是构成人体和维持人体生命活动的基本物质,是脏腑、经络、组织器官进行生理活动的基础。"血"具有营养和滋润的作用,气血周流全身运行不息,促进人体的生长发育和新陈代谢。人体一切疾病的发生、发展无不与气血相关,气血调和能使阳气温煦,阴精滋养;气血失和则皮肉筋骨、五脏六腑均失去濡养,以致脏腑组织等人体正常的功能活动发生异常,而产生一系列的病理变化,如《素问·调经论》说:"血气不和,百病乃变化而生。"

推拿具有调和气血、促进气血运行的作用。其作用途径有三:一是推拿对气血的生成有促进作用。推拿通过手法的刺激可调节与加强脾胃的功能,即健运脾胃。脾胃有主饮食消化和运输水谷精微的功能,而饮食水谷是生成气血的重要物质基础,故有脾胃是"后天之本"和"气血生化之源"之说,推拿可引起胃运动的增强,促进脾的运化功能,进而增强脾胃的升降,有利于气血的化生。二是通过疏通经络和加强肝的疏泄功能,促进气机的调畅。气血的运行有赖于经络的传注,经络畅通则气血得以通达全身,发挥其营养组织器官,抵御外邪,保卫机体的作用;肝的疏泄功能,关系着人体气机的调畅,气机条达舒畅,则气血调和而不致发生瘀滞。三是通过手法的直接作用,推动气血循行,活血化瘀。推拿对气血运行的促进作用,是通过手法在体表经穴、部位的直接刺激,而使局部的毛细血管扩张,肌肉血管的痉挛缓解或消除,经脉通畅,血液循环加快,瘀血消除等来实现的。

## 四、理筋整复

中医学中所说的筋,又称经筋,是指与骨相连的肌筋组织,类似于现代解剖学的四肢和躯干部位的软组织,如肌肉、肌腱、筋膜、韧带、关节囊、腱鞘、滑液囊、椎间盘、关节软骨盘等软组织。各种原因造成的有关软组织损伤,统称为筋伤或伤筋。筋伤后,由筋而连接的骨所构成的关节,亦必然受到不同程度的影响,产生"筋出槽、骨错缝"等有关组织解剖位置异常的一系列病理变化,出现诸如小关节紊乱、肌腱滑脱、半脱位、关节错缝、椎间盘突出、肌肉或韧带、筋膜等部分纤维撕裂等病证。目前对这些病证的治疗,有赖于推拿手法。筋伤后,通过医生认真检查,从压痛点、形态、位置变化等,可以了解损伤的部位、性质。《医宗金鉴·正骨心法要旨》中说:"以手扪之,自悉其情。"同时记载了筋歪、筋断、筋翻、筋转、筋走等各种病理变化。

肌肉、肌腱、韧带完全断裂者,须用手术缝合才能重建,但部分断裂者则可使用适当的按、揉、推、擦等理筋手法,将断裂的组织抚顺理直,然后适当加以固定,这样可使疼痛减轻并有利于断端的生长吻合。肌腱滑脱者,在疼痛部位能触摸到条索样隆起,关节活动严重障碍,若治疗不当,可转化为肌腱炎,产生粘连。为此,须及时使用弹拨或推扳手法使其恢复正常。

关节内软骨板损伤者,往往表现为软骨板的破裂或移位,以致出现关节交锁不能活动或肢体活动困难。通过适当的推拿手法可使移位嵌顿的软骨板回纳,解除关节的交锁,疼痛明显减轻。

腰椎间盘突出症患者,由于突出物对神经根的压迫,继发无菌性炎症,每见腰痛与下肢坐骨神经放射痛,致腰部活动受限,行走不便,运用适当的推拿手法,例如牵引拔伸、一指禅推法、㨰法、按法、扳法、摇法等,可消除无菌性炎症,改善突出物与神经根的位置关系,从而解除或减轻突出物对神经根的压迫,使疼痛减轻或消除。

脊柱后关节紊乱患者,棘突常偏向一侧,关节突关节间隙常有宽窄改变,致关节囊及邻近的韧带因受牵拉而损伤,运用推扳、斜扳、脊柱旋转复位及旋转拔伸复位法等,可整复其紊乱。

骶髂关节错位者,因关节排列紊乱,关节滑膜受到嵌顿挤压及局部软组织受到牵拉,继发无菌性炎症而出现骶髂部剧烈疼痛并可伴有丛性坐骨神经痛,通过各种扳法及髋膝关节的屈伸等被动活动手法,将错位整复,疼痛便随之减轻或消失。

总之,对筋伤和骨缝错位、关节紊乱等,推拿可以通过手法的作用进行理筋整复,纠正解剖位置的异常,使组织各守其位,才能有利于软组织痉挛的缓解和关节功能的恢复。由此可见,理筋整复可使经络、关节通顺,从而达到治疗目的。

# 第二节 推拿的作用机制

推拿是通过手法作用于人体体表的经络、穴位和一些特定部位,对机体的生理、病理过程进行调节,达到治病、防病的目的。各种手法从表面上看是一种单纯的机械刺激,但熟练而精湛的手法是医生根据具体病情,运用各种手法实现治疗效果的。其作用机制一方面是手法直接作用于人体体表的经络、穴位和一些特定部位起作用;另一方面是通过手法转换成不同的能量和信息,以神经、体液系统为载体,对人体各系统的功能进行调节和干预来实现。

## 一、对神经系统的作用机制

手法作用于机体,可对神经系统产生相关的影响。

### (一) 对中枢神经系统的影响

推拿对中枢神经系统有一定的调节作用。手法刺激可通过反射传导途径来调节中枢神经系统的兴奋和抑制过程。如较强手法刺激健康人的合谷和足三里穴后,发现脑电图中"α"波增强,说明较强刺激手法的经穴推拿能引起大脑皮质功能的抑制;轻柔节律性的手法刺激健康人的颈项部,也可使脑电图出现"α"波增强的变化,表明大脑皮质的电活动趋向同步化,有较好的镇静作用,可以解除大脑的紧张和疲劳状态。研究发现,对用线栓法制成的 SD 大鼠大脑中动脉阻塞再灌注模型进行推拿,可减少缺血所致 DNA 双链断裂,抑制细胞凋亡,从而保护脑神经细胞。推拿对下丘脑和大脑边缘系统有良性调节作用,通过对内源性阿片肽的影响达到镇痛、消除焦虑、调节情绪、产生快感等治疗效应。

（二）对周围神经系统的影响

推拿手法的刺激部位和治疗穴位大多分布在周围神经的神经根、神经干、神经节、神经节段或神经通道上。通过手法的刺激作用,可改善周围神经传导通路,促使周围神经产生兴奋,以加速其传导反射。如振颤法可使脊髓前角炎患者对感应电流不产生反应的肌肉重新产生收缩反应,已消失的膝腱反射和跟腱反射重新出现。同时,手法还通过促进局部血液循环来改善局部神经的营养状况,有利于神经细胞和神经纤维功能的恢复。此外,手法能调节同一节段神经支配的内脏和组织的功能活动,如手法刺激第 5 胸椎棘突旁,可使贲门括约肌扩张;刺激第 7 胸椎棘突旁,可使幽门括约肌扩张。

（三）对神经递质的影响

手法可调节 5- 羟色胺（5-HT）的生成、传输、代谢、分解等多个环节,使血中 5-HT 含量下降。对压痛点进行按揉手法治疗后可使 β - 内啡肽含量增加。推拿可促使乙酰胆碱酶释放,加速乙酰胆碱的分解和失活。推拿可使血浆中儿茶酚胺水平降低,尿儿茶酚胺水平升高。推拿通过对不同神经递质的影响而产生不同的效应。

（四）对神经组织损伤修复的影响

推拿在神经损伤再生和修复中具有独特作用和优势。推拿可改善神经所支配肌肉的结构和代谢,促进神经再生和修复。研究发现,经手法治疗后,神经纤维的发育程度比较均衡,减少发生退变的纤维数量。

## 二、对循环系统的作用机制

推拿可以扩张血管,改善血液循环,增加心肌供氧,加强心脏功能,从而对人体的脉搏、血压等产生一系列的调节作用。

（一）对血管的影响

1. 扩张毛细血管　推拿可引起部分细胞内的蛋白质分解,产生组胺和类组胺物质,使毛细血管扩张开放,其直径和容积扩大,血流量增加,肢体循环改善,从而加强了局部组织的供血和营养。

2. 促进血管网重建　推拿可增加血管的生成,进而促进血管网重建。将家兔跟腱切断后再缝合,术后进行推拿治疗,发现治疗组跟腱断端间有大量的小血管生成,而对照组家兔跟腱周围组织中仅有一些管壁增厚并塌陷的小血管,血管中还有血栓形成,可见推拿能促进病变组织血管网的重建。

3. 恢复血管壁的弹性　推拿手法对人体体表组织的压力和所产生的摩擦力,可大量地消耗和清除血管壁上的脂类物质,减缓血管的硬化,对恢复血管壁的弹性、改善血管的通透性、降低血液流动的外周摩擦力均有一定作用。

**（二）对血液和淋巴循环的影响**

1. 加速血液流动和淋巴循环　推拿手法虽作用于体表,但其压力却能传递到血管壁,使血管壁有节律地被压瘪、复原。当复原后,受阻的血流骤然流动,使血流加快。但由于动脉内压力很高,不容易压瘪,而静脉内由于静脉瓣的存在,不能逆流,故实际上微循环受益较大,使血液从小动脉端流向小静脉端的速度得到提高。实验发现,在肩部进行推拿时,手指的甲皱微循环明显加快,指端血管容积增加。在狗的粗大淋巴管内插入套管,推拿后淋巴流动速度比推拿前增加7倍。

2. 降低血液黏稠度　在瘀血状态下,由于血液流速降低,新陈代谢能力减弱,是引起血液黏稠度增高的原因之一,黏稠度的增高又进一步使流速降低,形成恶性循环,最终使血液凝集、凝固。通过推拿有节律的机械刺激,促进血液流动而提高血液流速,可降低血液黏稠度。

**（三）对血液成分的影响**

在某些穴位施行推拿手法后,可使白细胞总数增加,白细胞分类中淋巴细胞比例升高,中性粒细胞的比例相对减少,血清补体效价增加,红细胞总数相应增加。捏脊法能使营养不良患儿的血红蛋白和白细胞升高,吞噬能力增强。急性腰扭伤患者推拿后的嗜酸性粒细胞明显下降。此外,推拿还有升高白细胞,降低胆固醇、β脂蛋白的作用,可治疗白细胞减少症和高脂血症。

**（四）对心脏功能的影响**

推拿手法对心率、心律、心功能都有调节作用。研究证实,推拿可使冠心病患者的心率减慢,氧耗减少,左心室收缩力增强,舒张期延长,冠状动脉灌注增加,从而改善冠心病患者的心肌缺血、缺氧状态,缓解心绞痛症状。

**（五）对血压的影响**

推拿可放松肌肉、缓解紧张,引起周围血管扩张,外周循环阻力降低,血管顺应性改善,并通过对神经、血管、血流的调节作用达到降低收缩压、舒张压及平均动脉压的效果。推桥弓穴可以刺激颈动脉窦上的压力感受器,也能起到调整血压的作用。

## 三、对消化系统的作用机制

推拿对消化系统产生直接和间接两方面的影响。一是手法刺激可直接促使胃肠管腔发生形状和运动功能变化,促使胃肠蠕动速度发生改变,从而加快或延缓胃肠内容物的运动排泄过程。二是手法刺激通过神经的传导反射作用,间接增强胃肠的蠕动和消化液的分泌,促进对食物的消化吸收过程,加强消化系统的功能。

**（一）对胃肠蠕动的影响**

推拿可直接或间接作用于胃肠,使平滑肌的张力、弹力和收缩能力增强,促进胃肠蠕动。在脘腹部直接操作是推拿之长,不论顺时针还是逆时针摩腹,以及腹部的按法、揉法、推荡法等都对消化系统的诸多疾病有治疗作用,报道较多的有治疗单纯性腹泻、感染性腹泻、功能性便秘、呃逆、呕吐、肠易激综合征、胆囊及胃肠术后综合征、肠套叠等。

推拿手法刺激穴位,可增强胃壁的收缩能力,如推拿中脘、脾俞、胃俞等穴位治疗胃下垂,经钡餐检查,大部分轻、中度患者胃下垂程度均有明显改善,有的甚至恢复正常;如持续用力按压中脘穴,可引起胃壁蠕动加快甚至痉挛,而出现恶心呕吐;直接刺激腹部,可增强肠蠕动,如持续用力按压气海穴,可引起肠蠕动加快,甚至引起肠痉挛,并使肠中气体和粪便迅速排出体外。同时,有实验证明,推拿对胃蠕动有双向调节作用,即原来表现胃蠕动次数多的可以减少,使排空延长;原来表现胃蠕动次数少的能增加,使排空加速。推拿所起的作用与胃的功能状态有关,穴位有相对的特异性,例如推脾经有明显的促进胃运动作用,而逆运内八卦对胃运动的调节作用往往是双向的,即胃肠蠕动处于亢进状态时(如胃肠痉挛),推拿可使其转入抑制状态(即缓解其痉挛);而当胃肠蠕动处于缓慢抑制状态时,推拿则可使其蠕动增强。

（二）对胃肠分泌吸收功能的影响

推拿手法通过自主神经的反射作用,使支配内脏器官的神经兴奋,促使胃肠消化液的分泌。通过观察狗接受捏脊时的机体变化,发现狗的消化液分泌增加、消化酶活性增强、食量明显改善;同时推拿手法能改善胃肠血液淋巴的循环,而加强了胃肠的吸收功能。在外周穴位的作用研究方面,发现以一指禅推法在足三里穴处刺激,力量以受试者出现酸胀感为度,采用体表胃电图检测胃体和胃窦的胃电波变化,结果显示手法能降低胃电图的波幅。用一指禅推双侧胆囊穴,通过腹部 B 超观察发现其能使胆囊体积明显缩小,从而有助于胆囊收缩力的提高。点按中脘穴具有双向调节胃蠕动的作用,既能使其加快又能使其减慢。例如补脾经后,胃液酸度有明显增加,而胃液分泌量的变化则不明显。运用推拿手法治疗疳积患儿,其尿淀粉酶由治疗前的 47.00±32.00U/L 提高到治疗后的 57.00±41.00U/L;捏脊疗法可以提高对蛋白质、淀粉的消化能力,增加小肠吸收功能,促进食欲,增强脾胃功能,对小儿疳积有很好的治疗作用。运用捏脊与按揉足三里相结合的方法,亦可以对脾虚泄泻患儿小肠功能有影响,患儿较低的木糖排泄率经推拿后较前增加。

（三）对胆汁排泄的影响

推拿可降低胆囊张力,抑制胆道平滑肌痉挛,从而起到缓解胆绞痛的作用。此外,推拿可使去氧胆酸含量明显下降,从而促进胆汁分泌和排空,减少胆结石的形成。

## 四、对泌尿系统的作用机制

推拿可调节膀胱张力和膀胱括约肌功能,增加膀胱壁的牵拉感受器功能,增加交感神经支配膀胱括约肌的兴奋性,减低副交感神经支配膀胱逼尿肌的兴奋性,提高膀胱排尿阈。如按揉肾俞、丹田、龟尾、三阴交等穴位可以治疗小儿遗尿症,又可治疗尿潴留。动物实验证实,按揉半清醒状态下家兔的"膀胱俞",可使平静状态的膀胱收缩,内压升高。

## 五、对免疫系统的作用机制

推拿具有调节免疫功能的作用。推拿后机体血液中白细胞总数增加,吞噬功能加强。同时,推拿对血清免疫球蛋白 IgG、IgM、IgA 及补体 C3 有双向调节作用,还可使血清中补体效价提高,亦能增加 T 淋巴细胞及其亚群的含量,从而发挥体液和细胞免疫功能作用。动物实验显示,对接种肿瘤的小鼠取中脘、关元、足三里穴进行手法治疗,发现推拿能抑制小鼠移植性肿瘤细胞的增殖,推拿组小鼠的一般状况明显好于对照组;同时又对小鼠的免疫功能进行了测定,发现推拿组的自然杀伤细胞值明显高于对照组,说明推拿能提高机体的免疫功能,从而发挥抑制肿瘤细胞的作用。临床研究证实,对健康者背部足太阳膀胱经处用平推法操作 10 分钟,可以使白细胞的吞噬能力有不同程度的提高,淋巴细胞转化率、补体效价也增高。对苯污染造成的白细胞减少症患者,选用"足三里""四花穴"等穴进行推拿治疗后,其白细胞总数增加,白细胞吞噬指数升高,患者的临床症状和体征亦得到改善。此外,临床上有用推鼻旁、按揉风池、擦四肢等方法来防治感冒,亦起到很好的效果。

## 六、对内分泌系统的作用机制

推拿对内分泌系统有一定的调节作用,主要体现在对胰岛功能、甲状腺功能、性激素水平的调节和对钙、磷代谢方面的影响。

临床研究显示,对糖尿病患者通过按揉脾俞、膈俞、足三里穴,擦背部足太阳膀胱经并配合少林内功锻炼后,部分患者的胰岛功能增强,血糖有不同程度的降低,尿糖转阴,"三多一少"的临床症状有明显改善。现代研究显示推拿对降低血糖和控制血糖水平有一定作用。对甲状腺功能亢进患者,在患者第3~5颈椎棘突旁寻找敏感点,施用一指禅推法治疗,可以使其心率明显减慢,症状和体征都有相应改善。在神经 - 内分泌轴调节方面,对佝偻病患者施用运八卦、补脾平肝、捏脊等推拿手法后,血钙有所上升,对促进骨骼的发育和生长具有积极意义。对患有围绝经期综合征妇女,取膻中、气海、肝俞、肾俞、百会等穴进行推拿,发现可影响雌激素分泌,调节自主神经功能,改善症状。

## 七、对运动系统的作用机制

推拿对运动系统的作用主要有改善肌肉营养代谢,促进损伤组织修复,松解粘连、促进关节功能恢复,纠正骨错缝、筋出槽,改变突出物的相对位置,解除肌肉痉挛,促进炎症介质分解、稀释,促进水肿、血肿吸收等八个方面的作用,具有独特的临床疗效。

### (一)改善肌肉的营养代谢

肌组织可因运动过度而发生变性、坏死、结构紊乱等病理改变。推拿手法的直接或间接作用可促进肌纤维的收缩和伸展活动,肌肉的活动又可促进血液、淋巴等体液的循环活动,从而改善肌肉营养状况,增强肌肉张力、弹力和耐受力。肌肉的主动运动会消耗能量、消耗氧,产生乳酸等有害代谢物质,而使组织液变为酸性,出现酸胀疲劳。运用推拿手法可促使肌肉得到充分的氧及营养物质,并将组织液中的乳酸等有害代谢产物吸收或排出体外,从而消除肌肉的疲劳,提高肌肉的活力和耐受力。

根据"腰背委中求"的循经取穴原则,在足太阳膀胱经的委中、承山、志室及臀部阿是穴等施以按法、揉法等,通过神经 - 体液轴,改变体内生化过程和酶系统的活动,改善神经根及神经纤维的微循环,从而使局部组织的营养代谢得以改善,获得明显缓解患者腰腿痛症状的效果。动物实验表明,将腓肠肌萎缩型猴子分组观察,发现未经手法治疗的猴子腓肠肌在4~6周后有明显的结缔组织增生,形成纤维条索状组织,手法组则不出现或出现少量病变软组织,其恢复较好。

### (二)促进损伤组织修复

临床上对肌肉、肌腱、韧带部分断裂者采用适当的推拿手法理筋,将断裂的组织抚顺理直,有利于减轻疼痛并与断面生长吻合。因此,推拿手法对损伤组织的修复具有良好的作用。例如将家兔被切断的跟腱缝合后约2周开始给予推拿手法治疗,发现其能明显促进跟腱的修复,且其胶原纤维排列的方向接近正常的肌腱,结构强度亦高。又如对犬做肌腱修补术后,给予持续性制动或保护性被动活动,通过光镜、透射电镜和扫描电镜观察对肌腱组织修复的影响,发现保护性被动活动产生的机械分离作用减少了肌腱修复区域与周围组织之间的粘连,阻止了鞘管组织的内生,刺激了腱细胞本身的再生,并且还能抑制和消除修复肌腱区域内炎症因子的产生,从而使肌腱修复的结构比制动组更接近于正常,鞘管的恢复也更好,肌腱的机械性能和功能恢复也较制动组好。尚有对肌腱损伤后完全制动与早期被动活动的组织学和生物力学进行研究,发现制动组肌腱损伤区域愈合时间延长,肌腱都发生了一定程度的粘连;早期保护性被动活动组的肌腱表面形态接近于正常,扫描电镜下仅可见少量粘连形成,未发现瘢痕存在,胶原纤维虽不成熟,但排列与肌腱纵轴平行,并且比制动组的胶原纤维粗大,损伤区域内的细胞数目和血管都明显少于制动组;同时对两组的肌腱滑动功能,断裂力量、强度,以及能量吸收分别进行了实验,发现被动活动组的以上各种指标均优于制动组。由此说明推拿手法可以帮助损伤组织的修复。

（三）松解粘连、促进关节功能恢复

软组织损伤后,瘢痕组织增生、互相粘连,对神经血管束产生卡压,是导致疼痛与运动障碍的重要原因。运动关节类手法可间接松解粘连,而按、揉、弹、拨等手法则可直接分离筋膜、滑囊之粘连,促使肌腱、韧带放松,起到松动关节的作用。如对于关节活动障碍的肩关节周围炎患者,在肩髃、膈俞等穴位施以滚、按、揉、拨等手法并配合适当的被动运动,经过治疗,患者的肩关节活动度均有不同程度的改善,有些患者则完全恢复了正常。用肩关节造影观察手法对肩关节粘连的作用时,发现手法治疗后肩关节囊粘连松解。由此证明,推拿手法通过分离、松解粘连,对促进关节功能恢复具有良好的作用。

（四）纠正骨错缝、筋出槽

由急性损伤所导致的骨错缝、筋出槽是许多软组织损伤的病理状态。运用各种整复手法,使关节、肌腱各入其位,解除对组织的牵拉、扭转、压迫刺激,使疼痛消失。例如,脊柱后关节错缝,棘突偏歪引起关节囊和邻近韧带损伤及功能障碍,推拿治疗可迅速纠正错缝;推拿对脊柱后关节滑膜嵌顿有立竿见影的效果。X 线片证实,对寰枢关节错位的患者施用颈椎旋转复位法或旋转拔伸复位法,可以恢复寰枢关节的正常解剖结构。临床资料表明,推拿可治疗肱二头肌长头肌腱滑脱,颞颌关节脱位,肩关节脱位,肘关节脱位,小儿桡骨头半脱位,颈、胸、腰椎和骶髂关节错缝,耻骨联合分离症等病证。一些腰椎滑脱的患者经过推拿手法治疗后,其上下椎体的位置异常情况得到恢复。

（五）改变突出物的相对位置

推拿对改变突出物的位置具有较好的作用,主要体现在对腰椎间盘突出和关节交锁、嵌顿的治疗方面。大量的临床资料证明,腰椎间盘突出症患者通过腰椎扳法作用于病变节段,对膨出型椎间盘突出有回纳作用,对突出型椎间盘突出大部分可改变突出物与神经根之间的空间关系,减少或解除对神经根的压迫和刺激,从而使症状减轻或消除。尸体研究也证实推拿手法可以改变突出物与神经根的相对位置,为临床治疗腰椎间盘突出症提供实验依据。对关节内软骨损伤,如半月板损伤、关节内游离体嵌顿等致关节交锁不能活动者,通过有针对性的推拿手法治疗,能使嵌顿的软骨板回纳、移位,解除关节交锁症状。

（六）解除肌肉痉挛

肌肉痉挛是在刺激源作用条件下肌肉自身保护的一种反应机制。消除刺激源是推拿治疗的根本途径,但就肌肉痉挛本身而言,可挤压穿行于其间的神经、血管,产生相应症状。根据中医"急则治其标,缓则治其本"的原则,放松肌肉、解除痉挛显得十分重要。推拿解除肌肉痉挛的作用机制有三个方面:一是加强局部循环,促进新陈代谢,使致痛物质含量下降而止痛;二是通过恰当的手法刺激作用,提高痛阈;三是将紧张或痉挛的肌肉通过手法使其牵张拉伸,从而直接解除其紧张或痉挛。由于消除了肌痉挛这一中间病理环节,使疼痛得以减轻,软组织损伤得以痊愈。例如,急性腰扭伤患者,推拿前在舒适姿势下均有不同程度的紧

笔记栏

张性肌电活动,但推拿后绝大部分患者的紧张性肌电活动和疼痛随之消失或减轻。有报道显示,对痉挛的肌肉用拉伸手法持续操作2分钟以上,可刺激肌腱中的高尔基体,诱发反射,从而使疼痛减轻或消失。因此临床上遇见腓肠肌痉挛的患者,医生常充分背伸其踝关节,可迅速解除痉挛,这说明推拿确有解除肌肉痉挛的作用。

### (七) 促进炎症介质分解、稀释

软组织损伤后,血浆及血小板分解产物形成许多炎症介质,这些炎症介质有强烈的致炎、致痛作用。在推拿手法作用下,肌肉横断面的毛细血管数比手法前增加40余倍,微循环中血液流速、流态改善,体内活性物质的转运和降解加速,炎性产物得以排泄。对急性腰扭伤患者观察表明,推拿对肾上腺皮质功能有刺激作用,使白细胞上升,嗜酸性粒细胞减少,并释放较多的17-羟皮质类固醇,这些物质对消除局部无菌性炎症有重要意义。

推拿能促进静脉、淋巴回流,加快物质运转,也促进了炎症介质的分解、稀释,使局部损伤性炎症消退。通过对腰椎间盘突出症患者推拿前后血浆中5-羟色胺(5-HT)和5-羟色胺的前体色氨酸(TrP)及其代谢产物5-羟吲哚乙酸(5-HIAA)含量的测定,发现首次推拿后,患者血浆中的5-HT、5-HIAA和TrP的含量呈现非常显著的下降,证明推拿可促进致痛物质的分解、稀释。动物实验证明,软组织损伤的家兔其血浆中组胺含量明显高于损伤前,经推拿委中穴1小时,其含量明显低于治疗前,而对照组的组胺含量此时仍在继续上升。

### (八) 促进水肿、血肿吸收

推拿手法具有良好的活血化瘀作用,可加快静脉、淋巴的回流。由于局部肿胀减轻,组织间的压力降低,消除了对神经末梢的刺激而使疼痛消失,有利于水肿、血肿的吸收。实验研究表明,在狗的粗大淋巴管内插入套管,可发现推拿后其淋巴流动比推拿前增快7倍;在颈项部施以按、揉、推、擦等手法,对患者的皮肤微循环进行检测,发现皮肤微循环有明显改善。

## 八、镇痛的作用机制

疼痛是临床上许多疾病尤其是软组织损伤的常见症状。推拿手法具有良好的镇痛作用,可治疗腰椎间盘突出症、急性腰扭伤、肩周炎、颈椎病、骶髂关节错位、梨状肌损伤综合征、胃脘痛、痛经、胆囊炎、网球肘及四肢关节伤筋等。推拿镇痛作用机制如下:

### (一) 镇静解痉止痛

疼痛是感觉神经受到恶性刺激后传入大脑皮质,使大脑皮质产生兴奋灶并持续作用。在某些特定穴位上使用推拿手法治疗,使之产生一种良性刺激信号,传入大脑皮质的相应部位,产生新的良性兴奋灶。当新的兴奋灶足以抑制原有的兴奋灶时,便起到镇静止痛的作用。

某些疼痛是由于肌肉遭受刺激导致肌痉挛而造成的。通过推拿手法作用可促使肌肉放松,使痉挛得以缓解,起到解痉止痛的作用。

### (二) 消肿活血止痛

某些疾病或损伤造成一定部位的出血或组织液的渗出,出现血肿或肿胀。由于肿胀的压迫刺激而出现疼痛症状。推拿手法可在加强循环的基础上,促使其血肿、水肿的吸收和消散,从而发挥消肿止痛的作用。

气滞血瘀引起疼痛。运用手法可促使毛细血管扩张,加速血液循环,改善局部营养供给,加速有害物质的吸收、排泄等,通过活血化瘀而起到活血止痛的作用。

在临床实践中,往往是几种止痛机制相互为用、相互协同而发挥作用的。关于推拿的镇痛作用,以往的解释虽有镇静止痛、解痉止痛、消肿止痛、活血止痛及散风止痛、理气止痛、消炎止痛等,但真正的镇痛作用机制并不能用"不通则痛,通则不痛"的简单道理完全解释。运用现代技术手段研究推拿手法对人体内某些物质的实质性改变,以探求手法镇痛的作用机制,是证实手法镇痛作用机制的重要手段之一。综合国内外的研究,主要从推拿促使体内止痛物质内啡肽增加、体内致痛物质的含量减少、恢复细胞膜巯基及钾离子通道结构的稳定性,以及推拿对神经系统产生的抑制调节作用,对推拿镇痛作用进行研究,其结果提示推拿手法能引起神经、体液调节功能等一系列的改变,影响体内与疼痛相关的神经递质、激素的分泌代谢和化学物质的衍化释放过程,从而起到镇痛作用。

总之,推拿主要通过手法作用于人体体表的特定部位,一方面直接在人体起着局部治疗作用,另一方面还可通过神经、体液等途径对人体的各系统产生一定的影响,从而治疗不同系统的疾病。

—— ●（林法财）

## 复习思考题

1. 推拿治疗的基本作用是什么?

2. 为什么说推拿具有疏通经络的作用意义非常广泛,在临床各科疾病的治疗作用中均有体现?

3. 试举例说明推拿调节脏腑的双向调节作用。

4. 能够通过推拿来理筋整复的病证有哪些?

5. 简述推拿治疗对运动系统的作用机制。

6. 简述推拿镇痛作用的原理。

7. 简述推拿对血管的影响作用。

8. 简述推拿对消化系统产生的影响。

9. 推拿手法直接放松肌肉、解除肌肉痉挛的机制包括哪三个方面?

10. 推拿治疗是如何促进炎症介质分解、稀释的?

笔记栏

02章PPT

PPT 课件

◆◆◆ **第二章** ◆◆◆

# 推拿治疗原则与治法

> **学习目标**
>
> 　　掌握推拿治未病、治病求本、扶正祛邪、调整阴阳、三因治宜五项治疗原则。掌握温、通、补、泻、汗、和、散、清八种推拿治法。

　　推拿是中医学的重要组成部分,推拿的治疗原则是在中西医理论的指导下,针对临床疾病制定的具有普遍指导意义的治疗原则,与中医其他各科的治疗原则相同,但又具有自身特点。

　　治疗原则和具体的治疗方法不同,治疗原则是用以指导治疗方法的总则,治疗方法是治疗原则的具体化。任何具体的治疗方法都是由治疗原则规定,并从属于治疗原则。例如从病邪正关系来讲,离不开邪正斗争、消长盛衰的变化,因此,扶正祛邪即为治疗原则。而在此原则指导下,采取的补肾、健脾、壮阳等法是扶正的具体方法;发汗、涌吐、通下等法是祛邪的具体方法。

　　由于疾病的证候表现多种多样,病机变化极为复杂,且病情又有轻重缓急的不同。不同的时间、地点,个体、体质、年龄,其病机变化和病情转化也不尽相同,故推拿手法亦随之千变万化。有成人推拿手法、小儿推拿手法;有单式手法、复合手法;有兴奋性手法、抑制性手法;有温煦法、寒凉法,各具特色、各有不同。因此,在复杂多变的疾病中,必须抓住疾病的本质,并根据正邪虚实、阴阳盛衰、病情的轻重缓急、个体发病时间和地域的不同,因人、因时、因地制宜,辨证论治,选择正确的手法操作,才能获得满意的效果。

## 第一节　推拿治疗原则

　　一般来说,推拿的治疗原则包括治未病、治病求本、扶正祛邪、调整阴阳和三因制宜等几个方面。

### 一、治未病

　　治未病是指在疾病发生之前即采取一定的措施进行预防,或者当疾病已经发生,则根据其可能的演变规律而采取相应的方法阻断其发展变化的进程。"治未病"的思想最早来源于《黄帝内经》,数千年来,这种预防为主的原则一直贯穿于医学实践中,成为医学追求的最高境界。正所谓"圣人不治已病治未病,不治已乱治未乱……夫病已成而后药之,乱已成而后治之,譬犹渴而穿井,斗而铸锥,不亦晚乎!"推拿治未病主要包括"未病先防""既病防变"和"愈后锻炼"三个方面。

（一）未病先防

未病先防是指在疾病未发生之前,即采取一定的方法,做好预防工作,以防止疾病的发生。导引锻炼、保健推拿和协调体位是常用的推拿防病方法。

导引锻炼可使人体气血调畅,血脉流通,关节活利,筋强骨壮,体魄强健。例如,五禽戏是模仿五种禽兽动作,既有形体动作,又要求排除杂念,意守丹田及呼吸配合,能调理阴阳,流通气血,扶正祛邪,有较好的预防疾病的作用。洗髓易筋经是我国古代流传下来的一种动功,共有十二式,具有强筋壮骨、协调脏腑等功能,经常练习可促进气血流通,促进消化、吸收与排泄,提高肌肉、肌腱的弹性与韧性,防止肌肉萎缩和损伤性疾病的发生。八段锦是古代流传下来的一种传统功法,最早见于宋朝洪迈的《夷坚志》,共有八个动作,即"两手托天理三焦,左右开弓似射雕,调理脾胃须单举,五劳七伤往后瞧,摇头摆尾去心火,两手攀足固肾腰,攒拳怒目增气力,背后七颠百病消"。八段锦具有柔筋健骨、养气壮力、行气活血、协调脏腑的功能。

（二）既病防变

既病防变是指在疾病发生以后,力求做到早期诊断、早期治疗,防止疾病的发展、传变。例如中医筋伤在临床中分有急性筋伤和慢性筋伤两种。不论何种损伤,程度如何,都应及时诊断、恰当治疗,多数疾病都可获得显著疗效;即使是损伤重、功能障碍明显也应早期诊断与治疗。否则会延误病情,甚至丧失治疗时机,酿成大患。在认识和掌握疾病发生发展规律的基础上,早期诊治,及时运用有效的防治措施,可以缓解或控制疾病的发展。如膨出型腰椎间盘突出症的病理机制为纤维环轻度的破裂,髓核向外挤压(未有突出),刺激与压迫腰脊神经根,多数患者临床表现为腰部肌肉扭伤的症状特点。如果经医生的正确诊断和及时有效的治疗,症状在短时间内可以缓解或治愈。如不及时治疗或治疗方法不当,可使病情发展而加重,更为严重者除了功能障碍还可伴有肌肉萎缩、马尾神经受压等症状。

（三）愈后锻炼

愈后锻炼是指疾病临床治愈后,或症状部分缓解,或慢性病处于缓解阶段,但治疗并未完全结束,多数需依靠自我功能锻炼的方式加强和巩固治疗效果,防止复发。除导引锻炼方法也可适用于愈后锻炼之外,还有一些针对性的锻炼方法,例如腰背肌锻炼可预防腰椎间盘突出症的复发,项背肌锻炼可预防颈椎病复发,少林内功锻炼可预防一些内伤杂病的复发等。

## 二、治病求本

治病求本是指治疗疾病时,针对疾病的本质和主要矛盾即疾病最根本的病因病理而进行治疗的一条治疗原则,是中医推拿辨证施治的基本原则之一。临证之时,疾病表象纷繁复杂,这就要求我们必须认清疾病本质,针对疾病最根本的病因病机选择相应的治疗方法。"标"和"本"是一个相对概念,有多种含义,可用以说明病变过程中各种矛盾的主次关系。例如从邪正双方来说,正气是本,邪气是标;从病因与症状来说,病因是本,症状是标;从疾病先后来说,旧病、原发病是本,新病、继发病是标。例如,同样是腰痛,有的是由于腰椎小关节紊乱,有的是由于慢性腰肌劳损,治疗时就不能简单采用对症止痛的方法,而应通过病史、症状、体征,综合检查结果,全面分析,找出最基本的病理变化,分别采用纠正紊乱的腰椎小关节和增加腰肌力量的手法进行治疗,如此方能取得满意的疗效。又如,同样是腿痛的患者,有的是因运动导致的局部软组织扭伤,此时局部治疗有效;但也有因腰椎间盘突出引起的,此时如果仍采用局部推拿治疗,则难以取得预期疗效。这就是"治病必求其本"的意义所在。

在临床运用治病求本这一原则的同时,必须正确处理"正治与反治""治标与治本"之间的关系。

### (一) 正治与反治

所谓"正治"就是通过对证候的分析,在辨明寒热虚实后,采用"寒者热之""热者寒之""虚则补之""实则泻之"等不同的治疗方法。正治法是推拿临床中最常用的治法之一。例如寒邪所致胃痛,临床常采用擦法、摩法以达温阳散寒的作用;而胃火炽盛所致的胃痛,则采用挤压类、摆动类手法以达泄热通腑的作用。再如漏肩风是以肩关节疼痛和功能障碍为主要症状的常见病证,一般认为该病的发生与气血不足、外感风寒湿邪及外伤劳损有关。在辨清导致疾病发生的具体原因后,就应采用补气生血、祛风寒、除湿邪及疏经通络等正治方法治疗,从而改善肩关节周围血液循环,加快渗出物的吸收,促进病变肌腱及韧带的修复,松解粘连。

所谓"反治"指疾病的临床表现与其本质不相一致情况下的治法,采用的方法和药物与疾病的征象是相顺从的,故又叫"从治"。如常用的有"塞因塞用""通因通用""痛因痛用"法。例如肩关节周围炎的急性发作期(初期),症状表现以疼痛剧烈为主,自主活动功能障碍,被动活动基本正常。推拿手法治疗此期患者多以强刺激的点法、拨法,作用于肩前(结节间沟)、肩外(肩峰下滑囊附着点)、肩后(冈上肌止点),以达到"以痛制痛"的活血止痛、松解粘连之作用。

### (二) 治标与治本

标本是一个相对的概念,常用来概括说明事物的本质与现象、因果关系以及病变过程中矛盾的主次关系等。在临床上,应用标本关系分析病证的主次先后和轻重缓急,对于从复杂的疾病矛盾中找出主要矛盾和矛盾的主要方面起到提纲挈领的作用。针对临床病证中标本主次的不同,而采取"急则治标,缓则治本"的法则,以达到治病求本的目的。标本先后的基本治则对临床具有重要的指导意义。

一般而言,凡病势发展缓慢的,当先治本;发病急剧的,当先治标;标本俱急的,又当标本同治。临床应用过程中须灵活处理疾病,善于抓主要矛盾,借以确定治疗的先后缓急。《素问·标本病传论》记有"谨察间甚,以意调之。间者并行,甚则独行"。由此可以看出,标本先后的治疗法则,是高度原则性和灵活性的统一,其具体应用可视病情变化适当掌握,但最终目的仍在于抓住疾病的主要矛盾,做到治病求本。

病有标本缓急,治有先后顺序。若标本并重,则应标本兼顾,标本同治。例如骶髂关节错缝,疼痛剧烈,腰肌有明显的保护性痉挛,治疗应在放松肌肉、缓解痉挛的前提下,实施整复手法,可使错缝顺利回复,而达到治愈的目的,这便是标本兼顾之法。

临床上疾病的症状复杂多变,标本的关系也并非绝对,而是在一定条件下相互转化的,因此临证时还要注意掌握标本转化的规律,不能为假象所迷惑,始终抓住疾病的主要矛盾,做到治病求本。

## 三、扶正祛邪

疾病的变化过程在一定意义上可以说是正气与邪气双方相互斗争的过程。邪胜于正则

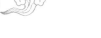

病进,正胜于邪则病退。因此治疗疾病就是要扶助正气,祛除邪气,改变邪正双方的力量对比,使之向有利于健康的方向转化,所以扶正祛邪也是推拿治疗的基本原则。

"邪气盛则实,精气夺则虚"。邪正盛衰决定病变的虚实,"虚则补之""实则泻之"。补虚泻实是扶正祛邪这一原则的具体应用。扶正即用补法,具有温热等性质的手法为补,例如摩丹田、擦命门、推三关、揉外劳宫等用于虚证;祛邪即用泻法,具有寒凉等性质的手法为泻,如退六腑、清天河水、水底捞月等用于实证。一般来讲,具有兴奋生理功能、作用时间长、手法轻柔的刺激具有补的作用;具有抑制生理功能、作用时间短的重刺激手法具有泻的作用。扶正与祛邪虽然是相反的两种治疗方法,但它们也是相互为用、相辅相成。扶正使正气加强,有助于抗御和祛除病邪;祛邪则祛除病邪的侵犯、干扰和对正气的损伤,从而有利于保存正气和正气的恢复。如小儿疳积多由小儿脏腑娇嫩,脾常不足,不识饥饱,内伤乳食或喂养不当,使乳食积滞,损伤脾胃,而致脾胃运化失司,积聚留滞于中,久积成疳,从而影响小儿的生长发育。正气不足,积聚难化;积聚不化,正气难复。此时即应以扶正祛邪为法,健脾和胃,消积导滞。扶正健脾以促运,祛邪消积以恢复脾之功能,气血得以化生,则疳积得除。

临床中要认真细致地观察、分析正邪双方相互消长盛衰的情况,根据正邪在矛盾斗争中所占的地位,决定扶正与祛邪的主次先后,或以扶正为主,或以祛邪为主,或是扶正与祛邪并重,或是先扶正后祛邪,或是先祛邪后扶正。扶正祛邪并用时,应采取扶正而不留邪、祛邪而不伤正的原则。

### 四、调整阴阳

人体是一个阴阳平衡的系统,当这种平衡遭到破坏时,即阴阳偏盛或阴阳偏衰代替了正常的阴阳消长时,就会发生疾病。《景岳全书》记有"医道虽繁,而可以一言蔽之者,曰阴阳而已。"察其阴阳,审其虚实,推而纳之,动而伸之,随而济之,迎而夺之,泻其邪气,养其精气。疾病的发生发展从根本上说是阴阳的平衡遭到破坏,出现阴阳的偏盛偏衰替代了正常的阴阳消长,所以调整阴阳是推拿治疗的基本原则之一。

阴阳偏盛即阴邪或阳邪的过盛有余,阳盛则阴病,阴盛则阳病。治疗时应采用"损其有余"的方法。阴阳偏衰即正气中阴或阳的虚损不足,或为阴虚,或为阳虚。阴虚不能制阳,常表现为阴虚阳亢的虚热证;阳虚则不能制阴,多表现为阳虚阴盛的虚寒证。阴虚而致阳亢者,应滋阴以制阳;阳虚而致阴寒者,应温阳以制阴;若阴阳两虚,则应阴阳双补。例如高血压,属阴虚阳亢者,除常规手法外,可采用补肾经的方法,即自太溪始沿小腿内侧面推至阴谷穴,或按揉涌泉穴等。又如阳虚致五更泻,应以温阳止泻的方法,即摩揉下丹田,或擦肾俞、命门,或推上七节骨等。

由于阴阳是相互依存的,故在治疗阴阳偏衰的病证时,还应注意"阴中求阳,阳中求阴",也就是在补阴时应佐以温阳,温阳时配以滋阴,从而使"阳得阴助而生化无穷,阴得阳升而泉源不竭"。

阴阳是辨证的总纲,疾病的各种病机变化也均可用阴阳失调加以概括。表里出入、上下升降、寒热进退、邪正虚实,以及营卫不调、气血不和等,无不属于阴阳失调的具体表现。因此,从广义上讲,解表攻里、越上引下、升清降浊、寒热温清、虚实补泻以及调和营卫、调理气血等治疗方法,皆属于调整阴阳的范畴。

## 五、三因制宜

三因制宜即因时、因地、因人制宜，是指治疗疾病要根据不同季节、地区及人的体质、年龄等制订相应的推拿治疗方法。全面考虑，综合分析，区别对待，酌情施术。

因时制宜即天、地、人相应。人的生理、病理规律会因自然界不同时间而产生相应变化。春夏之时人的阳气升发，肌肤腠理疏松开泄，手法力度要稍轻，夏季可用滑石粉以防汗，介质可用薄荷水等；秋冬之际阳气内敛，手法力度应稍强，推拿介质多用葱姜水、麻油。《易筋经》记有"揉有节候"，古代医著有"子午按摩法""十二时辰点穴法"等顺时推拿的记载。

因地制宜即根据自然环境和地理特点，来考虑推拿治疗方案。例如北方寒冷，南方潮湿，中原地区"其地平以湿"，其病多痹证，故导引按摩出也。居住环境等不同，对疾病的影响也不同，治疗时也要区别对待。其次治疗环境也要注意，如手法中及手法后患者不可受风、环境要安静而不可嘈杂等。不同的地理环境也会形成不同的风俗习惯，推拿临证时应充分考虑这些特点。

因人制宜即根据患者的年龄、性别、体质、职业、生活习惯的不同，来确定推拿治疗措施。对手法刺激强度而言，年轻健壮者手法可稍重，老幼体弱者手法宜稍轻；初次推拿时手法宜轻，多次推拿后手法可逐渐加重。妇女有经、带、胎、产的生理特点，临证时要考虑宜忌，并根据不同生理阶段选用合适的手法和刺激量。老年人骨质疏松，关节活动功能变差，对扳法等运动关节类手法应慎用。腰臀部位肌肉丰厚，手法可稍重，头面胸腹的肌肉薄弱，手法宜稍轻；病变部位浅者手法稍轻，病变在筋骨、关节部位较深者手法可稍重。亚洲人比较耐痛，手法可偏重；欧美人不耐痛，手法宜轻柔。此外，对患者的职业、工作环境、生活条件、是否来自疫区、有无传染病、有无皮肤破损等，在诊治时也要注意。同时医生和患者也要选择正确的体位。

总之，三因制宜的治疗原则是中医治疗的一大特色，充分体现了中医治疗疾病的整体观念和辨证论治在实际应用上的原则性和灵活性。说明治病必须全面地看问题，具体情况具体分析，具体对待。

# 第二节　推拿基本治法

推拿是在中西医理论指导下，以手或身体的某些部位，在体表部位施行特定的动作，以调整人体生理、病理状况而达到防病治病、保健养生、强身健体目的的治疗方法，属中医外治法的范畴。

推拿手法的治疗作用取决于三个要素：一是推拿手法作用的性质和刺激量，二是被刺激部位或穴位的特异性，三是机体的功能状态。手法的性质指不同的手法性质不同，有温热性质的手法，有寒凉性质的手法。如小儿手法的推三关性属热、退六腑性属寒等。手法的刺激量包括作用力的大小、作用部位的深浅、作用时间的长短、手法频率的快慢等。作用部位和穴位的特异性要根据疾病的性质状况，以及治疗部位和穴位对疾病的特殊治疗作用而定。例如诊疗网球肘，要取肱骨外上髁的局部和前臂伸肌群；而穴位的选择则要依据辨证选穴，例如运用五输穴，"虚则补其母，实则泻其子"的选穴原则等。在同一部位或穴位用不同性质和刺激量的手法其作用不同，用同一性质和刺激量的手法在不同部位和穴位操作时作用也不同,两者必须有机地结合运用,才能收到较好的治疗效果。在辨识患者机体功能状态的前提下,根据手法的性质和刺激量,结合治疗部位,可将推拿治疗方法分为温、通、补、泻、汗、和、散、清八种基本治法。现分述如下:

### 一、温法

温法即温热之法。《黄帝内经》有"寒者温之"。温经散寒是适用于虚寒证的一种治法,多使用摆动、摩擦、挤压等手法,缓慢、柔和、有节律地操作。在每一治疗部位或穴位,手法连续作用时间要长,患者有深层的温热感,有温经通络、补益阳气的作用,适用于阴寒之邪偏盛、阳气不足所致虚冷的病证。

推拿手法中产热最强的应属擦法,尤以小鱼际擦法最甚。临床可用摩揉丹田,擦肾俞、命门等温补肾阳;可按摩中脘、关元,拿肚角等温中散寒止痛;分推肩胛骨、揉肺俞、摩中脘、揉足三里等温肺化饮;摩关元、擦八髎、揉龟尾等温阳止泻。揉外劳宫温经散寒、升阳举陷效果最佳,用以治疗泻痢、脱肛、遗尿;推三关性温热,治一切虚寒证等。《幼科铁镜》有:"寒热温平,药之四性;推拿掐揉,性与药同,用推即是用药。推上三关,代却麻黄、肉桂;退下六腑,替代滑石、羚羊……"

### 二、通法

通法即疏通之法。中医学认为"不通则痛""通则不痛"。因此经络不通多表现为痛证,治疗当以"通"为法。临床治疗时常用挤压类和摩擦类手法,手法要刚柔兼施。例如用推、拿、搓法作用于四肢,则能通调经络,拿肩井则有通气机、行气血的作用;点、按背部腧穴可通畅脏腑之气血;擦摩胁肋以疏肝气;击法有疏通的效果,可以通调一身阳气,多施用于大椎、八髎、命门、腰阳关等处,故经络不通、气血不畅皆可用击法。在治疗运动系统疾病时"顺则通""松则通""正则通"是通法的具体应用。例如运用外展扳法治疗粘连型肩周炎,运用腰部斜扳法治疗腰椎间盘突出症及腰椎小关节紊乱,运用理筋手法治疗落枕和急性腰肌扭伤等都是推拿通法的具体应用。通法还有滑利关节、松解粘连与理筋整复等方面的治疗作用,但其实质仍然是通法的通壅滞、行气血作用。

### 三、补法

补法即滋补,补气血津液之不足、脏腑功能之衰弱。临床治疗时通常以摆动类、摩擦类为主,但手法要轻而柔,不宜过重刺激。《黄帝内经》记有"虚则补之","扶正祛邪","按摩勿释,着针勿斥,移气于不足,神气乃得复",这些都是推拿临床的指导思想,亦说明因气不足而致病者可用按摩的方法补气,使神气恢复。补法应用范围广,例如气血两亏、脾胃虚弱、肾阴不足、虚热盗汗、遗精等虚证均可用补法。明代周于蕃曰"缓摩为补",又曰"轻推顺推皆为补"。临床常用之补脾胃、补腰肾方法如下:

（一）补脾胃

补脾胃就是增强脾胃功能。推拿治疗时常用一指禅推法、摩法、揉法作用于腹部,做顺时针方向治疗,重点在中脘、天枢、气海、关元穴;再用按法、擦法在背部膀胱经治疗,重点在胃俞、脾俞;这样可调整脾胃功能,起到健脾和胃、补中益气的作用。

（二）补腰肾

推拿治疗时可在命门、肾俞、志室用一指禅推法或擦法,再用摩法、揉法、按法作用于关元、气海从而起到培补元气以壮命门之火的作用。

### 四、泻法

泻即泻下,一般用于下焦实证。临床可用摆动、摩擦、挤压类手法治疗,手法的力量要稍重,手法频率由慢而快。本法取手法对内脏功能的调节作用,刺激量强以泻实,一般无副作用。因结滞实热引起下腹胀满或胀痛、食积火盛、二便不通等,皆可用本法施治。然推拿之泻不同于药物峻猛,故体质虚弱、津液不足而大便秘结者亦能应用,这也是推拿泻法之所长。对胃肠燥热者,常用重揉中脘、天枢、大横,摩腹,推下七节骨,揉按长强等。对食积便秘者,常用揉板门、清大肠、揉天枢、运外八卦、摩腹、揉脐等法。如心胃火盛见烦渴、口舌生疮、小便黄、大便干结等,可用揉内劳宫、退六腑、揉总筋、打马过天河、清小肠等法;如肺火盛,见鼻塞、喘咳等,可清肺经,揉列缺、大椎,刮推肺俞等穴。

补法和泻法的操作,按手法方向可分为"向心为补,离心为泻","旋推为补,直推为泻","顺经为补,逆经为泻";按手法力度可分为"轻揉为补,重揉为泻";按手法操作时间可分为"长时为补,短时为泻";按手法缓急可分为"缓摩为补,急摩为泻"。

### 五、汗法

汗法是发汗、发散的意思,使病邪从表而解。临床一般以挤压类和摆动类手法为主。推拿手法有较强的发汗解表作用,通过推拿手法作用于患者的肌肤,使肌肤腠理得以开泄,将体内邪气得以宣泄,还能使周身气血迅速得以通畅,并提高人体免疫系统,提高机体抗病功能,驱除疾病,尤其是外感病往往得汗而解,从而达到祛除邪气、邪去正安、其病自愈的目的。

汗法多用于外感风寒和外感风热两类病证。临床以肩井、风池为主穴。外感风寒可用拿法,先轻后重,使汗逐渐透出,达到祛风散寒解表的目的。外感风热用轻拿法,使腠理疏松,微汗解表,施术时,患者感觉汗毛竖起,周身舒适,肌表微汗潮润,贼邪自散,病体则豁然而愈。汗法以挤压类和摆动类手法为主,多配合一指禅推风池、风府以疏风;按拿合谷、外关以祛风解表;揉大椎、风门、肺俞以散热通经、祛风宣肺。小儿外感则要配合开天门、推坎宫、掐二扇门及黄蜂入洞法等手法和穴位。《幼科推拿秘书》记有:"黄蜂入洞,此寒重取汗之奇法也。"

### 六、和法

和法即和解之法。《黄帝内经》记有:"察阴阳所在而调之,以平为期。"可见"和"含调和之意,即调和气血、调理脏腑。临床上一般以振法、摩法、推法、擦法等手法为主,调脉气,和经血,用于气血不和、经络不畅所引起的肝胃气痛、月经不调、脾胃不和、周身胀痛等证。通过手法作用于经络穴位达到气血调和、表里疏通、阴阳平衡的目的,恢复人体正常的生理状态。《黄帝内经》言:"病在气调之卫,病在肉调之分肉。"周于蕃说:"揉以和之,可以和气血,活筋络。"说明了可用和法调和以扶正气,驱除客邪。在临床应用中和法又可分和气血、和脾胃、疏肝气三方面。和气血的方法有四肢及背部的滚法、一指禅推法、按法、揉法、搓法等或轻拿肩井等方法。和脾胃、疏肝气则用一指禅推法、摩法、揉法、搓法等手法作用于两胁部的章门、期门,腹部的上脘、中脘,背部的肝俞、胃俞、脾俞。

### 七、散法

散即消散、疏散之意。《素问·举痛论》记有:"寒气客于肠胃之间,膜原之下……小络急引故痛,按之则血气散,故按之痛止。"说明按法有散血气的功能。临床上一般以摆动类及摩擦类手法为主,手法要求轻快柔和。推拿的散法主要作用是摩而散之,消而化之,能使结聚消除。不论有形或无形的积滞,散法都可使用。《黄帝内经》言:"坚者消之,结者散之。"因此对脏腑之结聚、气血之瘀滞、痰食之积滞,应用散法可使气血得以疏通,结聚得以消散。例如饮食过度、脾不运化所致的胸腹胀满、痞闷,可用散法治之。如外科疮痈初期用缠法治疗;气郁胀满则施以轻柔的一指禅推法、摩法等;有形的凝滞积聚可用一指禅推法、摩法、揉法、搓法等,操作时由慢而快起到消结散瘀的作用。

## 八、清法

清法即清热之法。清法具有清热凉血、清热祛暑、生津除烦等作用,适用于热性病。《黄帝内经》所言"热者清之"是治疗一般热性病的主要法则。临床上一般用挤压类、摩擦类手法为主,手法要求刚中带柔。施术部位多见皮肤红、紫等郁热外散之象。热病的症状极其复杂,辨证时应辨病在里还是在表,病在里者还需辨别是属气分热还是血分热,是实热还是虚火,再根据不同证型采取相应的手法;在表者当治以清热解表,在里且属气分大热者当清气分邪热,在血分者当清热凉血;实则清泄实热,虚则滋阴清火。气分实热者轻推督脉(自大椎至尾椎)以清泄气分实热;虚热者轻擦腰部以养阴清火;血分实热者重推督脉(自大椎至尾椎)以清热凉血;表实热者轻推背部膀胱经(自下而上),表虚热者轻推背部膀胱经(自上而下)以清热解表。

(于天源)

**复习思考题**

1. 请叙述推拿的治疗原则。
2. 推拿手法治疗作用的三个决定要素是什么?
3. 推拿八法的作用各是什么?

# ◇◇◇ 第三章 ◇◇◇

# 推拿临床常用检查方法

> **学习目标**
>
> 掌握颈、胸、腹、腰、骨盆、四肢的推拿临床检查方法,包括望、触、专业检查法、影像检查法。

## 第一节 颈椎检查

### 一、望诊

注意观察颈项部形态、生理弧度以及颈部皮肤、软组织有无改变。

1. 望颈椎形态 颈椎检查首先应注意观察脊柱力线(后面观):脊柱力线即从枕骨结节向下所引出的垂线,所有棘突均应在此线上,且此线通过肛门沟。检查时要注意观察颈椎是否正直,若有颈椎歪斜可考虑落枕、斜颈、寰枢关节半脱位等。

2. 望颈椎曲度 正常时颈椎呈生理前屈。生理前屈减小,提示颈椎退变、肌肉痉挛。生理曲度加大时应根据临床表现做出诊断。

3. 望颈项部皮肤、软组织 注意有无瘢痕、窦道、寒性脓肿等,并结合临床做出正确诊断。

4. 望颈项部功能 颈部的中立位为颈部直立(眉间、鼻尖、胸骨中点三点成一直线),面向前,下颌内收。颈部正常运动功能为前屈 35°~45°,后伸 35°~45°,侧屈 45°,旋转 60°~80°。

### 二、触诊

注意有无压痛点,伴放射痛、肌痉挛、肌挛缩、棘突偏歪等。常见的改变有以下几种:

1. 颈部压痛及是否伴有放射痛 临床上压痛最能直接反映病变部位。颈部重点检查枕骨下方、颈椎棘突、棘间、椎旁、颈椎侧块、横突端部、颈肩交界区、锁骨上方等部位有无压痛,并根据压痛的深浅、解剖做出诊断。临床上可见于落枕、颈椎病、颈肩部筋膜炎、颈肋、前斜角肌综合征、寰枢关节半脱位、韧带损伤等疾病。

2. 颈项部肌肉 重点触摸颈部肌肉是否僵硬、两侧发育是否对称、是否与患者身高体重相称。

3. 颈部肌肉是否有包块 如小儿肌性斜颈可触摸到胸锁乳突肌挛缩等。

4. 棘突是否偏歪 棘突偏歪可见于落枕、颈椎病、颈部扭挫伤等出现颈椎骨错缝者。

### 三、闻诊

颈部检查中闻诊的主要内容是听颈部运动时的关节摩擦音。正常时颈部运动无关节摩擦音。若出现关节摩擦音,但无疼痛、无功能受限者一般无临床意义。有关节摩擦音,且摩擦音柔和、有轻度疼痛可结合临床其他体征考虑为轻度退变。若关节摩擦音粗糙、疼痛较重、功能受限明显,可结合临床其他体征考虑为退变较重。

### 四、专业检查法

1. Eaton 征　又称臂丛神经牵拉试验。患者上臂伸直。医生站于患者侧后方,以一手抵住患侧头部,一手握患肢腕部,向反方向牵拉(图 3-1)。如患肢有疼痛或麻木感即为 Eaton 征阳性,提示颈部神经根受压。

2. Spurling 征　是椎间孔挤压试验的操作方法之一。患者取坐位,头部侧屈后伸,靠于医生的胸部。医生站于患者后方,双手用力向下按压患者头顶(图 3-2)。如引起颈部疼痛并向上肢放射即为 Spurling 征阳性,提示神经根受压。

3. Jackson 征　是椎间孔挤压试验的另一种操作方法。患者取坐位。医生站在患者后方,双

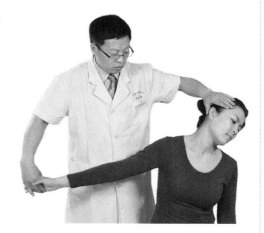

图 3-1　Eaton 征

手置于患者头顶部,使患者头后伸并靠在医生胸部,用力向下按压(图 3-3)。如引起颈部疼痛并向上肢放射即为 Jackson 征阳性,提示颈部神经根受压。

4. 椎间孔分离试验　患者取坐位。医生站在患者后方,医生双手分别托住患者下颌和枕部,逐步向上牵拉(图 3-4),如患者能感到颈部和上肢麻木疼痛减轻或消失即为阳性,提示颈部神经根受压。

5. 椎动脉扭转试验　患者取坐位。医生站在患者后方,使患者头屈伸并向侧方旋转。若出现眩晕、复视、恶心等症即为椎动脉扭转试验阳性,提示椎动脉受压。

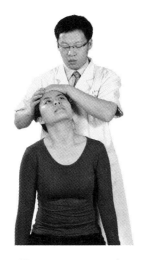

图 3-2　Spurling 征

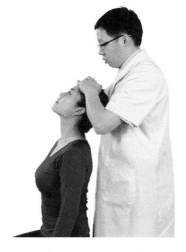

图 3-3　Jackson 征

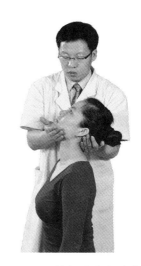

图 3-4　椎间孔分离试验

6. Adosn 征　患者取坐位。医生站于患侧后方,以一手触摸患侧桡动脉,然后嘱其吸气、挺胸、闭气、仰头,再将头转向对侧(图 3-5)。如桡动脉搏动减弱或消失即为 Adosn 征阳性,提示胸廓出口综合征。

7. 挺胸试验　患者站立,两臂后伸,挺胸。医生站在患侧后方,触摸患者桡动脉。如桡动脉减弱或消失,上肢有麻木感或疼痛即为挺胸试验阳性,提示锁骨下动脉及臂丛神经在第一肋骨与锁骨间隙受压(肋锁综合征)。

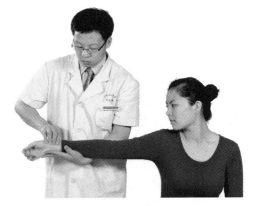

图 3-5　Adosn 征

8. 超外展试验　患者取坐位。医生站于侧后方,一手触摸患侧桡动脉,嘱患者上肢从侧方外展、上举。如桡动脉搏动减弱或消失即为超外展试验阳性,提示锁骨上动脉被喙突及胸小肌压迫(超外展综合征)。

## 五、影像检查

1. 颈椎正位片读片要点
(1) 颈椎的数量。
(2) 颈椎是否正直。
(3) 颈椎的钩椎关节。
(4) 棘突情况。
(5) 颈椎的位置,是否有沿纵轴、矢状轴上的旋转。
(6) 第 7 颈椎横突情况。
(7) 是否有颈肋。
(8) 增生情况。
(9) 是否有骨质疏松。
(10) 是否有骨质破坏。

2. 颈椎侧位片读片要点
(1) 颈椎数量、是否有融椎。
(2) 弧弦距:椎体后缘(弧)与枢椎齿状后缘到第 7 颈椎椎体后下缘连线(弦)的距离。正常时应为 7~17mm。第 4 颈椎应为生理前屈的最高点。
(3) 颈椎曲度是否连续,是否有滑脱。
(4) 是否有沿额状轴上的旋转。
(5) 椎间隙:其高度应为邻近椎体高度的 1/4~1/2。
(6) 椎管的前后径。
(7) 椎间关节的角度:第 2~7 颈椎的椎间关节面呈前上后下,为 40°~45°。
(8) 前纵韧带、后纵韧带是否有钙化。
(9) 项韧带是否有钙化。
(10) 椎体前后缘、椎间关节增生情况。
(11) 是否有骨质疏松。
(12) 棘突、椎体是否有骨折。

（13）椎体、椎间盘是否有破坏。

（14）寰枕线与齿轴线的夹角：齿轴线（齿状突的轴线）与寰枕线的夹角为 70°~80°。A 线为寰椎前结节下缘与枕骨大孔后缘外板的连线，A 线与齿状突后缘的交点至寰椎前结节下缘的距离应为 A 线全长的 1/3，超过 1/3 为异常。

（15）寰齿关节间距离：寰椎前弓后缘最下一点距与之相对的齿状突前缘的点之间的距离为 0.7~3mm，多数人在 1~2mm 之间。成人超过 3mm，儿童超过 4mm 为异常。

3. 颈椎斜位片读片要点

（1）椎间孔的形状，钩椎关节、椎间关节增生的情况。左后斜位片上检查的为右椎间孔。

（2）椎间孔的大小：椎间孔纵径平均高度为 9.4mm，横径为 5.9mm。第 2~5 颈椎之间的椎间孔稍小；第 5~6 颈椎椎间孔最小；第 1~2 颈椎、第 6~7 颈椎椎间孔较大。

（3）两侧椎间孔是否对称。

4. 颈椎张口位读片要点

（1）寰轴线与齿轴线的关系：寰轴线与齿轴线重合。

（2）齿轴线与寰底线的关系：齿轴线垂直平分寰底线。

（3）寰椎侧块与齿状突之间的距离是否一致。

（4）寰椎、枢椎与枕骨之间的关系。

（5）齿状突是否有骨折。

5. 颈椎过屈、过伸位读片要点　颈椎椎体后缘是否连续。

# 第二节　胸　部　检　查

## 一、望诊

1. 皮肤及软组织　胸部望诊需广泛显露胸部，注意胸部皮肤有无红肿、包块及皮下青筋暴露。乳腺炎患者，其乳房红肿变硬，触诊有明显压痛，且多伴有发热。

2. 胸廓形态　应注意胸廓的形态。

（1）桶状胸：多见于肺气肿及支气管哮喘患者，整个胸廓表现为高度扩大，尤其是前后径扩大，外形如桶状。

（2）鸡胸：见于佝偻病，表现为胸骨（尤其是下部）显著前突，胸廓的前后径扩大，横径缩小。

（3）胸廓形态变化尚可由脊柱畸形引起，如脊柱结核等疾患造成的脊柱后凸，可使胸部变短，肋骨互相接近或重叠，胸廓牵向脊柱；如发育畸形、脊柱的某些疾患或脊柱旁一侧肌肉麻痹，使脊柱侧凸，脊柱突起的一侧胸廓膨隆，肋间隙加宽，而另一侧胸廓变平，肋骨互相接近或重叠，两肩不等高。

（4）肋软骨部如有局限性高凸，皮色不变，质硬无移动，多是肋软骨炎；如发生在胸壁浅层，质软有波动，则为胸壁结核或局限性脓肿。

3. 外伤患者检查　应注意观察胸式呼吸是否存在，胸部创伤的患者为减轻疼痛，多采用腹式呼吸。此外，多发性双侧肋骨骨折患者，胸部可明显塌陷，形成连枷胸，出现反常呼吸。

## 二、触诊

1. 压痛点　一般而言,内脏病变按照脏器的解剖位置,在相应的体表有疼痛反应及压痛。

2. 外伤患者检查　胸壁有皮下气肿时,用手按压可有握雪感或捻发音,多由于胸部外伤后,致肺或气管破裂,气体逸至皮下所致。检查肋骨骨折时,医生用食指和中指分别置于肋骨两侧,顺着肋骨的走行方向,从后向前下方滑移并仔细触摸,骨折如有移位,能触及骨折断端和压痛,骨折移位不明显时,则可能仅有压痛。

## 三、专业检查法

1. 胸廓扩张度　医生双手放在被检者胸廓前下侧部,双拇指分别沿两侧肋缘指向剑突,拇指尖在正中线接触或稍分开。嘱患者进行平静呼吸和深呼吸,利用手掌感觉双侧呼吸运动的程度和一致性。胸廓扩张度减弱的一侧往往为病变侧。

2. 语音震颤　检查语音震颤时,可采用双手或单手进行。医生用手的尺侧缘放于胸壁。医生嘱患者发低音调"yi"长音,通过单手或双手进行检查,由上而下,左右对比。语音震颤减弱常见于肺气肿、大量胸腔积液、气胸、阻塞性肺不张等;增强见于大叶性肺炎实变期、接近胸膜的肺内巨大空腔等。

3. 胸膜摩擦感　检查胸膜摩擦感时,医生以手掌平放于前胸下前侧部或腋中线第5~6肋间。医生嘱患者深呼吸、缓慢呼吸。触到吸气和呼气双相的粗糙摩擦感为阳性,常见于纤维素性胸膜炎。

# 第三节　腹　部　检　查

## 一、望诊

1. 腹部分区　临床上常用的有四区法和九区法。

（1）四区法:通过脐做一水平线和一垂直线,将腹部分为右上腹、右下腹、左上腹和左下腹四区。

（2）九区法:由连接左右第10肋骨下缘及连接左右髂前上棘的两条水平线,将腹部分为上、中、下三部;再分别通过左右髂前上棘至前正中线之中点做两条垂直线将上、中、下腹部各分为左、中、右三部,共9个区域。

2. 腹部疾病　站立时如见上腹部凹陷,而脐部及下腹部隆起,多为胃下垂患者。正常腹部不能看到蠕动波,仅极度消瘦者因腹壁较薄而可能看到。幽门梗阻或肠梗阻时,则出现明显的胃或肠蠕动波,且常伴有胃型或肠型。腹部青筋暴露(静脉曲张),伴有腹水、脾肿大者,多为肝病所致的门脉高压症。小儿骨瘦如柴,腹大如鼓,并见青筋暴露,多为疳积。

3. 外伤患者检查　对有外伤史的患者,应重点观察腹部有无膨隆,有无局限性包块,腹式呼吸是否存在,局部有无血痕。此外还要区分损伤在上腹部还是下腹部,骨盆骨折时常出现下腹部血肿和瘀斑。

## 二、触诊

1. 压痛点 阑尾炎压痛点即麦氏点,在右髂前上棘与脐连线的中、外 1/3 交界处。阑尾炎发作时,阑尾穴(足三里直下 2 寸)常有压痛或酸胀感,以右侧较明显。胆囊炎压痛点(胆囊点),在右季肋缘与腹直肌右缘的交界处;检查时用四指或拇指压住胆囊点,嘱患者深吸气,当胆囊下移时,碰到手指感到剧痛而突然屏气即为胆囊压痛试验阳性。胆道蛔虫病患者压痛点在剑突下 2 指,再向右旁开 2 指处,此即胆总管压痛点。胃溃疡压痛区在上腹部正中或偏左,范围较广;十二指肠溃疡压痛区在上腹部偏右,常有明显的局限压痛点。胃肠穿孔等急性腹膜炎患者,腹肌紧张,全腹压痛及反跳痛,为腹膜刺激征。触诊时,腹肌紧张,往往呈"木板样",称为板状腹。

2. 内脏触诊

(1) 肝脏触诊:触诊肝脏时,嘱患者平静地进行腹式呼吸。测量肝脏大小,由右锁骨中线肋缘至肝下缘的距离、剑突下至肝下缘的距离表示,以厘米(cm)计算;其质地一般以质软、质韧和质硬三级表示。正常成人的肝脏一般触不到,腹壁松弛的患者,当深吸气时在肋下缘可触及肝下缘,但在 1cm 以内;在剑突下可触及肝下缘,多在 3cm 以内;其质地柔软,表面光滑,边缘规则,无压痛,无搏动。

(2) 脾脏触诊:正常脾脏不能触及。脾脏肿大的程度分为轻度、中度、高度肿大。

1) 轻度肿大:深吸气时,脾下缘在左侧肋下不超过 3cm。

2) 中度肿大:脾下缘在肋缘下 3cm 至脐水平线。

3) 重度肿大:脾下缘超过脐水平线下。

3. 外伤患者检查 腹部触诊检查重点应注意脏器损伤,无论是肝脾损伤或是空腔脏器损伤,均有明显的腹肌紧张。先触摸肝区、脾区有无压痛;肝浊音界是否消失;有无移动性浊音;肠鸣音是否存在,以及有无亢进或减弱。其他部位触痛应注意有无膀胱损伤、尿道损伤、肾实质损伤等。结合全身情况尽早判断有无活动性出血。如触及腹腔肿物,除创伤血肿外,与骨伤科有关的最常见的是腰椎结核寒性脓肿和椎体肿瘤。触诊时还要摸清肿物大小、边界软硬程度、表面光滑度、有无波动、移动度、触痛反应敏感程度等,均应仔细区别,以便判断损伤性质。

## 三、专业检查法

1. 腹壁反射 患者仰卧,下肢屈曲,放松腹肌。医生用钝尖物由外向内,轻而迅速地划其两侧季肋部、脐平面和下腹壁皮肤。正常时可见到腹肌收缩。上腹壁反射中心在胸髓 7~8;中腹壁反射中心在胸髓 9~10;下腹壁反射中心在胸髓 11~12。一侧腹壁反射消失见于锥体束损害,某一水平的腹壁反射消失提示相应的周围神经和脊髓损害。

2. 移动性浊音 当腹腔内游离腹水超过 1 000ml 时,可查得随体位不同而变动的浊音,称移动性浊音。见于肝硬化腹水、结核性腹膜炎等患者。

3. 振水音 正常人仅在饭后、多饮时出现,如在空腹或饭后 6~8 小时以上,胃部仍有振水音,则提示胃排空不良,见于幽门梗阻、胃扩张等。

笔记栏

# 第四节　腰背部检查

## 一、望诊

1. 骨性标志及生理弯曲　检查者首先从后面观察腰背部骨性标志:正常时两肩平行对称,两肩胛内角与第 3 胸椎棘突同一水平。两肩胛骨下角与第 7 胸椎棘突同一水平。所有胸腰椎棘突都在背部正中线上,即自枕骨结节至第 1 骶椎棘突连线上。两髂嵴连线与第 4 腰椎棘突同一水平。然后从侧面观察腰背部生理弯曲,胸椎正常生理向后弯曲度和腰椎向前弯曲度是否存在,一般青年人腰椎生理前曲较大,老年人则腰椎生理前曲较小。

2. 异常弯曲

(1) 背部

1) 后凸畸形:胸椎后凸畸形分弧形后凸(即圆背畸形)和角状后凸(即驼背畸形)。弧形后凸畸形的发生,多是由于多个椎骨病变所形成的,如青年性椎软骨病、类风湿性脊柱炎、老年性骨质疏松症等。角状后凸畸形多是由于单个椎骨或 2~3 个椎骨病变所形成,如椎体压缩性骨折、脱位、椎体结核和肿瘤骨质破坏等。

2) 侧弯畸形:即部分脊柱棘突偏离身体中线称脊柱侧弯,胸椎出现侧弯畸形时,下腰椎可发生代偿性侧弯。

(2) 腰部

1) 腰椎生理前凸增大,表现为臀部明显向后凸起,躯干向后仰,这多数是由于骨盆前倾,如水平骶椎、腰椎滑脱、小儿双侧先天性髋关节脱位等。

2) 腰椎如果出现侧弯,需要鉴别是原发性侧弯还是代偿性侧弯。

3. 皮肤色泽　皮肤的望诊主要观察局部的皮肤有无缺损、有无色泽改变,主要有以下几种情况:

(1) 腰骶部汗毛过长、皮肤色深,多有先天性脊柱裂。

(2) 腰部中线软组织肿胀多为硬脊膜膨出。

(3) 一侧腰三角区肿胀多为流注脓肿。

(4) 腰背部不同形状的咖啡色斑点,反映神经纤维瘤或纤维异样增殖症的存在。

## 二、触诊

1. 触摸棘突　医生将中指置于棘突尖上,食指、无名指放于棘突两侧,自上而下滑行触摸,注意棘突有无异常隆起或凹陷,棘突间隙是否相等,棘突、棘上韧带及棘间韧带有无增厚肿胀及压痛,棘突的排列是否在一条直线上,有无侧弯或棘突偏歪。

2. 压痛点　浅表压痛说明病变浅在,多为棘上韧带、棘间韧带、筋膜、肌肉的损伤;深压痛表明可能是椎体或附近有病变或损伤。

(1) 第 3 腰椎横突综合征,在横突尖部有明显的深在压痛,并有时沿臀上皮神经向臀部放散。

(2) 第 4~5 腰椎间盘突出的患者,第 4~5 腰椎板间线的部位有明显的深在压痛并向患侧放射至下肢和足。

(3) 中线部位有深在压痛,可能有结核或椎体骨折。

### 三、专业检查法

1. 胸廓挤压试验　用于诊断肋骨骨折和胸肋关节脱位。检查分两步：先进行前后挤压，医生一手扶住后背部，另一手从前面推压胸骨部，使之产生前后挤压力(图 3-6)，如有肋骨骨折时，则骨折处有明显疼痛感或出现骨擦音；再行侧方挤压，用两手分别放置于胸廓两侧，向中间用力挤压，如有骨折或胸肋关节脱位，则在损伤处出现疼痛。

2. 脊柱叩痛试验　患者取坐位。医生左手掌面放在患者头顶，右手半握拳，以小鱼际叩击左手(图 3-7)，观察患者有无疼痛。或以叩诊锤或手指直接叩击各个脊椎棘突。如出现疼痛即为阳性，提示疼痛部位可能存在骨折。

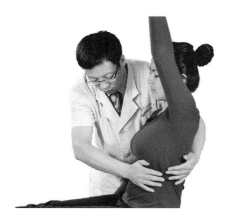 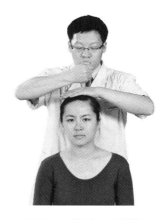

图 3-6　胸廓挤压试验　　　　　图 3-7　脊柱叩痛试验

3. 拾物试验　主要用于判断小儿脊柱前屈功能有无障碍。当小儿不配合检查时，常用此方法检查。置一物于地面，医生嘱患儿拾起，注意观察患儿的取物动作和姿势。正常时，应直立弯腰伸手拾起。当脊柱有病变，腰不能前屈时，患儿则屈髋、屈膝，腰部板直，一手扶住膝部下蹲，用另一手拾起该物即为拾物试验阳性，提示脊柱功能障碍。

4. 俯卧背伸试验　用于检查婴幼儿脊柱是否有保护性僵硬或脊柱病变。患儿俯卧，两下肢伸直并拢。医生提起其双足，使腰部过伸(图 3-8)。正常脊柱呈弧形后伸状态；如大腿和骨盆与腹壁同时离开床面，脊柱呈强直状态即为阳性，提示脊柱病变。

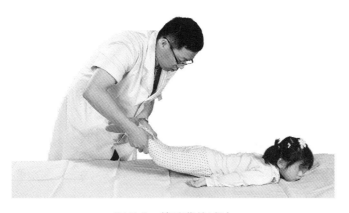

图 3-8　俯卧背伸试验

5. 腰骶关节试验（骨盆回旋试验） 主要用于检查腰骶部疾患。患者仰卧，双腿并拢。医生嘱其尽量屈膝、屈髋，医生双手扶住膝部用力按压，使大腿贴近腹壁（图 3-9），腰骶部出现疼痛即为阳性，提示骶髂关节有损伤或者病变等。

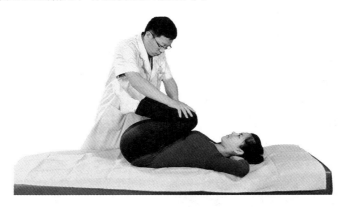

图 3-9 腰骶关节试验

6. 直腿抬高试验及加强试验 患者仰卧。医生一手握患者足部，另一手保持膝关节伸直，将双下肢分别做直腿抬高动作。正常时除腘窝部有紧张感外，双下肢同样能抬高 80° 以上，并无疼痛或其他不适。若一侧下肢或双下肢抬高幅度降低，不能继续抬高，同时伴有下肢放射性疼痛则为直腿抬高试验阳性（图 3-10）。应记录其抬高的度数；将患肢下降 5°~10°

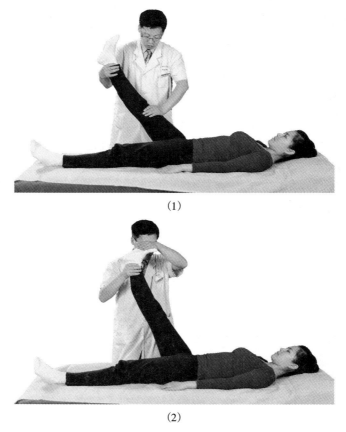

（1）

（2）

图 3-10 直腿抬高试验及加强试验
（1）直腿抬高试验；（2）直腿抬高加强试验

至疼痛消失,再背伸患侧踝关节,如引起患肢放射性疼痛加剧者即为加强试验阳性,提示腰椎间盘突出、腰骶关节病变等。

7. 健侧直腿抬高试验  检查健侧直腿抬高试验时,如引发患肢坐骨神经放射性痛者为阳性,见于较大的腰椎间盘突出症,或中央型腰椎间盘突出症。

8. 坐位屈颈试验  患者取坐位或半坐位,两腿伸直。医生使患者颈部前屈,使坐骨神经处于紧张状态,然后被动或主动向前屈颈(图 3-11),如出现患肢疼痛即为阳性,提示神经根病变、脊柱外伤等。

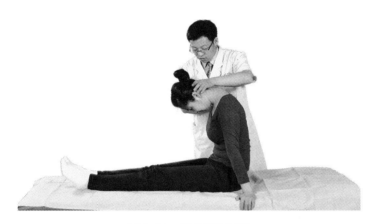

图 3-11  坐位屈颈试验

9. 股神经紧张试验  患者俯卧。医生一手固定患者骨盆,另一手握患肢小腿下端,膝关节伸直或屈曲,将大腿强力后伸(图 3-12),如出现大腿前方放射样疼痛即为阳性,提示股神经根受压。

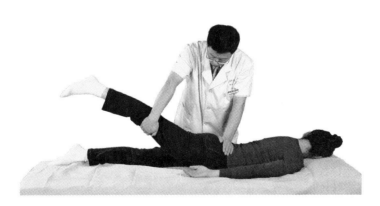

图 3-12  股神经紧张试验

10. 屈膝试验  患者俯卧位,两下肢伸直。医生一手按住其骶髂部,另一手握患侧踝部,并将小腿抬起使膝关节逐渐屈曲,使足跟接近臀部(图 3-13)。若出现腰部和大腿前侧放射性痛即为阳性,提示股神经损害,并可根据疼痛的起始位置判断其受损的部位。

11. 活动度检查  患者取直立位,双下肢伸直,双上肢自然放松,腰部正常活动幅度为:前屈 90°,后伸 30°,侧屈 30°,旋转 30°。

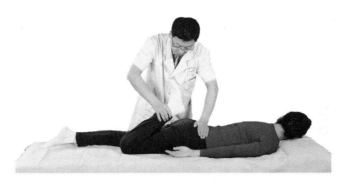

图 3-13　屈膝试验

## 四、影像诊断

胸部最常用的 X 线检查位置为胸部正侧位片。腰椎 X 线片检查常用的位置为腰椎正位片、侧位片及斜位片。

1. 胸椎正位片　需要注意观察以下内容：

（1）胸椎数量。

（2）胸椎是否正直。

（3）胸椎是否有旋转。

（4）胸椎椎体与肋骨的关系。

（5）胸椎是否有骨折。

（6）胸椎是否有骨质破坏。

2. 胸椎侧位片　需要注意观察以下内容：

（1）胸椎是否有骨折。

（2）胸椎是否有骨质破坏。

（3）胸椎曲度是否改变。

3. 腰椎正位片　需要注意观察以下内容：

（1）腰椎数量。

（2）腰椎纵向是否正直。

（3）髂嵴连线与腰椎的关系。

（4）腰椎棘突的位置。

（5）腰椎横突情况。

（6）是否有隐性脊柱裂。

（7）腰椎椎间关节面两侧是否对称。

（8）第 5 腰椎横突与髂骨的关系。

（9）椎弓根是否断裂。

（10）是否存在腰椎畸形。

4. 腰椎侧位片　需要注意观察以下内容：

（1）腰椎数量。

（2）腰椎曲度是否连续。

（3）弧弦距是否正常。

（4）腰椎椎间隙是否狭窄。

（5）腰椎楔形指数是否正常。

（6）腰椎是否有增生。

（7）腰椎重力线是否在正常范围内。

（8）腰骶角、岬角是否正常。

（9）椎间盘、椎体是否有破坏。

（10）椎体是否有压缩骨折。

（11）棘突之间的距离是否均匀一致。

（12）是否有施莫尔结节。

5. 腰椎斜位片　注意观察腰椎峡部（上下关节突之间）是否连续，腰椎同侧斜位显示同侧的峡部。

# 第五节　骨盆部检查

## 一、望诊

从后面观察，注意两髂后上棘是否在同一高度，如果向上移位或向后突出，则多是骶髂关节错位。

## 二、触诊

1. 骶骨背面有广泛压痛，多为竖脊肌起始部筋膜损伤。

2. 骶髂关节部压痛，临床多见于骶髂关节炎、骶髂关节扭伤、结核、松动症或早期类风湿。

3. 骶尾关节部压痛，则是骶尾部挫伤，骶骨下端骨折或尾骨骨折、脱位。

## 三、专业检查法

1. 骨盆挤压试验　用于诊断骨盆骨折和骶髂关节病变。患者卧位，医生两手分别放于患者髂骨翼两侧，两手同时向中线挤压，如有骨折则会发生疼痛，即为骨盆挤压试验阳性，提示骨盆骨折或骶髂关节病变。或嘱患者采取侧卧位，医生双手放于上侧髂骨部，向下按压，多用于检查骶髂关节病变（图 3-14）。

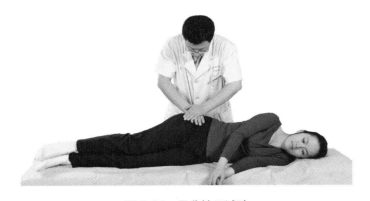

图 3-14　骨盆挤压试验

2. 骨盆分离试验 多用于检查骨盆骨折及骶髂关节病变。患者仰卧位,医生两手分别置于患者两侧髂前上棘部,两手同时向外推按髂骨翼,使之向两侧分开(图 3-15),如有骨盆骨折或骶髂关节病变,则局部出现疼痛反应即为骨盆分离试验阳性,提示骨盆骨折或骶髂关节病变。

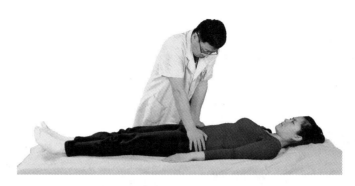

图 3-15 骨盆分离试验

3. 斜扳试验 用于诊断骶髂关节病变。患者取仰卧位,健侧腿伸直,患侧腿屈髋、屈膝各 90°。医生一手扶住患者膝部,一手按住其同侧肩部,然后用力使大腿内收,向下按在膝部(图 3-16),如骶髂关节出现疼痛即为阳性,提示骶髂关节病变。

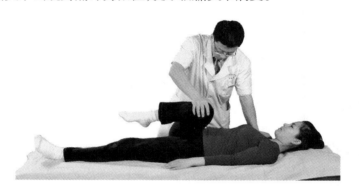

图 3-16 斜扳试验

4. 床边试验 用于检查骶髂关节病变。患者平卧,患侧臀部置于床边,健侧腿尽量屈膝、屈髋,医生用手按住患者膝部,使大腿靠近腹壁,另一手将患腿移至床边外,用力向下按压使之过度后伸,使骨盆沿着横轴旋转(图 3-17),如骶髂关节出现疼痛即为阳性,提示骶髂关节病变。

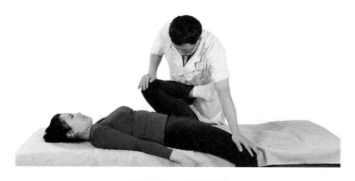

图 3-17 床边试验

5. 单髋后伸试验 用于检查骶髂关节病变。患者取俯卧位,两下肢并拢伸直。医生一手按住患者骶骨中央部,另一手肘部托住患侧大腿下部,用力向上抬起患肢,使之过度后伸(图 3-18),如骶髂关节出现疼痛即为阳性,提示骶髂关节病变。

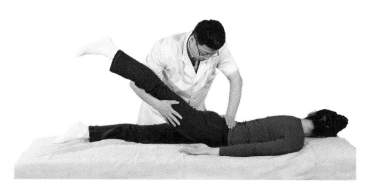

图 3-18 单髋后伸试验

## 四、影像诊断

1. 骶尾部正位片 需要注意观察以下内容:

(1)骶骨、尾骨是否有骨折。

(2)骶孔数量。

(3)骶髂关节是否有增生。

(4)腰骶关节的关系。

(5)有无移行椎。

2. 骶尾部侧位片 需要注意观察以下内容:

(1)骶尾关节序列。

(2)骶尾骨是否有增生。

(3)骶尾弧线是否正常。

(4)骶骨及尾骨是否有骨折、骨折脱位。

# 第六节 肩 部 检 查

## 一、望诊

1. 肿胀 要观察其肿胀皮肤颜色,肩部有无窦道、肿块及静脉怒张,对比两侧三角肌的形态,判断有无萎缩。严重的肩部外伤,均可能引起不同程度的肩部肿胀,如挫伤、牵拉伤、腱袖破裂等筋腱损伤;肩部骨折脱位时,肿胀更为严重,如肱骨外科颈骨折、大结节骨折等;急性化脓性肩关节炎,肩部肿胀而且局部灼热,触痛敏感;肩锁关节脱位,肿胀在肩上部;锁骨骨折肿胀在肩前部,锁骨上窝饱满。

2. 畸形 要观察双肩部是否对称、是否在同一水平,两侧肩胛骨内缘与中线的距离是否相等。

（1）锁骨骨折、肩关节脱位等损伤时，为缓解疼痛，患者肩部往往向患侧倾斜。

（2）臂丛神经损伤或偏瘫造成的肩部肌肉麻痹，也会出现垂肩畸形。

（3）肩关节脱位时，肩峰异常突出而出现"方肩"畸形。

（4）肩部肌肉萎缩和腋神经麻痹，可致肩关节发生半脱位，而出现"方肩"畸形。

（5）"先天性高位肩胛症"出现肩胛高耸，如为双侧则出现颈部短缩畸形。

（6）前锯肌麻痹致肩胛胸壁关节松动，肩胛骨向后凸起，如累及双侧则称为"翼状肩胛"，但要注意与脊柱侧弯引起的肩胛骨后凸畸形相鉴别。

3. 肩部肌肉萎缩　多出现在疾病的后期，肩部骨折长期固定，可出现失用性肌萎缩。如有神经损伤而肌肉麻痹，失去运动功能，则出现神经性肌萎缩。肩关节化脓性炎症、结核、肩关节周围炎、肩部肿瘤等疾病，肩关节运动受限，也往往出现肌肉萎缩，检查时要认真进行两侧对比。

## 二、触诊

1. 骨性标志　肩部触诊要重点触摸骨性标志。肩峰、大结节、喙突三点组成三角形，称肩三角。肩峰在肩外侧最高点，其下方的骨性高突处为肱骨大结节；肩峰前方为锁骨外侧端；锁骨外、中 1/3 交界处的下方 1 横指、肱骨头内上方为喙突。

2. 压痛点　上述骨性标志往往是临床疾病的常见压痛点。

（1）肩关节周围炎：其压痛点多在肱骨大小结节、结节间沟，喙突和冈上窝部，后期形成广泛性粘连而致功能障碍。

（2）肱二头肌长头肌腱炎：压痛点多局限于结节间沟，且可触及增粗的长头腱。

（3）肱二头肌短头肌腱炎：压痛点多局限于喙突。

（4）三角肌下滑囊炎：压痛广泛，但主要位于三角肌区。

（5）冈上肌腱炎或冈上肌腱断裂：压痛位于肱骨大结节上部。

（6）肩背部筋膜炎：可在背部肩胛骨周围触及多个压痛点和结节。

3. 外伤患者检查　触诊尚可用于骨折或脱位的诊断。如锁骨位于皮下，骨折后容易触知；骨折有移位时尚能触及骨擦音和异常活动。肩关节脱位时，肩三角关系改变，并可在肩峰下方触到明显凹陷和空虚感，在腋窝部或肩前方能触到肱骨头。肩锁关节脱位时，在锁骨外端触到突起的骨端，向下按压时，有琴键样弹跳感，并有明显压痛。

## 三、专业检查法

1. 杜加斯征（Dugas sign）　又称搭肩试验。患者屈肘，如手能搭到对侧肩部的同时，肘部能贴近胸壁为正常，若患者不能完成上述动作（图 3-19），或仅能完成两动作之一者为阳性，提示肩关节脱位可能。

2. 臂坠落试验　患者站立，先将患肢被动外展 90°，然后令其缓慢地向下放，如果不能慢慢放下（图 3-20），出现突然直落到体侧即为阳性，提示肩袖破裂存在。

3. Yergason 征　又称肱二头肌抗阻力试验。患者屈肘 90°。医生一手扶其肘部，一手扶其腕部，嘱患者用力做屈肘及前臂旋后动作，医生给予阻力（图 3-21），如出现肱二头肌腱滑出，或结节间沟处产生疼痛为阳性，前者提示肱二头肌长头腱滑脱，后者提示肱二头肌长头腱鞘炎。

4. 直尺试验　正常人肩峰位于肱骨外上髁与肱骨大结节连线内侧。医生用直尺边缘

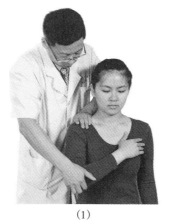
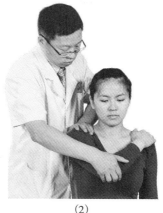

（1）　　　　　　　　　　　　（2）

图 3-19　杜加斯征

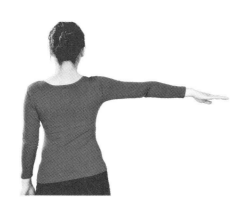

图 3-20　臂坠落试验

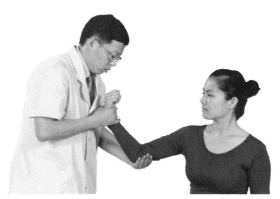

图 3-21　Yergason 征

贴于患者上臂外侧,一端贴肱骨外上髁,另一端能与肩峰接触则为阳性,提示肩关节脱位。

5. 肩关节外展试验　患者取立位或坐位,患侧上肢伸直下垂,然后缓慢外展上举。医生观察有无疼痛与活动受限。若在某一角度出现疼痛或疼痛加剧即为阳性。

（1）外展起始即有疼痛,见于锁骨骨折、肩关节脱位、肱骨骨折、肩胛骨骨折或肩周炎等。

（2）外展越接近 90°位越痛,可能为肩关节粘连。

（3）外展过程中有疼痛,但到上举时痛反轻或不痛,可能为肩峰下滑囊炎、三角肌下滑囊炎或三角肌损伤。

（4）外展至上举在 60°~120° 范围内出现疼痛,称“疼痛弧”,此范围外的活动反而不痛,可能为冈上肌腱炎或冈上肌损伤。

（5）肩锁关节病变的疼痛弧在肩关节外展 150°~180° 范围内。

（6）被动外展超过 90°以上时,肩峰处有疼痛,可能为肩峰骨折。

6. 冈上肌腱断裂试验　嘱患者肩外展,当外展在 0°~30°时可以看到患侧三角肌用力收缩,但不能外展上肢,越用力越耸肩。若医生被动外展患肢越过 60°,则患者又能主动外展上肢。这一特定区外展障碍为阳性,提示冈上肌腱的断裂或撕裂。

7. 前屈内旋试验　将患肩前屈 90°,屈肘 90°,用力使肩内旋,此时肩袖病变撞击喙突肩峰韧带,肩痛为阳性,提示肩袖损伤。

8. 前屈上举试验　令患侧屈肘 90°。医生以手扶患侧前臂,使肩关节前屈、上举,此时肩袖的大结节附着点撞击肩峰的前缘,肩痛为阳性,提示肩峰下滑囊炎、冈上肌腱鞘炎等。

9. 活动度检查　患者取坐位或直立位。医生嘱患者行肩关节各方向运动,检查运动功能,正常范围:前屈 0°~90°;后伸 40°;外展 80°~90°;内收 20°~40°;内旋 90°~110°;外旋 0°~50°;上举 160°~180°。

### 四、影像诊断

肩部 X 线检查主要包括正位片、穿胸位片及肩关节轴位片。

1. 肩部正位片　需要注意观察以下内容:

(1) 是否有骨折、骨质破坏。

(2) 盂肱关节、肩锁关节对位情况。

(3) 肱骨头与关节盂影像重叠是否呈梭形。

(4) 肩关节间隙有无狭窄或增宽。

(5) 肩锁关节间隙是否正常。

(6) 肩峰与肱骨头间距离是否正常,正常值是 7~11mm。

(7) 肱骨头干角是否正常,正常值是 50°~70°。

2. 穿胸位片　重点观察肱骨外科颈有无骨折,及骨折后有无向前、向后成角。

3. 肩关节轴位片　重点观察关节盂、肱骨头、解剖颈、大小结节、喙突、肩锁关节。

# 第七节　肘 部 检 查

### 一、望诊

1. 肘部肿胀　要区分是关节内肿胀还是关节外肿胀,是全关节肿胀还是局限性肿胀。对肿胀性质也必须仔细分析,是外伤性肿胀还是病理性(化脓感染、结核等)肿胀。关节内有积液时,早期表现为尺骨鹰嘴突两侧正常的凹陷消失,而变得饱满。当有大量积液时,关节肿胀明显,且呈半屈曲状态。对关节内积液者,应进一步检查,明确其性质。

外伤患者如出现局限性肿胀,常提示所在局部损伤。如以肘内侧肿胀为著,可能为肱骨内髁骨折;如以肘外侧肿胀为著,则有肱骨外髁或桡骨小头骨折的可能;肘后方肿胀显著则有尺骨鹰嘴突骨折的可能。此外,局部软组织挫伤肿胀亦较局限。

2. 肘部畸形

(1) 肘外翻:正常的肘关节伸直时,上臂与前臂之间形成一生理性外偏角(即携带角),男性 5°~10°,女性 10°~15°。携带角大于 15°即为肘外翻畸形,常见于先天性发育异常、肱骨下端骨折对位欠佳,或肱骨下端骨骺损伤,而在生长发育中逐渐形成畸形。肘外翻的患者,由于尺神经受到牵拉或磨损,后期常发生尺神经炎,甚者出现神经麻痹。

(2) 肘内翻:携带角小于 5°者,称为肘内翻。临床最常见的原因是尺偏型肱骨髁上骨折,因复位不良或骨骺损伤造成生长发育障碍所致。

(3) 肘反张:肘关节过伸超过 10°以上称之为肘反张,多由于肱骨下端骨折复位不良,髁干角过小所致。

（4）靴形肘：临床见于肘关节后脱位或伸直型肱骨髁上骨折，由于肱骨下端与尺骨上端的关系改变，于侧面观察肘部时，状如靴形，故称"靴形肘"。

（5）矿工肘：尺骨鹰嘴突滑囊炎患者，肘后有像乒乓球样的囊性肿物，因多发于矿工，故而得名。

### 二、触诊

1. 肘后三角触诊　肘关节屈曲90°时，肱骨外上髁、内上髁和尺骨鹰嘴突三点连线构成的等腰三角形，称肘后三角。当肘关节伸直时，则三点在一条直线上。临床通过检查三点关系的变化判断肘部骨折或脱位。肱骨髁上骨折时，三点关系保持正常；而肘关节脱位，则此三角关系破坏。可以此鉴别肱骨髁上骨折和肘关节脱位。此外尺骨鹰嘴骨折，近端被肱三头肌拉向上方，肱骨内、外髁骨折移位，肘后三角亦会发生改变。故触摸肘后三角时，先触到尺骨鹰嘴突，然后再摸肱骨内、外髁，对此三点仔细观察，可判断肘部的骨折和脱位。

2. 肘部常见压痛　肱骨外上髁为前臂伸肌群的起点，容易造成牵拉性损伤（或劳损）而形成肱骨外上髁炎。尤其网球运动员多发，故有"网球肘"之称。而肱骨内上髁压痛则为肱骨内上髁炎，但临床较少见。小儿桡骨头半脱位时，压痛点在桡骨小头前方；成人桡骨小头骨折，压痛点在肘前外侧。此外，肱骨内、外髁撕脱骨折、尺骨喙突和鹰嘴突骨折，压痛点在骨折的局部。在肘后部触摸到囊性包块，多是尺骨鹰嘴突滑囊炎；若在鹰嘴突两侧触到黄豆大小的硬性包块，可在关节内移动，多是关节内游离体（或称关节鼠）。损伤后期，如在肘前方触及边界不清、硬度较大肿块，多为骨化性肌炎。

### 三、专业检查法

1. 密尔试验（Mill's test）　前臂稍弯曲，手呈半握拳，腕关节尽量屈曲，然后将前臂完全旋前，再将肘伸直（图3-22）。如在肘伸直时，肱桡关节的外侧发生疼痛即为阳性，提示肱骨外上髁炎。

2. 腕伸、屈肌紧张（抗阻力）试验　嘱患者握拳、屈腕。医生按压患者手背，患者抗阻力伸腕（图3-23），如肘外侧疼痛则为阳性，提示肱骨外上髁炎；反之如嘱患者伸手指和背伸腕关节，医生以手按压患者手掌，患者抗阻力屈腕，肘内侧痛为阳性，提示肱骨内上髁炎。

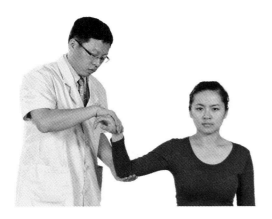

图3-22　密尔试验

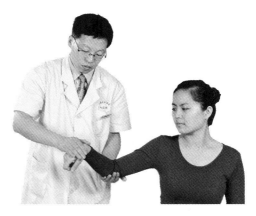

图3-23　腕伸试验

3. 前臂收展试验　用于判断是否有肘关节侧副韧带损伤。患者与医生对面坐,上肢向前伸直。医生一手握住肘部,一手握腕部并使前臂内收,握肘部的手推肘关节向外(图3-24),如有外侧副韧带断裂,则前臂可出现内收运动。若握腕部的手使前臂外展,而拉肘关节向内,出现前臂有外展运动,则为内侧副韧带损伤。

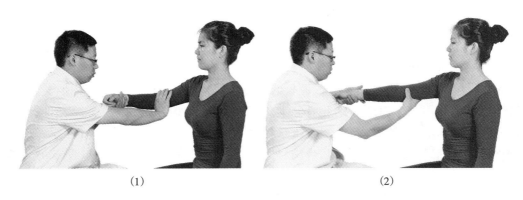

(1)　　　　　　　　　　　　　　　　　　(2)

图 3-24　前臂收展试验

4. 运动检查　肘关节参与的运动包括四种:屈肘、伸肘、前臂旋后、前臂旋前。屈伸运动主要由肱尺关节和肱桡关节完成。旋前和旋后运动主要是上、下尺桡关节的联合活动。

(1)屈肘运动:肘关节屈伸运动以肘关节伸直位为0°计算。患者取坐位或站立位,医生嘱患者肘关节完全伸直后再屈肘,正常可达140°。

(2)伸肘运动:患者体位与检查屈肘运动相同。检查时嘱患者做最大限度的屈肘,然后再伸直,正常为0°~10°。

(3)旋后运动:患者取坐位或站立位,前臂置中立位,屈肘90°,两上臂紧靠胸壁侧面,两手半握拳,拇指向上。医生嘱患者前臂做旋后动作,正常可达90°。两侧对比检查。

(4)旋前运动:患者取坐位或站立位,前臂置中立位,屈肘90°。嘱患者做旋前动作,正常可达80°~90°。两侧对比检查。

### 四、影像诊断

肘部X线检查常用的位置为肘部正位片、侧位片及尺神经沟位片。

1. 肘部正位片　需要注意观察以下内容:

(1)有无骨折、骨质破坏。

(2)肱尺关节、肱桡关节、上尺桡关节对位情况。

(3)携带角是否正常。

2. 肘部侧位片　需要注意观察以下内容:

(1)有无骨折、骨质破坏。

(2)肱尺关节、肱桡关节对位情况。

(3)肱骨髁前倾角是否正常。

3. 尺神经沟位片　肘部尺神经沟位片为肘关节极度屈曲、前臂尽力外展,投照中心为尺神经沟(肱骨下端内侧缘),用于观察尺神经沟的情况。

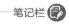

# 第八节 腕和手部检查

## 一、望诊

1. 腕部肿胀

（1）全腕关节出现肿胀，多提示有关节内损伤或关节内病变，如腕部骨折、脱位或韧带、关节囊撕裂。

（2）急性化脓性腕关节炎较少发生，一旦发生则全腕肿胀显著。

（3）腕关节结核肿胀发展缓慢，关节梭形变，不红不热。

（4）风湿性关节炎肿胀发展迅速，时肿时消，且往往是对称性肿胀。

（5）腕舟骨骨折时鼻烟窝部肿胀明显，正常生理凹陷消失。

（6）第2~5指指间关节梭形肿胀，多为类风湿关节炎。沿肌腱的肿胀多为腱鞘炎或肌腱周围炎；整个手指呈杵状指，多为肺源性心脏病、支气管扩张或发绀型先天性心脏病等；腱鞘囊肿多为孤立局限的包块，有明显的界线。

2. 腕和手部畸形

（1）腕部畸形：腕部常见的畸形包括餐叉样畸形、腕下垂以及尺骨小头位置的改变。

1）餐叉样畸形：见于伸直型桡骨远端典型移位骨折，系骨折远端向背侧桡侧移位，致使腕部外观呈餐叉样。

2）腕下垂：由桡神经损伤引起，桡神经损伤后，前臂伸肌麻痹，不能主动伸腕，形成腕下垂畸形。此外，前臂伸腕肌腱外伤性断裂，亦可形成"垂腕"畸形。

3）尺骨小头变位：尺骨小头向背侧移位，临床常见于下尺桡关节分离移位、三角软骨损伤等。变位往往在前臂旋前位更明显。

（2）手部畸形

1）爪形手：若由前臂缺血性肌挛缩引起，当腕关节伸直时掌指关节过伸，而指间关节屈曲，形似鸟爪。若由尺神经损伤或臂丛神经损伤引起，则表现为指间关节半屈，掌指关节过伸，4、5指不能向中间靠拢，且小鱼际肌萎缩。由烧伤引起爪形手，则有明显瘢痕和并指畸形。

2）猿手（扁平手、铲形手）：正中神经和尺神经同时损伤所致。表现为大、小鱼际肌萎缩，掌部的两个横弓消失，使掌心变为扁平，形如猿手。大鱼际肌萎缩，临床多由正中神经损伤导致，或腕管综合征正中神经长期受压引起。小鱼际肌萎缩由尺神经损伤、肘管综合征或尺神经炎所引起。骨间肌萎缩常由尺神经麻痹、损伤或受压引起。掌侧骨间肌萎缩由于解剖位置深，临床表现不明显；而背侧骨间肌因位于手背的掌骨间，萎缩时能够清楚地看到，其中第1、2背侧骨间肌最容易显露。

3）锤状指：因手指末节伸肌腱断裂或末节指骨基底部背侧撕脱骨折，引起末节指间关节屈曲，不能主动背伸，形似小锤状。

4）铲形手：由正中神经和尺神经合并损伤所致，表现为大、小鱼际肌萎缩，掌部的两个横弓消失，掌心变为扁平，状如铲形。

5）并指畸形：多属先天性畸形，也可由损伤、烧伤后处理不当引起。常为2个指并连，也有 3 个或 4 个手指连在一起,涉及拇指者少见。

　　6）短指畸形:此为先天性畸形。其手部掌骨、指骨数目不缺少,只是短小。可为纵排或横排一列或数列的指骨或掌骨短小。

　　7）缺指畸形:可为先天性遗传引起,也可为外因造成,如被羊膜索条或脐带缠绕压迫所致,或因外伤而造成。

　　8）巨指畸形:为先天性畸形,原因不明。患指过度生长粗大,可发生于 1 个手指或几个手指。

　　9）多指畸形:大多发生在拇指桡侧,其次发生在小指尺侧,在食、中、无名指两侧者较少见。

## 二、触诊

　　1. 腕和手部肿块　月骨脱位时,在腕掌侧中央部能触到向前移位的骨块;腕背侧触得形状大小不一、边界清楚的孤立性囊性肿物多为腱鞘囊肿;桡骨茎突狭窄性腱鞘炎急性炎症期,可触及局部明显高凸。内生软骨瘤发生在指骨者最多,骨向外肿大变粗,呈梭形,触之质硬,无移动,边界不清。

　　2. 腕和手部压痛　桡骨茎突部压痛多系拇长伸肌腱、拇短伸肌腱腱鞘炎;腕部损伤,若鼻烟窝部压痛,多为腕舟骨骨折;腕掌侧正中压痛,可能为月骨脱位或骨折;在腕背侧正中压痛,多为伸指肌腱腱鞘炎;下尺桡关节间和尺骨小头下方压痛,多是腕三角软骨损伤、下尺桡关节脱位;腕管综合征的压痛点,多在腕掌侧横纹正中部,且多伴有手指放射痛和麻木感。若掌指关节近端掌侧面有压痛(即掌骨头部),多为屈指肌腱腱鞘炎。

## 三、专业检查法

　　1. 腕三角软骨挤压试验　判断是否有三角软骨损伤。检查时嘱患者屈肘90°,掌心向下。医生一手握住前下端,另一手握住手掌部,使患手尺偏,然后伸屈腕关节,使腕关节部发生挤压和研磨(图 3-25),如疼痛加重即为阳性,提示三角软骨损伤。

　　2. Finkel-Stein 征　常用于诊断桡骨茎突狭窄性腱鞘炎。检查时嘱患者屈肘 90°,前臂中立位握拳,并将拇指握在掌心中。医生一手握住前臂下端,另一手握住患者手部,使腕关节尺偏(图 3-26),如在桡骨茎突部出现剧烈疼痛,则为阳性,提示桡骨茎突狭窄性腱鞘炎等。

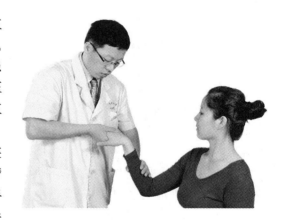

图 3-25　三角软骨挤压试验

　　3. Hoffmann 征　快速弹压被夹住的患者中指指甲(图 3-27),引起诸手指的掌屈反应为阳性,提示锥体束受损。

　　4. 指浅屈肌试验　医生将患者的手指固定于伸直位,然后嘱患者屈曲需检查手指的近端指间关节,若不能屈曲,提示该肌腱有断裂或缺如。

　　5. 指深屈肌试验　检查时将患者掌指关节和近端指间关节固定在伸直位,然后让患者屈曲远端指间关节,若不能屈曲,提示该肌腱可能有断裂或该肌肉的神经支配

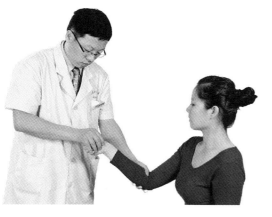

图 3-26　Finkel-Stein 征

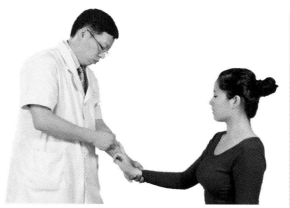

图 3-27　Hoffmann 征

发生障碍。

6. 屈指试验　使患者掌指关节略为过伸,然后屈曲其近端指间关节,若近端指间关节不能屈曲,提示内在肌紧张或是关节囊挛缩。

7. 腕和手部运动检查

(1) 伸腕运动:患者屈肘 90°,前臂旋前位,掌心向下。嘱患者做伸腕运动,正常伸腕可达 60°。

(2) 屈腕运动:患者体位同前。医生嘱其做屈腕运动,正常屈腕可达 60°。

(3) 腕桡偏运动:患者体位同前。医生嘱患者的手向桡侧做桡偏运动,正常可达 30°。

(4) 腕尺偏运动:患者体位同前。医生嘱患者手向尺侧做尺偏运动,正常可达 40°。

(5) 伸指运动:患者体位同前,掌指关节伸直位 0°,可过伸 15°~25°。近端指间关节与远端指间关节达到伸直位 0° 为正常。

(6) 屈指运动:掌指关节的屈曲正常可达 80°~90°。近端指间关节屈曲,正常可达 90°~100°。远端指间关节屈曲,正常可达 60°~90°。

(7) 手指外展:检查时嘱患者将手指伸直,并分别以中指为轴线做食指、无名指、小指分开动作,即手指外展,正常可达 20°。

(8) 手指内收:检查时手指外展位。医生嘱患者将食指、无名指、小指向中指并拢,正常运动度数为内收 0°。

(9) 拇指背伸:检查时嘱患者拇指向桡侧外展,拇指与食指之间的夹角可达 50° 即为拇指背伸的运动度数。

(10) 拇指屈曲:患者掌心向上。医生嘱患者拇指运动横过手掌,拇指端可触及小指基底,拇指掌指关节屈曲正常可达 50°,指间关节屈曲可达 90°。

(11) 拇指掌侧外展:患者手伸直,拇指离开手掌平面向掌前方运动,拇指与掌平面构成的角度约为 0° 即为拇指掌侧外展运动的度数。

(12) 拇指背侧内收:患者拇指在充分掌侧外展位再回到解剖位置,正常拇指背侧内收为 0°。

(13) 拇指对掌:检查时先将拇指置于掌侧外展位,然后向各指端做对掌运动,正常时拇指端可触及其他各手指指端。

### 四、影像诊断

腕部 X 线常用的投照角度有腕部正位片、侧位片、尺偏位片及腕管位片。手部 X 线常用投射部位为掌骨、指骨的正斜位片。用于观察有无骨折、骨质破坏、脱位,以及腕骨高度是否正常。

1. 腕部正位片　腕部正位片应注意观察:

(1) 有无骨折、骨质破坏。

(2) 下尺桡关节间隙是否狭窄或增宽。

(3) 下尺桡有无脱位。

(4) 月骨影像是否正常。

(5) 尺倾角是否存在,正常值为 20°~25°。

(6) 腕骨角是否正常,正常值为 131.5°。

2. 腕部侧位片　腕部侧位片应注意观察:有无骨折、骨质破坏,月骨有无脱位,下尺桡关节有无脱位,掌倾角是否正常(10°~15°)。

3. 腕关节尺偏位　腕关节尺偏位照射方法:腕骨远端略抬高,腕关节平放并尽量尺偏。与腕关节正侧位一起,用于舟骨骨折的诊断。

4. 腕管位　腕部腕管位照射方法:掌心置于片盒中心,前臂垂直片盒,X 线倾斜 40°通过腕管。用于观察腕管及腕骨。

## 第九节　髋 部 检 查

### 一、望诊

1. 前面观察　两侧髂前上棘是否在同一水平线上,即骨盆是否倾斜。腹股沟区是否对称,有无高凸饱满或空虚;高凸者多系髋关节肿胀,空虚者往往提示股骨头有严重破坏。

2. 侧面观察　如有腰椎生理前凸加大,臀部明显后凸,髋部呈现屈曲位,则是髋关节后脱位(陈旧性),或小儿先天性髋脱位和髋关节屈曲性强直。

3. 后面观察　应注意有无臀大肌萎缩:慢性髋关节疾病由于病程长和运动障碍,可出现失用性肌萎缩;小儿麻痹后遗症则有神经性肌萎缩。对比观察两侧臀横纹是否对称,如有单侧横纹皱褶增多且加深,并有升高,为单侧先天性髋关节脱位。若有两侧股骨大转子向外突出,会阴部增宽,为双侧先天性髋关节脱位。

4. 畸形　单侧髋内翻畸形,临床多有患肢短缩。若患肢外展,不能内收,比健肢稍长,临床多为髋外翻外旋畸形。

### 二、触诊

以两侧髂前上棘为骨性标志。触摸腹股沟部时,注意淋巴结是否有肿大,局部有无饱满肿胀、压痛等。急性化脓性关节炎、髋关节结核、髋部骨折等,腹股沟部均有肿胀和压痛。髋关节侧面触诊主要是触摸大转子,注意两侧大转子顶部,观察是否有大转子向上移位。大转子向上移位多见于股骨颈骨折、粗隆间骨折、髋关节脱位等。大转子部滑囊炎在局部可触到较大的囊性肿物,质软可移动。"弹响髋"的表现是当髋关节屈伸活动时可触到在大转子上来回滑动的髂胫束。在髋关节后方触诊时,注意臀大肌肌张力和臀部压痛点。梨状肌下缘是坐骨神经出口处,此体表投影部位如有压痛则多涉及坐骨神经的病变。

### 三、专业检查法

1. 特伦德伦堡(Trendelenburg)征 又称髋关节承重功能试验,用于检查有无臀中肌麻痹和髋关节的稳定程度。患者直立位,背向医生,先将患腿屈膝抬起,用健侧单腿站立,然后再患侧单腿站立。注意观察站立时骨盆的升降变化(图 3-28),正常时单腿站立后对侧骨盆上升;患侧单腿站立时,则对侧骨盆下降低落。常用于诊断小儿麻痹后遗症、小儿先天性髋关节脱位、成人陈旧性髋脱位、股骨颈骨折后遗症、髋内翻畸形、股骨头坏死等的检查。

2. 托马斯(Thomas)征 又称髋关节屈曲挛缩试验,用于检查髋关节有无屈曲挛缩畸形。患者取仰卧位,腰部放平,先将健侧腿伸直,然后再将患腿伸直,注意观察,达到一定角度时,腰部是否离开床面向上挺起(图 3-29),如腰部挺起则为阳性。当患

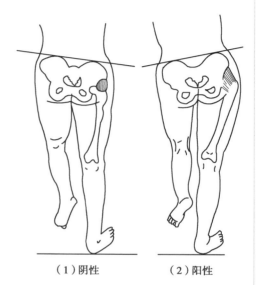

(1)阴性　　　　(2)阳性

图 3-28　特伦德伦堡征

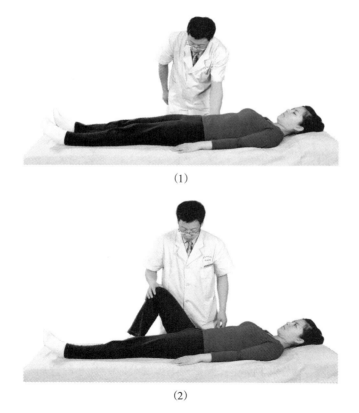

(1)

(2)

图 3-29　托马斯征

肢完全伸直后,再将健肢屈髋、屈膝,使大腿贴近腹壁,腰部也下降贴近床面,此时患肢自动离开床面,向上抬起,亦为阳性。提示髋关节有屈曲挛缩,常用于检查髋关节结核、髋关节炎或强直、类风湿关节炎、髂腰肌炎等。

3. 艾利斯(Allis)征 又称下肢短缩试验,用于检查下肢有无短缩。患者取仰卧位,两腿并拢屈髋、屈膝,两足并齐,这时观察两膝高度。如患肢低落为阳性(图 3-30),提示股骨颈骨折、髋关节后脱位、胫腓骨缩短等。

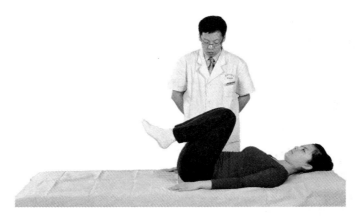

图 3-30 艾利斯征

4. 望远镜试验 又称套叠征,用于检查婴幼儿先天性髋关节脱位。检查时患儿仰卧位,两下肢放平伸直。医生一手固定骨盆,另一手握住膝部将大腿抬高 30°,并上下推拉大腿(图 3-31),如出现松动感或抽动感即为阳性,提示髋关节脱位,可双侧对照检查。

5. 髋关节过伸试验 又称腰大肌挛缩试验,患者取俯卧位,患膝屈曲 90°。医生一手握踝部将下肢提起,使患髋过伸(图 3-32)。若骨盆亦随之抬起即为阳性,提示腰大肌脓肿、髋关节早期结核、髋关节强直等。

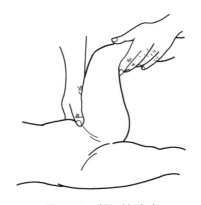

图 3-31 望远镜试验

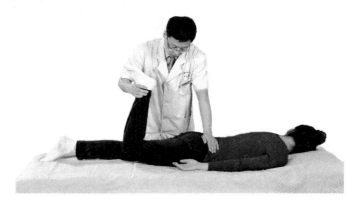

图 3-32 髋关节过伸试验

6. 髂胫束挛缩试验 患者侧卧位,健肢在下。医生立于患者背后,一手固定骨盆,另一手握住患肢踝部,使患膝屈曲 90°,患髋先屈曲、外展,再后伸(图 3-33),最后放松握踝的手,让患肢自然落下,正常时落在健肢的后方,若落在健肢的前方或保持上举外展的姿势,则为阳性,提示髂胫束挛缩或阔筋膜张肌挛缩等。

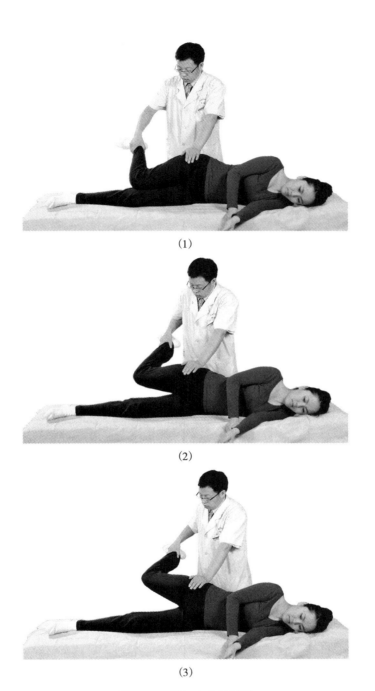

（1）

（2）

（3）

图 3-33　髂胫束挛缩试验

7. 蛙式试验　多用于幼儿，检查时，患儿仰卧，使双膝双髋屈曲 90°。医生使患儿双髋做外展外旋呈蛙式位（图 3-34），双侧肢体平落在床面为正常，若一侧或双侧肢体不能平落于床面即为阳性，提示先天性髋关节脱位。

8. 股骨大转子位置的测量

（1）髂坐连线（Nelaton 线）：患者仰卧位，髋部

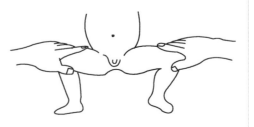

图 3-34　蛙式试验

稍屈曲(45°~60°),由髂前上棘至坐骨结节做一连线(图 3-35)。正常时股骨大转子顶点恰在该连线上,若大转子位于此线以上即为阳性,提示大转子上移。

(2) 布莱恩特(Bryant)三角:患者取仰卧位,自髂前上棘向床面做一垂线,自大转子顶点与身体平行做一线与上线垂直,再从髂前上棘至大转子做一连线;三线即构成一直角三角形,称为布莱恩特三角(图 3-36)。医生对比两侧三角形的底边,如一侧底边变短,提示该侧大转子向上移位。

(3) 休梅克(Shoemaker)线:患者取仰卧位,两下肢伸直中立位,两侧髂前上棘在同一平面。医生从两侧髂前上棘与股骨大转子顶点分别连一直线,正常时两连线之延长线相交于脐或脐上中线(图 3-37)。若一侧大转子上移,则延长线交于健侧脐下,且偏离中线。

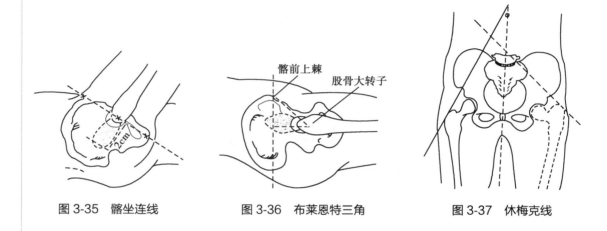

图 3-35　髂坐连线　　　　　图 3-36　布莱恩特三角　　　　　图 3-37　休梅克线

9. 髋关节活动度检查　患者取仰卧位或直立位。医生嘱患者做髋关节各方向运动,正常范围为:屈曲 0°~120°;伸展 0°~15°;外展 0°~45°;内收 0°~35°;内旋 0°~35°;外旋 0°~45°。

## 四、影像诊断

髋部常用的 X 线检查为髋关节正位片、侧位片。

1. 髋关节正位片　需要注意观察以下内容:

(1) 股骨颈、股骨上端、髋骨有无骨折。

(2) 髋关节有无脱位。

(3) 股骨头形状、有无坏死。

(4) Shenton 线(即耻骨下缘与股骨颈内侧连成的弧线)是否连续。

(5) 颈干角是否正常。

2. 髋关节侧位片　需要注意观察以下内容:

(1) 股骨颈、髋骨有无骨折。

(2) 髋关节有无脱位。

(3) 股骨头形状。

(4) 有无坏死。

(5) 股骨前倾角是否正常。

# 第十节 膝 部 检 查

## 一、望诊

1. 膝关节肿胀 膝关节轻度肿胀时，表现为两侧膝眼消失，肿胀严重则波及髌上囊甚至整个膝关节。肿胀最常见原因是外伤，如膝部扭挫伤、髌骨骨折、胫骨内外髁骨折、髁间棘骨折等。如为急性化脓感染者，则关节肿胀伴有局部皮肤焮红、灼热而剧痛。此外，膝关节滑膜炎、风湿性关节炎、膝关节结核、肿瘤等均可出现肿胀。

2. 膝部周围局限性肿块 髌上滑囊炎、膝关节结核、肿瘤等均可出现局限性肿胀。胫骨结节骨骺炎，在胫骨结节处有明显的高凸畸形。膝关节后侧有圆形肿块者，一般为腘窝囊肿。囊性肿物、骨软骨瘤，在股骨下端或胫骨上端的内、外侧均可发生，局部可见隆突。

3. 股四头肌萎缩 多见于膝关节半月板损伤、腰椎间盘突出症及下肢骨折长期固定后等。检查时根据肌肉萎缩程度结合病史进行分析。

4. 膝关节畸形 正常的膝关节有 5°~10° 的生理外翻角。超过 15° 则为膝外翻畸形。单侧膝外翻称 K 形腿；双侧膝外翻称 X 形腿。反之若正常生理外翻角消失，而形成小腿内翻畸形，如为双侧则称 O 形腿。正常的膝关节伸直可有 0°~5° 的过伸，如过伸超过 15°，则称为膝反张畸形。上述畸形常见于佝偻病、骨折畸形愈合、骨骺发育异常、小儿麻痹后遗症等。

## 二、触诊

患者仰卧，两腿伸直，髌上滑囊炎时，在髌骨上方能触到囊性肿块，有波动和轻度压痛。髌骨横形骨折时，在髌骨前面能触到裂隙和明显沟状凹陷，压痛敏感。髌骨软化症向下按压髌骨，使髌骨轻轻移动，可出现明显的疼痛反应。胫骨结节骨骺炎，局部能触到高凸坚硬的包块，压痛明显。髌下脂肪垫肥厚，在髌韧带两侧可触到饱满柔韧的硬性包块。膝关节间隙压痛，可能为半月板损伤。腘窝囊肿可在腘窝中触到囊性包块，有时可有触痛。

## 三、专业检查法

1. 浮髌试验 用于检查膝关节腔内积液。检查时患肢伸直。医生一手压在髌上囊部，向下挤压使积液流入关节腔内，另一手拇、中指固定髌骨内外缘，食指按压髌骨（图 3-38），这时可感到髌骨有漂浮感，重压时下沉，松开时浮起称浮髌试验阳性，提示关节内有积液。

2. 侧副韧带损伤试验 用于检查膝关节侧副韧带是否有断裂。患者仰卧位，患腿伸直。医生一手扶膝侧面，另一手握住踝部，然后使小腿做被动的内收或外展动作（图 3-39）。如检查内侧副韧带，则一手置膝外侧推膝部向内，另一手拉小腿外展，注意有无松动感和内侧疼痛。若检查外侧副韧带，则一手置膝内侧拉膝部向外，另一手推小腿内收，若膝外侧疼痛和产生松动感亦

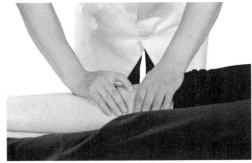

图 3-38　浮髌试验

为阳性,表明有膝关节侧副韧带断裂或损伤。

3. 麦氏征试验 又称回旋挤压试验,是诊断半月板损伤最常用的试验方法。患者取仰卧位,双下肢伸直。如检查内侧半月板损伤,医生一手扶患膝,另一手握住足踝部,先将膝关节屈曲到最大限度时,然后使膝外旋、小腿内收,并逐渐伸直膝关节,使膝关节内侧间隙产生挤压力和研磨力(图3-40)。如发生弹响和疼痛即为阳性,提示半月板损伤。如使小腿外展、膝内旋,可以检查外侧半月板损伤。

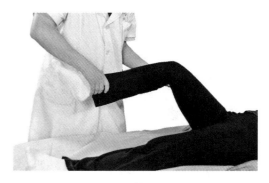

图3-39 侧副韧带损伤试验

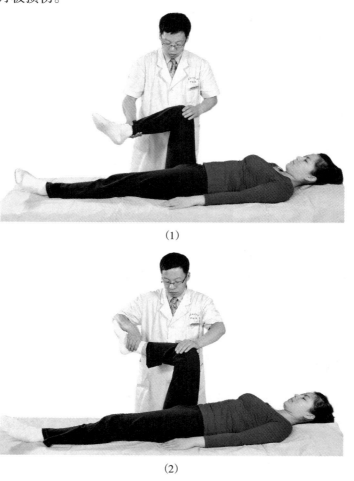

(1)

(2)

图3-40 麦氏征试验

4. 研磨提拉试验 患者俯卧,使患膝屈曲90°。医生一手按住大腿下端,另一手握住患肢踝部提起小腿,使膝离开床面,做外展、外旋或内收、内旋活动。若出现膝外侧或内侧疼痛,则为研磨提拉试验阳性,说明有内侧或外侧副韧带损伤。若医生双手握足踝部,使膝关节在不同角度加压研磨,同时做外展外旋或内收内旋(图3-41),如出现膝关节疼痛和弹响为阳性,提示有内侧或外侧半月板损伤。由于该试验有两种临床意义,故研磨和提拉检查又用于鉴别膝关节半月板和侧副韧带损伤。

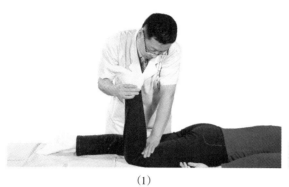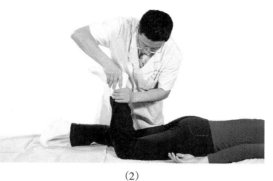

（1）　　　　　　　　　　　　　（2）

**图 3-41　研磨试验**
（1）研磨提拉试验;（2）研磨加压试验

5. **抽屉试验**　用于检查十字韧带是否发生断裂。患者取坐位或仰卧位,双膝屈曲 90°。一助手固定大腿下段;医生双手握住小腿上段,用大腿夹住患肢的足部防止移动,分别做小腿前后推拉动作(图 3-42)。如过度向前移动,则说明是膝关节前十字韧带断裂;若向后过度移动,则说明是后十字韧带有断裂。注意在检查移动时必须以正常解剖位置为起点,否则容易发生判断错误。如后十字韧带断裂时,小腿上端自然向后移位,检查时先向前拉,使胫骨上端向前移动,这是恢复解剖位置的移动,再向后推出现的移动才是异常活动。

6. **交锁征**　患者取坐位或仰卧位。医生嘱患者做患肢膝关节屈伸活动数次,若关节突然出现疼痛,不能屈伸为阳性,说明膝关节被破裂的半月板交锁,但慢慢旋膝以后,可解开交锁,又恢复主动屈伸。

7. **挺髌试验**　患膝伸直,用拇、食二指将髌骨向远端推压(图 3-43)。医生嘱患者用力收缩股四头肌。若引发髌骨部疼痛者为阳性,提示髌骨软化症。

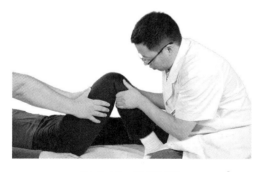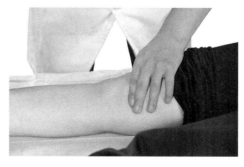

图 3-42　抽屉试验　　　　　　　图 3-43　挺髌试验

8. **膝关节活动度检查**　患者取坐位。医生嘱患者屈伸膝关节测量活动角度,正常范围为 0°~135°。

## 四、影像诊断

膝部常见的 X 线检查包括正位片、侧位片、轴位片及斜位片。

1. **正位片**　膝关节正位片应注意观察以下内容:
（1）股骨、胫骨、腓骨皮质是否完整连续,用以判断是否有骨折。
（2）股骨、胫骨、腓骨皮质是否有骨质破坏。

笔记栏

(3) 膝关节内外侧间隙是否等宽,膝关节间隙是否狭窄(4~8mm)。

(4) 股骨内外侧髁、胫骨内外侧髁是否有骨质增生。

(5) 胫骨髁间棘是否有增生。

(6) 是否有游离体。

(7) 股骨角是否正常,正常值是 75°~85°。

(8) 胫骨角是否正常,正常值是 85°~100°。

2. 侧位片　膝关节侧位片应注意观察以下内容:

(1) 髌骨上下极增生情况。

(2) 髌骨是否有骨折,骨折后是否有分离。

(3) 髌骨是否有分裂变异,包括额裂、背裂。

(4) 胫骨结节发育情况。

(5) 腓肠肌籽骨的位置是否正常。

(6) 是否有游离体。

(7) 股骨髁干角是否正常,正常值是 90°~110°。

3. 轴位片　膝关节轴位片应注意观察以下内容:

(1) 髌骨与股骨髁间窝的关系。

(2) 髌骨关节面是否光滑。

(3) 股骨髁间沟角是否正常,正常值是 138°。

(4) 髌骨最大横径(A)至髌骨最低点(B)的比值(A/B)是否正常,正常值是 3.6~4.2。

4. 斜位片　膝关节斜位片应注意观察以下内容:

(1) 髌骨是否有骨折、脱位。

(2) 髌骨是否有分裂变异,包括尖裂、缘裂。

# 第十一节　踝和足部检查

## 一、望诊

### (一) 踝关节肿胀

引起踝关节肿胀的最常见原因是踝部外伤。内外踝骨折或胫骨下端骨折肿胀十分显著;若为踝关节结核或关节炎等,则肿胀形成缓慢;踝下凹陷消失,跟骨增宽,跟腱止点处疼痛,可能为跟骨骨折;内、外踝下方及跟腱两侧的正常凹陷消失,兼有波动感,可能为关节内积液或血肿;肿胀局限于一侧,多见于侧副韧带损伤;足后部肿胀多属跟腱炎、滑囊炎、骨质增生等。

### (二) 足部畸形

1. 马蹄足　也称"尖足"或"垂足"。行走时前足着地负重,踝关节保持在跖屈位,足跟悬起。

2. 仰趾足　也称"跟足"。行走时足跟着地负重,踝关节保持在背伸位,前足仰起。

3. 内翻足　足底向内翻转,行走时足背外侧缘着地。

4. 外翻足　足底向外翻转,行走时足内侧缘着地。

5. 扁平足　足纵弓塌陷变平,足跟外翻,前足外展,足舟骨低平,严重者触地。

6. 高弓足　足纵弓异常升高,行走时足跟和跖骨头着地。

## 二、触诊

内踝骨折时压痛点在内踝前下方、内踝尖端部;外踝骨折时,局部肿胀明显,压痛在外踝部;外侧副韧带损伤,肿胀和压痛都在外踝前下方。

常见的足部触诊有以下几种情况:

1. 足踇长伸肌腱鞘炎时,在足背部呈长条状肿胀,并有明显触痛。

2. 跖骨骨折时,可顺跖骨轴线肿胀,并能触到骨折端及压痛。

3. 第2跖骨头无菌性坏死,压痛在第2跖趾关节近端。

4. 舟骨内侧向内凸出,可能是副舟骨畸形或胫后肌止点骨质无菌性坏死。

5. 跟距关节间隙压痛可能为跟距关节炎。

6. 在第1跖骨头内侧皮下囊性肿块,而压痛明显,常为外翻形成的滑囊炎。

7. 第5跖骨基底部骨折,压痛和肿胀在足外侧第5跖骨近端。

8. 足跟触痛伴肿胀多见于跟骨骨折、跟骨结核、跟骨骨髓炎等。

9. 无肿胀的跟骨周围痛,若在跟骨结节部,则为跟腱炎。

10. 跟骨底部痛,不能行走负重,往往是跟骨脂肪垫肥厚、跟骨骨刺或跟底滑囊炎。

11. 青少年如有跟后部痛,多见于跟骨骨骺炎。

## 三、专业检查法

1. 跟腱挛缩试验　跟腱挛缩常由比目鱼肌和腓肠肌挛缩引起。该试验可进行两者鉴别。患者取坐位,医生使患者小腿自然下垂,若其膝关节屈曲,踝关节下垂屈曲畸形为比目鱼肌挛缩。如患者膝关节伸直位,踝关节不能背伸,则腓肠肌挛缩。如患者膝伸直或屈曲位均出现跖屈即为阳性,提示双肌挛缩。

2. 踝阵挛　医生一手托住患者腘窝,一手握其足,用力使患者踝关节突然背伸,然后放松,踝关节产生连续、重复的伸屈运动则为阳性,提示有锥体束损害。

3. 巴宾斯基(Babinski)征　轻划足底外侧(图3-44),引起足踇趾背屈,余趾呈扇形分开的反应为阳性,提示有锥体束损害。

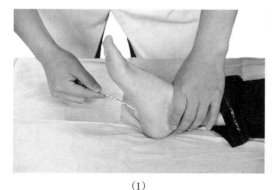
(1)
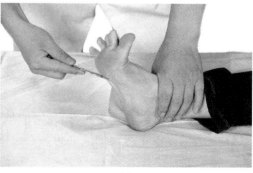
(2)

图3-44　巴宾斯基征

4. 查多克（Chaddock's）征　患者仰卧，两下肢伸直，足跟着床。医生用手握住患者一侧踝关节，另用钝针自其足背外踝下方，由后方向前轻划皮肤（图 3-45），若出现足姆趾背屈即为阳性，提示有锥体束损害。

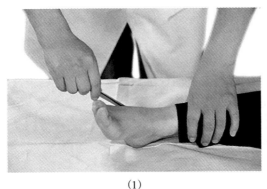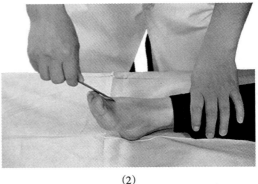

（1）　　　　　　　　　　　　　　　　（2）

**图 3-45　查多克征**

5. 弹趾试验　轻叩足趾基底部或用手将足趾向背面挑动，如引起足趾跖屈为阳性，提示有锥体束损害。

6. 踝关节活动度检查　医生一手托住患者小腿，一手握其足，检查踝关节运动功能，正常范围是：背伸 0°~20°；跖屈 0°~45°；内翻 0°~35°；外翻 0°~35°。

## 四、影像学检查

踝部 X 线常用的投照角度包括踝关节正位片、侧位片及斜位片。足部 X 线常用的投照角度包括跟骨轴位片、跟骨侧位片、足正位片、足侧位片和足斜位片。

1. 踝关节正位片　应注意观察以下几个方面：

（1）有无内踝、内踝尖、外踝、外踝尖、距骨的骨折及移位。

（2）有无距骨侧方脱位。

（3）有无骨质破坏。

（4）胫距关节的胫骨关节面与距骨关节面关系。

（5）胫骨角是否正常，正常平均值为 53°。

（6）腓骨角是否正常，正常平均值为 52°。

2. 踝关节侧位片　应注意观察以下几个方面：

（1）有无内踝、内踝尖、外踝、外踝尖、后踝、前踝、距骨、跟骨的骨折及移位。

（2）有无距骨前后方脱位。

（3）有无骨质破坏。

（4）跟骨结节关节角是否正常，正常值是 27°~40°。

（5）跟骨后缘及下缘两切线交角是否正常，正常值是 44°~69°。

3. 踝关节斜位片　踝关节内旋 60°斜位片，显示下胫腓关节间隙，正常时小于 3mm，超过则表示可能有韧带损伤。

4. 跟骨轴位片　应注意观察跟骨有无骨折、跟骨轴位角是否正常（约为 17°）。若骨折使跟骨变宽时此角度会加大，若跟骨结节向外错位则角度减小。在整复骨折时应注重恢复此角。

5. 跟骨侧位片　应注意观察有无跟骨骨刺、有无跟骨骨折。

6. 足正位片　应注意观察有无跗骨、跖骨、趾骨骨折、跗跖关节、跖趾关节、趾间关节脱位、跗骨间关节、跖骨间关节有无脱位、第一跖趾关节的关系、有无骨质破坏、有无第 2、3 跖骨疲劳骨折、有无足内外翻畸形、有无跗舟骨。

7. 足侧位片(站立水平侧位片)　应注意观察跟骨、距骨、舟骨有无骨折、有无骨质破坏、内足弓角是否正常(111.34°~130.4°)、外足弓角是否正常(130°~150°)、后足弓角是否正常(约为 25°)、前足弓角是否正常(约为 13°)。

8. 足斜位片　足斜位片应注意观察距骨、趾骨有无骨折。

（于天源　陈楚淘）

## 复习思考题

1. 各部位望诊要点是什么？

2. 各部位常见的畸形有哪些？临床意义是什么？

3. 各部位常见的压痛点有哪些？临床意义是什么？

4. 各关节运动的角度是多少？

5. 各部位特殊检查方法有哪些？何为阳性体征？临床意义分别是什么？

6. 各部位 X 线片有哪些投照角度？读片要点有哪些？

# 第四章
# 推拿基本常识

**学习目标**

推拿疗法的适应证与禁忌证；熟悉推拿意外发生的原因、处理方法和预防原则。了解推拿治疗的性质、特点，保障推拿临床执业安全，为临床操作奠定基础。

## 第一节　推拿疗法的性质和特点

### 一、推拿疗法的性质

推拿疗法是以中西医基本理论为指导，运用各种手法或借助一定的器具，刺激患者体表的经络、穴位或特定部位，加以特定的肢体活动，从而达到防治疾病的一种外治法。对推拿疗法古代多有文献记载，如《史记·索隐》："挢，反谓为按摩之法，夭挢引身，如熊顾鸟伸也；杌，亦谓按摩而玩弄身体使调也。"《圣济总录·卷四·治法》："可按可摩，时兼而用，通谓之按摩。"张志聪云："导引者，擎手而引欠也；按跷者，乔足以按摩也。"

### 二、推拿疗法的特点

推拿疗法是中医外治法之一，具有操作简便、适应证广、疗效显著、施术安全、容易推广等特点，对某些病证具有特殊的疗效。

（一）操作简便

运用推拿疗法治疗疾病，一般不需要特殊的医疗设备，仅凭医生的双手或肢体的其他部分，运用各种不同的手法技巧进行，操作姿势可立、可坐、可卧，不受时间、地点、环境、设备的限制，操作简单方便。

（二）适应证广

推拿作为中医临床疗法之一，可广泛应用于骨伤、内、外、妇、儿、五官等各科疾病，可对多种疾病起到治疗或辅助治疗的作用。另外，推拿还可用于预防、康复、美容等许多方面，是一种理想的祛病强身、保健养生的疗法。

（三）疗效显著

推拿疗法对诸多疾病具有显著的疗效，对某些病证更具独特的疗效，甚至可以立竿见影，如腰扭伤、骨错缝等，这是其他疗法所不及的。

（四）施术安全

经过正规学习和熟练掌握手法者，并熟记适应证与禁忌证，在运用推拿疗法时，手法操作规范，仔细认真，一般不会出现不良反应及副作用。

（五）容易推广

虽然推拿操作者在手法的操作上存在一定的差异性，但只要掌握手法操作要领，可以在临床广泛应用，可以作为各级医疗机构尤其是基层医院适宜推广的医疗技术。

# 第二节　推拿疗法的适应证与禁忌证

## 一、推拿疗法的适应证

推拿可作为主要或辅助的治疗手段，广泛应用于骨伤、内、外、妇、儿、五官等各科。

（一）骨伤科病证

急、慢性损伤，如全身各大关节扭伤、肌肉扭伤、肌肉劳损等；关节脱位、复位后关节粘连、僵直及软组织挛缩；某些骨关节病所致肢体疼痛、活动受限者，如颈椎病、腰椎间盘突出症、膝关节骨性关节炎、退行性脊柱炎、关节置换术后关节功能恢复等。

（二）内科病证

如感冒、咳嗽、哮喘、心悸、中风、眩晕、高血压、胃脘痛、呕吐、呃逆、泄泻、胃下垂、便秘、郁证、不寐、胁痛、头痛、癃闭、淋证、遗精、阳痿、消渴、痹证、痿证、颤证等。

（三）外科病证

如腹部手术后肠粘连、慢性前列腺炎、慢性阑尾炎、下肢静脉曲张等。

（四）妇科病证

如月经不调、痛经、闭经、绝经前后诸证、带下病、妇人腹痛、产后身痛、产后缺乳、乳痈、乳癖、子宫脱垂等。

（五）儿科病证

如脑瘫、咳嗽、发热、泄泻、呕吐、疳积、佝偻病、肌性斜颈、夜啼、遗尿、小儿麻痹后遗症、臂丛神经损伤、斜视、桡骨头半脱位、脱肛等。

（六）五官科病证

如近视、麻痹性斜视、眼睑下垂、溢泪症、颞颌关节紊乱症、咽喉炎、鼻窦炎、牙痛、喉瘖等。

## 二、推拿疗法的禁忌证

一般认为，以下患者不适合选用推拿治疗：

1. 有各种感染性、化脓性疾病和骨结核、严重骨质疏松的患者。

2. 有各种开放性软组织损伤、骨关节或软组织肿瘤的患者。

3. 有局部皮肤破损、皮肤病、严重出血倾向的患者。

4. 胃、十二指肠等有出血倾向、急性穿孔的患者。

5. 有严重的心、脑、肝、肾、肺等脏器病证的患者。

6. 有精神疾病等不能与医生合作的患者。

7. 急性脊柱损伤伴有脊髓症状的患者。

笔记栏

8. 过度饥饿、疲劳及酒醉的患者。

9. 原因不明、未予明确诊断,并伴有疼痛、发热、眩晕等症状的患者。

## 第三节　推拿疗法的一般注意事项

### 一、医生基本要求

推拿医生应经过正规学习,不仅要熟练掌握推拿手法要领,还要掌握中医基础理论、经络腧穴、人体解剖学、生理学、病理学、运动学、生物力学等方面的知识。治疗前应审证求因、辨证辨病,全面了解患者的病情,掌握适应证、排除禁忌证。推拿治疗过程中,要随时观察和询问患者的反应,适时调整手法与用力的关系,使手法均匀柔和、持久有力,从而达到"法之所施,使患者不知其苦"的境界。推拿者应注意卫生,勤修指甲。冬季要保持温暖,特殊手法应使用介质,避免损伤患者的皮肤。

### 二、医生练功与体位选择

推拿医生应加强推拿功法的锻炼,提高推拿手法的渗透力。推拿治疗过程中应注意自我保护,可选择适当的操作姿势,如在进行胸腹部、腰背部、四肢操作时均可取站姿;在头面部、颈部、胸腹部、肩部、小儿推拿时可采取坐姿。

### 三、患者体位选择

患者须采取适当的体位以接受治疗。以患者身体放松舒适、便于治疗为主要原则。如头面部、胸腹部、下肢前侧部疾病时,患者取仰卧位,双上肢置于躯体两侧,双下肢自然伸直;治疗胁部、髋部疾病时,患者取侧卧位,肢体自然屈曲,为方便治疗一般健侧在下,患侧在上;治疗颈部、肩及上背部疾病时,也可以指导患者取端坐位。避免患者产生不舒适、不愉快的感觉。

## 第四节　推拿异常情况的处理

推拿疗法引起不良后果者,多因未掌握手法操作要领,或因误诊误治,未能严格把握适应证与禁忌证,给患者带来二次损伤,严重者危及生命。故在临床过程中,应积极预防。一旦发生异常情况,要沉着冷静,积极对症处理。

### 一、软组织损伤

软组织主要包括皮肤、皮下组织、肌肉、肌腱、韧带等。皮肤损伤在推拿临床过程中最为常见,偶见皮下出血、椎间盘等组织损伤。

（一）异常情况及原因

1. 皮肤损伤　初学推拿者,手法生硬,不能做到柔和深透,从而损伤皮肤。粗蛮手法或在同一部位手法操作时间过长是造成皮肤损伤的另一原因。粗蛮施加压力或小幅度急速而不均匀地使用擦法,则易致皮肤损伤。长时间吸定在一定的部位上进行手法操作,使局部皮肤及软组织的感觉相对迟钝,痛阈提高,从而导致皮肤损伤。

2. 皮下出血　多由于手法过猛,或刺激量较大,使局部毛细血管破裂出血,形成局限性皮下出血。

3. 椎间盘等软组织损伤　大多由推拿治疗中超过生理范围的活动造成,如颈、腰段大幅度旋转、侧屈和挤压力,可造成椎间盘破裂、突出,部分软组织撕裂等。

（二）处理方法

1. 皮肤损伤　一般无需特殊处理,但要保持伤口的清洁,以防继发感染。稍重者,按局部外伤对症处理。

2. 皮下出血　首先是冷敷,以收缩血管、止血;24 小时以后可予以热敷,以疏通气血、消散瘀血,促进渗出液的吸收。

3. 椎间盘等软组织损伤　椎间盘损伤者,应卧床休息。疼痛剧烈时可针对性选用镇痛剂、营养神经剂,以缓解病痛。经以上处理疼痛仍不减者,可选用局部封闭治疗或用脱水剂、激素静脉滴注治疗。有典型脊髓受压症状,经脱水剂、激素静脉滴注治疗无效者,应争取及早手术治疗,消除脊髓受压因素,以利于脊髓功能的早日康复。对于部分软组织撕裂的患者,可适当固定。

（三）预防原则

1. 医生加强功法与手法基本功训练,正确掌握各种手法的动作要领,提高手法的娴熟程度。

2. 勤修指甲以免损伤患者皮肤。

3. 要仔细询问病史,对有出血倾向的患者（如血小板减少症、血友病、过敏性紫癜、弥漫性凝血机制障碍等）不予推拿治疗。

4. 使用运动关节类手法时,如腰部斜扳法、颈椎扳法等手法不要超过关节生理活动范围,施术时要充分放松关节周围肌肉,切忌暴力,也不能在短时间内反复、多次使用,更不能刻意追求弹响声。

## 二、骨与关节损伤

骨和关节的损伤主要包括骨折和关节脱位。

（一）发生原因

1. 手法粗暴或被动运动时超过正常关节活动度,而使骨与关节损伤。

2. 由于对疾病的认识不足,在患者毫无准备情况下施行手法操作造成骨与关节损伤。

（二）处理方法

怀疑有骨与关节的损伤时必须拍摄 X 线片,必要时采用 CT 或 MRI 检查,以明确诊断,并注意有无邻近脏器的损伤。出现骨折时必须进行固定或转骨科手术处理;对于关节脱位的患者及时手法复位、固定。

（三）预防原则

1. 严格掌握推拿适应证与禁忌证。

2. 推拿医生须熟悉骨与关节的解剖结构和正常的运动范围。

3. 不过度使用强刺激手法及超越关节运动范围的手法。

### 三、椎骨压缩性骨折

一般椎骨压缩性骨折多为创伤所致,老年骨质疏松患者也多为压缩性骨折。椎骨压缩性骨折多发生于下胸段和上腰段。诊疗过程中应仔细询问损伤史,患者有无主诉背痛、不敢活动、妨碍站立行走等临床表现。

（一）发生原因

1. 多由推拿临床上手法操作不当、适应证掌握不好而引发。

2. 推拿操作时,当患者取仰卧位,过度地屈曲双侧髋关节,使腰椎生理曲度消失,并逐渐发生腰椎前屈,胸腰段椎体前缘明显挤压,在此基础上,再骤然增加屈髋、屈腰的冲击力量,则容易造成胸腰段椎体压缩性骨折。

（二）处理方法

1. 稳定性胸腰椎压缩性骨折原则上以非手术疗法为主,急性期宜平卧硬床休息,平衡翻身,避免躯干扭曲。缓解期可在医生指导下进行腰背肌锻炼,以增强背伸肌力量,纠正畸形,促进骨折复位。

2. 不稳定性胸腰椎压缩性骨折,或伴有脊髓损伤者,应施切开复位内固定手术。

（三）预防原则

1. 掌握好适应证,对老年骨质疏松患者慎用。

2. 做双下肢屈髋屈膝运动时,在正常的髋、骶关节活动范围内操作,且双下肢屈髋关节的同时,不再附加腰部前屈的冲击力。

### 四、神经系统损伤

神经系统损伤包括中枢神经和周围神经损伤两大类,轻度可造成周围神经、内脏神经损伤,重度则造成脑干、脊髓的损伤,甚至死亡。

（一）发生原因

颈部被动运动操作时,在颈椎侧屈方向,易导致患者的臂丛神经和关节囊损伤,同时对侧关节囊也受到挤压损伤。一般在推拿治疗后,若即刻出现单侧肩、臂部阵发性疼痛、麻木、肩关节外展受限,肩前、外、后侧的皮肤感觉消失,应警惕神经损伤的可能性,日久可出现三角肌、冈上肌失用性肌萎缩。

（二）处理方法

1. 立即停止治疗,并给予营养神经剂、适量镇静剂进行治疗,以缓解病痛。

2. 疼痛减轻后,可进行相应关节、肌肉的功能锻炼,促进神经修复,避免出现失用性肌萎缩。

（三）预防原则

在颈部行侧屈被动运动时,注意颈椎侧屈运动的生理范围只有45°,被动运动时不能超过此界限,同时应结合患者本身状况,切忌使用猛烈而急剧的侧屈运动。

### 五、肩关节脱位

肩关节脱位是临床中常见的损伤。

（一）发生原因

推拿临床上由于对肩关节外旋、外展被动运动法掌握不当,特别是在麻醉情况下,不规范地做外旋、外展被动运动,易造成医源性肩关节脱位。

（二）处理方法

使用肩关节手牵足蹬拔伸法使其复位。如肩关节脱位合并肱骨大结节骨折,应分析其骨折类型,再确定整复手法,必要时需转外科手术治疗,以免贻误治疗时机。

（三）预防原则

1. 医生对肩关节的解剖结构和关节正常的活动幅度要有全面的了解,在做被动运动时,运动幅度要由小到大,切不可急速、猛烈、强行操作,更不能超出其正常生理活动范围。

2. 对于肩部有骨质疏松改变的患者,在推拿治疗时不应使用强刺激手法及大幅度的肩关节外展、外旋的被动运动,尤其是操作者的双手不能同时做反方向的猛烈运动。

3. 习惯性肩关节脱位患者,慎用肩关节被动运动类、牵拉类手法。

## 六、肋骨骨折

肋骨骨折可由推拿手法直接和间接的暴力作用而引起,多见于成人,可发生于一根或几根肋骨,亦有一根肋骨同时有 2~3 处骨折者。

（一）发生原因

在推拿手法操作时,由于过度挤压胸廓的前部或后部,使胸腔的前后径缩短、左右径增长,导致肋骨的腋中线处发生骨折。如患者俯卧位,医生在其背部使用双手重叠掌根按法或肘压等重刺激手法,在忽视患者的年龄、病情、肋骨有无病理变化等情况下,易造成肋骨骨折。

（二）处理方法

1. 单纯性的肋骨骨折,因有肋间肌固定,很少发生移位,可用胶布外固定胸廓,限制胸壁呼吸运动,让骨折端减少移位,以达到止痛的目的。

2. 肋骨骨折后出现反常呼吸、胸闷、气急、呼吸短浅、咯血、皮下气肿时,应考虑肋骨骨折所产生的胸部并发症,及时转科治疗。

（三）预防原则

1. 在上背部俯卧位推拿时,要慎重选用手法,尤其是刺激较重的手法;若属于必须使用者,需注意手法的力量,不可以过重和持续用力。

2. 对老年患者和恶性肿瘤肋骨有病理变化的患者要慎用或禁用胸部按压手法。

## 七、晕厥

本处晕厥是指患者出现意识模糊、神志不清,真正意义上的晕厥是指一过性全脑低灌注引起的短暂性意识丧失,特点为快速发生、持续时间短和自发完全恢复。具体诊疗可参考《晕厥诊断与治疗中国专家共识(2018)》。

（一）发生原因

1. 患者初次接受推拿,精神过于紧张,或体质虚弱,或过于疲劳,或过饥。

2. 医生推拿手法刺激过强,或治疗时间过长。

3. 患者平素椎动脉供血不足,手法整复时,椎动脉周围交感神经丛受到刺激,加重椎动脉供血不足状态,出现眩晕等症状。

（二）处理方法

1. 推拿过程中,出现晕厥情况后,应立即停止推拿操作,置患者于空气流通处,平卧位观察。

2. 病情较重者,立即予以对症治疗。

（三）预防原则

1. 对于初次接受推拿治疗的患者,应做好解释工作,避免患者情绪紧张。

2. 避免患者在过度饥饿状态下接受推拿治疗。

3. 推拿手法刺激不宜过重,尤其对体质虚弱或精神紧张的患者。

4. 正确选择整复手法,整复手法的操作应轻巧协调,随发随收,避免强力推扳。

## 八、脑血管意外

推拿临床上脑血管意外的发生率为 0.5~2 例 /100 万次。

（一）发生原因

1. 对有动脉硬化、狭窄和明显解剖变异以及脑血管自主调节功能减弱的患者,在应用颈部旋转手法和后伸手法时,可使椎动脉血流速度明显减缓,造成脑部供血量急剧下降而出现脑血管意外。

2. 颅内有脑血管瘤者,经敲击、震动造成血管瘤破裂而出现脑血管意外。

（二）处理方法

1. 如患者出现眩晕、恶心等症状,需立即停止手法操作,平卧休息,必要时请神经内科会诊。

2. 口服钙通道阻滞剂,改善椎基底动脉缺血状态。伴有眩晕者可口服或注射倍他司汀等药物,以改善脑循环。

3. 如患者出现喷射状呕吐,提示颅内压急剧增高,应立即送入神经外科治疗。

（三）预防原则

1. 对有不稳定斑块者要慎用推拿手法。

2. 对有严重动脉硬化倾向的患者,避免使用颈部扳法,如需应用时,应做到轻巧协调,随发随收,避免暴力推扳操作。

（任蒙强）

复习思考题

1. 推拿疗法的性质是什么?

2. 推拿疗法的特点有哪些?

3. 推拿疗法的适应证有哪些?

4. 推拿疗法的禁忌证有哪些?

5. 推拿疗法的注意事项有哪些?

6. 软组织损伤的发生原因、处理方法和预防原则是什么?

7. 肩关节脱位的发生原因、处理方法和预防原则是什么?

中篇

# 推拿治疗学各论

# 第五章

# 骨伤科病症

✎ **学习目标**

掌握骨伤科病症临床表现、诊断和鉴别诊断、推拿治疗、功能锻炼方法。熟悉骨伤科病症的病因、解剖与其他疗法。了解骨伤科病症的发病规律及防治方法。

## 第一节 颈 椎 病

颈椎病是由于急性损伤或慢性劳损等因素而引起颈椎脊柱生理曲线改变,颈部软组织痉挛或损伤、颈椎间盘退变、颈椎骨质增生等导致颈椎脊柱内外平衡失调,刺激或压迫颈神经根、椎动脉、脊髓或交感神经等而导致的一系列症状的综合征,又称"颈椎综合征"。发病多见于中老年人,并逐年呈年轻化、低龄化趋势。属中医学"项痹"等范畴。

【解剖】

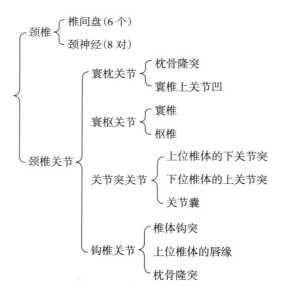

颈椎共有 7 个(图 5-1)。椎体之间有椎间盘连接,与关节突关节构成具有前曲弧度的骨性承重结构,具有支撑头颅、连接胸椎、缓冲震荡、保护脊髓神经的作用。

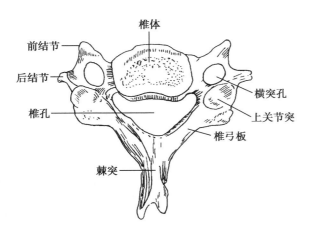

图 5-1　颈椎（上面观）

**（一）寰枕关节**

此关节面呈水平面，可侧向偏移。其外侧方为寰椎的横突孔。该关节有第一颈神经根（枕下神经）穿出，因没有椎间孔而容易受到挤压、刺激（图 5-2、图 5-3）。

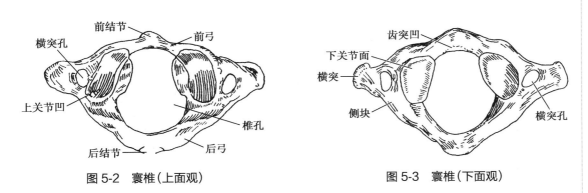

图 5-2　寰椎（上面观）　　　　　　　图 5-3　寰椎（下面观）

**（二）寰枢关节**

由寰椎和枢椎（图 5-4）的齿状突构成复合关节，寰枢关节的关节囊大而松弛，关节面接近水平面，有利于寰椎围绕齿状突做旋转运动。第二颈神经根（枕小神经）从此穿出。

**（三）关节突关节**

此关节具有稳定颈椎脊柱、引导颈椎脊柱运动方向的功能。其关节面接近水平位，旋转、屈伸运动较灵活，但易发生关节错位、滑膜嵌顿等。当关节突关节囊松弛时，则易发生椎体滑脱。

**（四）钩椎关节**

钩椎关节后方为脊髓、脊神经脊膜支和椎体的血管，后外侧部构成椎间孔的前壁，邻接颈神经根，外侧有椎动脉、椎静脉和交感神经丛。当椎体钩突骨质增生时可压迫脊神经或椎血管（图 5-5）。

**（五）椎管**

椎管的周壁为椎体后缘、椎弓及后纵韧带、黄韧带，椎管内为脊髓通过。当椎间盘纤维环破裂突出，黄韧带肥厚就会压迫脊髓，形成软性椎管狭窄，而当椎体后缘骨质增生压迫脊髓则形成骨性椎管狭窄（图 5-6）。

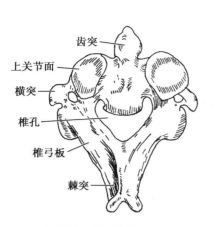

图 5-4 枢椎（上面观）

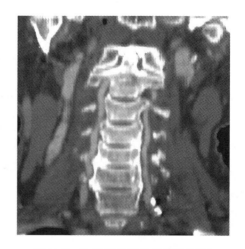

图 5-5 钩椎关节增生椎动脉受压

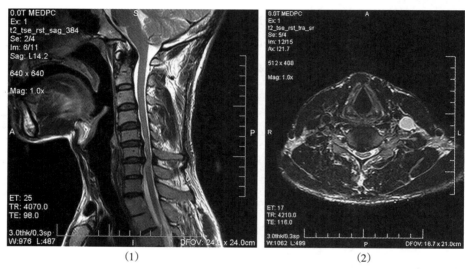

（1）　　　　　　　　　　　　　（2）

图 5-6 脊髓受压

（六）横突孔

除第七颈椎外，其他颈椎均有横突孔，有保护椎动脉的作用。椎动脉自第六横突孔进入向上直行，穿出寰椎，行于椎动脉沟中，约在齿状突与乳突连线中点处经颅骨大孔进入颅内。

（七）椎动脉

椎动脉为锁骨下动脉的第一分支，有时来自主动脉弓或无名动脉。椎动脉可分为四段：第一段（颈部）自锁骨下动脉发出，在前斜角肌和颈长肌的裂隙内上行，进入第6颈椎的横突孔；第二段（椎管部）从第6颈椎横突孔向上至第1颈椎横突孔；第三段（头下部）自寰椎横突孔穿出后，椎动脉向后绕过寰椎的侧块，至寰椎后弓上面的椎动脉沟内，再转向前方，穿过寰枕后膜的外缘上行，经枕骨大孔入颅腔；第四段（颅内段）自枕骨大孔向上绕到延髓偏内侧上行，在桥脑下缘两侧椎动脉汇合形成基底动脉。

（八）脊髓（颈部）

脊髓位于椎管内，呈扁圆柱状，上端粗大，在枕骨大孔处和延髓相接，下端逐渐变尖呈圆锥形。颈部脊髓前后径小，横径大。第2颈椎至第2胸椎处有颈膨大，以第5颈椎到第6颈椎处最为明显。

（九）交感神经（颈部）

颈部交感神经分为四部分：第一部分颈上神经节，位于第2、3或第4颈椎棘突的高度，此节发出的节后神经纤维主要进入上部三个颈神经；第二部分颈中神经节，位于第6颈椎的高度，此节发出的节后神经纤维主要进入第4、5颈神经；第三部分颈中间的神经节，位于椎动脉根部的前方或前内方，相当于第7颈椎高度。此节发出的节后神经纤维主要进入第4、5颈神经；第四部分颈下神经节，位于第7颈椎横突与第1肋骨颈之间。颈下神经节与第1胸神经节合并而成星状神经节。此节发出的节后神经纤维主要进入下部三个颈神经。

【病因病理】

颈椎生理曲线发生改变，颈椎内在结构失稳，导致颈椎间盘及颈椎附件退变是内因，各种颈部急性外伤、慢性劳损及颈部感受风寒湿邪等是外因。

1. 慢性损伤　长期低头伏案工作或感受风寒湿，可使颈椎间盘、后关节、钩椎关节、颈肌韧带不同程度的损伤与劳损，破坏颈椎内外结构的平衡，促使颈椎间盘退变、颈椎椎体及附件发生代偿性骨质增生；颈部软组织平衡失调则出现颈部运动功能障碍。

2. 急性损伤　各种急性如跌、扭、闪、挫等造成椎间盘、韧带、后关节囊等组织不同程度的损伤，从而使脊柱稳定性下降，或造成颈椎脱位，直接或间接刺激、压迫神经、血管，产生一系列症状。

3. 退行性改变　约从30岁以后椎间盘发生退变，髓核中水分逐渐减少，导致椎间盘变薄，椎间隙变窄，造成椎体前纵韧带、后纵韧带、后关节囊松弛，关节腔变小，关节面磨损而导致骨质增生。上述因素的存在使颈椎脊柱稳定性下降，故椎体缘形成代偿性增生。椎体、关节突关节、钩椎关节等部位的骨质增生以及椎间孔变窄或椎管前后径变窄是造成脊髓、颈神经根、椎动脉及交感神经受压的主要病理基础。

【临床表现】

（一）神经根型

1. 颈肩背部不适伴有上肢的疼痛或麻木，疼痛表现多以钝痛、酸痛、胀痛为主，或隐隐作痛，或过电样放射痛。

2. 颈项活动受限，颈部肌肉痉挛，常伴有颈项歪斜，日久亦可出现颈肩部肌肉萎缩。

3. 患侧上肢沉胀、无力，握力减弱或持重物压迫感。

4. 患侧上肢沿受刺激或压迫的颈脊神经走行方向有烧灼样或刀割样疼痛、针刺样或过电样麻感。

5. 颈部运动、腹压增高时症状可加重。

（二）椎动脉型

1. 颈枕部疼痛酸胀，运动有不同程度受限。

2. 猝倒，但神志清醒。

3. 当头部过屈、过伸位或转向某一方位时，即出现位置性眩晕、恶心呕吐、耳鸣、耳聋、视物模糊等。

（三）脊髓型

1. 颈部疼痛不明显，运动不同程度受限，可有头痛、头昏。

2. 四肢麻木、酸胀、烧灼感、僵硬无力。

3. 行走不稳，有足踩棉花絮样感觉，可出现大、小便失禁，甚至瘫痪。

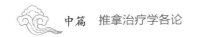

4. 呈进行性加重趋势。

（四）交感神经型

1. 后枕部痛，头痛或偏头痛，头沉或头晕。

2. 心率加快或减慢，或有心前区隐痛，或有血压忽高忽低。

3. 肢体发凉，局部皮温降低，肢体遇冷时有刺痒感，继而出现红肿、疼痛加重，也有指端发红、发热、疼痛或痛觉过敏等症状。

4. 可有耳鸣、耳聋等。

（五）混合型

兼有上述两型或两型以上症状者，若其中一型是脊髓型颈椎病，应诊断为脊髓型颈椎病。

【检查】

（一）神经根型

1. 病变节段间隙、棘突旁压痛，受压神经根及其神经分布区域有放射性疼痛、刺麻症状。

2. 颈椎生理曲度变直或消失或颈椎侧弯，颈部肌张力增高，棘突旁有条索状或结节状阳性物。

3. 椎间孔挤压试验、臂丛神经牵拉试验、压头试验阳性。

4. X 线片正位片可见椎间隙变窄，斜位片可见颈椎生理曲线消失或反弓，椎间孔变窄或有骨刺。CT 或 MRI 检查可见病变节段颈神经根受压。

（二）椎动脉型

1. 寰枕、寰枢关节两侧压痛。

2. 旋颈试验阳性。

3. X 线片可见钩椎关节侧方或关节突关节骨质增生；椎动脉造影可见椎动脉扭曲、狭窄、入横突孔异常或呈串珠样痉挛改变。

4. 经颅多普勒（TCD）检查可显示椎基底动脉血流速增快或减慢。

（三）脊髓型

1. 四肢肌张力增高，肌力减弱。

2. 肱二头肌、肱三头肌肌腱及膝、跟腱反射亢进，可出现髌阵挛和踝阵挛。

3. 浅反射减弱或消失，如腹壁反射、提睾反射。

4. 霍夫曼征和巴宾斯基征阳性。

5. X 线片可见椎体后缘骨质增生；CT 或 MRI 检查可见颈段脊髓受压。

（四）交感神经型

1. 颈椎棘突旁压痛。

2. X 线片可见椎体和钩椎关节骨质增生，颈椎弧度消失、反张或脊椎侧弯改变。

3. 根据临床体征可排除其他疾患。

【诊断与鉴别诊断】

（一）诊断依据

1. 神经根型颈椎病

（1）上肢相应神经分布区域有放射性疼痛、刺麻。

（2）椎间孔挤压试验、叩顶试验、臂丛神经牵拉试验中有一项以上阳性。

（3）X 线片可见椎间隙变窄，斜位片有椎间孔变窄或有骨刺。

2. 椎动脉型颈椎病

（1）位置性眩晕、恶心呕吐、视物模糊。

（2）猝倒时神志清醒。

（3）旋颈试验阳性。

（4）椎基底动脉血流速增快或减慢。

3. 交感神经型颈椎病

（1）心率加快或减慢，或有心前区隐痛。

（2）肢体发凉，皮温、肤色改变，肢体遇冷时刺痒感

（3）颈椎棘突旁压痛。

（4）X 线片可见椎体和钩椎关节骨质增生，颈椎弧度消失、反张或脊椎侧弯改变。

4. 脊髓型颈椎病

（1）行走不稳，有足踩棉花絮样感觉，可出现大、小便失禁。

（2）四肢肌张力增高，肌力减弱，腱反射亢进。

（3）霍夫曼征和巴宾斯基征阳性。

（二）鉴别诊断

以颈项部疼痛、活动受限为主要表现，并可伴有患侧上肢麻木、头晕、心悸胸闷及下肢无力等症状，故临床当与落枕、前斜角肌综合征、梅尼埃病、眩晕等病症相鉴别。

1. 神经根型

（1）落枕：以晨起疼痛多见，颈僵项强，运动障碍，无上肢痛、麻症状。

（2）前斜角肌综合征：前斜角肌痉挛压痛，以患肢痛、麻、胀、凉，肤色改变为特征。肩臂下垂时症状加重，上举时症状缓解，Adson 征阳性。

2. 椎动脉型

（1）梅尼埃病：多见于年轻女性，呈发作性眩晕、头痛、恶心、呕吐、耳鸣、眼球震颤等症。

（2）位置性低血压：多见于蹲位起立时眩晕，即发即止，旋颈试验阴性。

3. 交感神经型

心绞痛：有冠心病史，发作时心前区剧烈疼痛，伴胸闷憋气、出冷汗，心电图检查 ST 段压低，含服硝酸甘油片有效。

4. 脊髓型

（1）颈脊髓肿瘤：颈、肩、枕、臂、手指疼痛或麻木，同侧上肢下运动神经元损害，下肢上运动神经元损害。脊髓造影可见梗阻部造影剂呈"倒杯状"。

（2）脊髓空洞症：好发于 20~30 岁人群，痛觉和深、浅感觉分离，尤以温度觉的减退或消失明显。

【推拿治疗】

（一）治疗原则

以活血化瘀、舒筋止痛、整复错缝为主。

（二）基本治法

1. 取穴　风府、风池、缺盆、肩井、肩外俞、天宗、曲池、小海、合谷等穴。

2. 主要手法　一指禅推、滚、拿、按、揉、拔伸、摇、搓、牵抖、扳等手法。

3. 操作方法

（1）松肌法：患者取坐位。采用一指禅推法、滚法、拿法，在患者的颈项部、后枕部、肩部

操作,缓解肌肉痉挛、改善血液循环。治疗的顺序由上而下,由中央到两边,由健侧到患侧,力量由小到大,部位由浅至深,使治疗部位充分放松。

(2)牵伸法:用双手掌托法,点按风池穴的同时嘱患者放松,牵伸颈项,持续约20秒,重复牵伸3~5次。

(3)颈椎摇法:做颈部摇法,幅度由小逐渐加大。

(4)错缝整复法:对颈椎关节突关节偏歪,以拇指按于偏歪压痛处,用颈椎定位旋转扳法予以整复;对年龄较大患者可采用仰卧位拔伸旋转整复法。

(5)结束手法:摩、揉肩背部,配合肩背部拍法操作,患者有轻松感为宜。

(三)辨证加减

1. 头痛 偏头痛者取风池穴做直上方向的指按揉法。疼痛局限在耳后部者取风池穴做外上方向的拇指按揉法。疼痛局限在后枕部者取风府穴用一指禅推法做重点操作。以上每穴操作2分钟,并做相应的头面部手法。

2. 眩晕 先取双侧风池穴做向内上方向的拇指按揉法,然后取颈臂穴(缺盆穴内1寸)向颈部方向的拇指按揉法,每穴操作2分钟。最后在两侧华佗夹脊穴上下往返做擦法,时间约3分钟。

3. 肩胛骨内上角牵掣痛 取同侧第2~3颈椎关节突关节及肩胛骨内上角做拇指按揉法或弹拨法操作,每部位操作2分钟。

4. 肩胛间区疼痛或肩及上臂疼痛 取第4~5颈椎两侧关节突关节用拇指按揉法或一指禅推法操作,每部位操作2分钟。对有关节突关节偏突、压痛的,用旋转扳法予以整复。

5. 上肢放射性痛、麻者 若痛、麻沿前臂桡侧放射到拇指者,取同侧第5~6颈椎旁操作;若痛、麻放射到拇、食、中及环指桡侧半指者,取同侧第6~7颈椎旁操作;若痛、麻放射到小指及环指尺侧半指者,取同侧第7颈椎~第1胸椎旁操作,用一指禅推法、指按揉法、拿法,每部位操作2分钟。沿上肢放射性痛、麻区域点按曲池、小海、合谷等穴,搓揉上肢,抖上肢。用以减轻上肢疼痛、麻木。

【其他疗法】

1. 针刺治疗 根据不同证型取穴,主穴为颈夹脊穴、风池、肩井。神经根型加百会、四神聪、合谷、后溪、内关、曲池;椎动脉型加印堂、太阳、百会、四神聪、头维;脊髓型加内庭、足临泣、太溪、昆仑、委中、足三里、环跳;交感神经型加百会、四神聪、膻中、中脘、梁门、天枢、关元,每日或隔日1次,10次为1个疗程。

2. 颈椎牵引治疗 牵引时间20~30分钟。每日1次,10次为1个疗程。

【预防调护】

避免持续长时间伏案或固定某一姿势,注意颈肩部保暖。科学用枕,以项后部垫高,头略后仰为宜;可坚持适合的颈部功能锻炼。

【按语】

急性期可配合脱水、活血化瘀药物静脉滴注,以减轻炎症、水肿反应;缓解期应审症求因,对因处理为先,可采用纠正后关节紊乱、错位,解除神经血管的压迫、刺激。对霍夫曼征阳性者,慎用颈部扳法。当出现痉挛性瘫痪和大小便失禁时,应建议尽早手术治疗。

# 第二节 落　　枕

落枕是指在睡眠后出现以急性颈项部肌肉痉挛、强直、酸胀、疼痛、运动受限为主要特征的临床病症，又称"失枕"。多见于青中年。属中医学"项筋急"范畴。

【解剖】

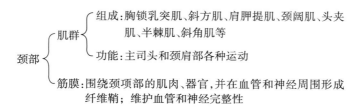

颈部 {
　肌群 {
　　组成：胸锁乳突肌、斜方肌、肩胛提肌、颈阔肌、头夹肌、半棘肌、斜角肌等
　　功能：主司头和颈肩部各种运动
　}
　筋膜：围绕颈项部的肌肉、器官，并在血管和神经周围形成纤维鞘；维护血管和神经完整性
}

颈部的筋膜位于浅筋膜及颈阔肌的深面，各处厚薄不一，围绕颈项部的肌肉、器官，并在血管和神经周围形成纤维鞘，以维护其完整性而起保护作用。

【病因病理】

本病的发生多由素体亏虚，气血不足，运行不畅，舒缩运动失调，或夜寐肩部外露，颈肩复受风寒侵袭，致使气血凝滞，肌筋不舒，经络痹阻，不通则痛，故而拘急疼痛，运动失灵。

或是因睡眠时枕头过高或过低，或软硬不适，睡卧姿势不良等因素，致使颈部一侧肌群在较长时间内处于过度伸展牵拉姿势，在过度紧张状态下而发生的静力性损伤。多累及胸锁乳突肌、斜方肌及肩胛提肌，发病时出现肌筋僵硬、牵掣不舒、运动受限。少数患者因肩扛重物或颈部突然扭转，致使颈部软组织损伤，小关节错缝而致病。

【临床表现】

1. 颈部疼痛　患者多在睡眠后出现颈项部疼痛，动则痛甚，可牵扯到肩背部。

2. 功能受限　颈部某一方向运动明显受限，或两侧方向均受限，如左右旋转、左右侧屈、前屈与后伸等运动。以患侧旋转受限为主。常保持某一体位姿势，甚至用手扶持颈项部，以减少颈部运动。

【检查】

1. 运动受限　颈部呈僵滞状态或歪斜，运动受限往往限于某个方位上，做被动运动时疼痛加剧。

2. 肌痉挛　临床上以胸锁乳突肌、斜方肌及肩胛提肌痉挛居多，表现为结节状或条索状痉挛。

3. 压痛点　胸锁乳突肌压痛点常在胸锁乳突肌肌腹处；斜方肌压痛点常在锁骨外 1/3 处，或肩井穴处，或肩胛骨内侧缘；肩胛提肌压痛点常在上四个颈椎横突、关节突关节和肩胛骨内上角处。

4. X 线片　多数患者无明显异常，少数患者正位片可见颈椎侧弯，棘突排序紊乱或侧位片可见生理曲度异常。

【诊断与鉴别诊断】

（一）诊断依据

1. 晨起疼痛，颈项僵滞，运动受限。

2. 胸锁乳突肌、斜方肌及肩胛提肌结节状或条索状痉挛。

3. X 线片多数无明显异常,少数患者正位片可见颈椎侧弯,棘突排序紊乱或侧位片可见生理曲度异常。

(二) 鉴别诊断

1. 寰枢关节半脱位　上颈段疼痛、僵直,运动障碍,颈椎张口位片可见寰枢关节间隙改变或寰齿间隙不对称。

2. 颈椎病　有反复落枕样症状,起病缓慢,病程长,各证型特点明显。X 线片可见颈椎骨质增生、椎间隙或椎间孔变窄等病理改变。

【推拿治疗】

(一) 治疗原则

以舒筋活血、温经通络为主。

(二) 基本治法

1. 取穴　风池、风府、肩井、天宗、肩外俞、阿是穴等。

2. 主要手法　按、揉、弹拨、点、推、拿、擦等手法。

3. 操作方法

(1) 局部放松法:患者坐位。在患侧颈项及肩部用轻柔的按揉法施术,时间约 3 分钟。再用拿法在颈椎棘突旁的软组织操作,以患侧为重点操作。时间约 2 分钟。

(2) 弹拨法:在紧张肌肉的压痛点或结节状物部位用拇指弹拨法操作,使之逐渐放松。时间约 3 分钟。

(3) 点穴法:在风池、风府、肩井、天宗、肩外俞等穴用拇指或中指点按法操作,以酸胀为度,共 5 分钟。

(4) 推法:在患侧胸锁乳突肌用鱼际推法操作,重复操作 5 遍,然后在患侧斜方肌用掌根推法操作,重复操作 5 遍。

(5) 拔伸法:患者颈部肌肉放松,一手托其下颌,另一手扶持后枕部,使颈略前屈,下颌内收。双手同时用力向上拔伸,维持牵引约 20 秒。

(6) 收法:在患侧沿胸锁乳突肌纤维方向用小鱼际擦法,以透热为度,拿肩井,结束治疗。

【其他疗法】

1. 针刺治疗　选取风池、翳风、天牖、肩井、外关、合谷、后溪、阿是穴,每日或隔日 1 次。

2. 拔罐　在局部涂适量按摩乳后拔罐,可改善局部血液循环,缓解局部痉挛。

【预防调护】

注意颈部保暖,避免颈部受凉,低头伏案姿势时间不宜过长。枕头高低要适当。仰卧时颈椎弧度消失、反弓者,颈项部宜垫高;颈椎弧度过大者,后枕部宜垫高;侧卧位时枕头的高度应与肩的宽度相仿。选用适合的颈部功能锻炼。

【按语】

疼痛、运动功能障碍症状明显者,手法宜轻柔,忌用强刺激手法;做旋转颈椎时注意力度和幅度,不可强求关节弹响,防止发生意外;疼痛剧烈者可用痛点封闭治疗或用冰块按摩患部。

# 第三节　寰枢椎半脱位

寰枢椎半脱位是指寰枢椎向前、向后脱位,或寰齿两侧间隙不对称,导致上颈段脊神经、血管、脊髓受压的一种病症。又称"寰枢关节失稳症"。好发于青少年，以男性多见。属中医学"筋骨病""脱位病"范畴。

【解剖】

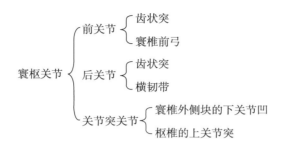

特点：无椎间盘和椎间孔，因此在受到外力作用或在炎症刺激条件下容易发生寰枢关节半脱位，且 $C_2$ 神经根因无椎间孔而受挤压、刺激（图5-7）。

【病因病理】

寰枢椎的前弓、横韧带、侧块关节及枢椎的齿状突的完整性受到破坏，或者某些原因造成其失用，就可能造成寰枢椎的不稳定和脱位，西医学认为与咽部炎症、创伤和发育缺陷有关。

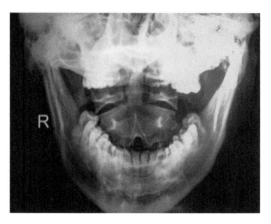

图5-7 寰枢关节半脱位

（一）炎症

咽部炎症及上呼吸道感染、类风湿等因素，促使寰枢关节周围滑膜充血、水肿和渗出增加，引起齿状突与韧带之间的间隙增宽，容易造成齿状突滑脱或颈部旋转后的复位，形成旋转交锁，造成关节半脱位。

（二）创伤

外来暴力作用于上颈段可直接造成横韧带、翼状韧带的撕裂，或引起滑囊、韧带的充血、水肿，导致寰枢关节旋转不稳或半脱位。寰椎骨折、枢椎齿状突骨折则直接造成寰枢关节脱位。外伤导致颈部过度屈曲易引起寰枢关节前脱位，而头颈部受到屈曲性外伤则引起齿状突向侧方或旋转移位。

（三）发育缺陷

寰枢关节的关节面不对称、倾斜度不等大、关节面不等长时，其受力则不均衡。倾斜度大的一侧剪力大，对侧剪力小，使关节处于不稳定状态，易发生半脱位。横韧带、翼状韧带发育的缺陷同样可造成寰枢关节的不稳定。

【临床表现】

1. 颈项、肩背部疼痛明显，运动时疼痛加剧，可向肩臂部放射。

2. 颈项肌肉痉挛，颈僵强直，头部旋转受限或呈强迫性体位。

3. 当累及椎基底动脉时，出现眩晕、恶心、呕吐、耳鸣、视物模糊等症状。

4. 当累及延髓时，则出现四肢麻痹、发音障碍及吞咽困难等。

【检查】

1. 枢椎棘突侧向偏歪，有明显压痛，被动运动时疼痛加剧。

笔记栏

2. 所累及神经支配区域有皮肤痛觉过敏或迟钝。

3. 累及脊髓时有上肢肌力减弱,握力减退,严重时出现腱反射亢进,霍夫曼征阳性;下肢肌张力增高,行走不稳,跟、膝腱反射亢进,巴宾斯基征阳性。

4. 位置觉及振动觉减退。

5. 张口位 X 线片可见齿状突中线与寰椎中心线不重叠,齿状突与寰椎两侧块的间隙不对称或一侧间隙消失。

【诊断与鉴别诊断】

(一) 诊断依据

1. 起病急,有明显损伤史或有咽部感染史。

2. 颈项、肩背部疼痛,运动时疼痛加剧,可放射至肩臂部,颈项强直,呈强迫性体位。

3. X 线片可见齿状突偏离寰椎中心线,或两侧块的间隙不对称。

(二) 鉴别诊断

1. 齿状突骨折及寰椎弓骨折　有明显的颈部外伤史,颈部运动完全障碍,X 线片或 CT 扫描可见骨折线。

2. 落枕　无明显外伤史,常于睡眠后疼痛,颈部只限于某一方向的运动受限。

【推拿治疗】

(一) 治疗原则

以舒筋通络、理筋整复为主。

(二) 基本治法

1. 取穴　风府、风池、颈夹脊及阿是穴等穴。

2. 主要手法　一指禅推、㨰、按、揉、推、拿、扳、拔伸、整复等手法。

3. 操作方法

(1) 松肌法:患者坐位。用㨰法、按揉法在颈项部、肩部操作。时间约 3 分钟。然后用一指禅推法在上颈段操作,重点在寰枕和寰枢关节部位,手法宜轻柔缓和,以患者能忍受为限。时间约 2 分钟。

(2) 按穴法:继上势,取风府、风池、颈夹脊及阿是穴,用指按揉法操作。手法由轻渐重,以患者能忍受为限。共 5 分钟。

(3) 整复法:轻者可用坐位颈椎旋转复位法,重者宜仰卧位整复法。坐位时,医生站于患者背后,以一侧拇指顶住其枢椎棘突,另一侧手掌托住其下颌部并向上提托,在拔伸状态下轻摇颈椎,使颈部肌肉放松,然后旋转提颈扳法。如颈部活动改善,疼痛减轻,表示手法整复成功。仰卧位时,头置于治疗床外。助手两手按住患者两肩,医生一手托住其下颌部,使颈部处于牵引状态,助手配合做对抗性拔伸。在拔伸状态下,医生使患者头部做缓慢轻柔的前后运动和较小幅度的旋转运动,当阻力减小时则进行整复。如出现弹响,颈部运动改善,疼痛减轻,表示手法整复成功。

【其他疗法】

1. 颈椎牵引　用坐位枕颌带持续或间歇牵引,牵引重量 3~5kg,或以患者能忍受为宜,牵引时间 20~30 分钟。每日 1 次。对轻度半脱位者有效。

2. 物理治疗　用红外线局部照射,时间约 30 分钟。

【预防调护】

预防感冒,防止咽喉部的感染。急性期减少颈部运动,注意颈部保暖。

【按语】

寰枢关节半脱位属脊椎高位损伤,手法治疗危险性较大,必须引起高度重视。必须在排除骨折的情况下才能用手法整复。手法整复时应掌握因势利导,遵循稳、准、巧、快的原则,不可硬扳蛮转,以免加重损伤。手法整复后的颈部固定既防止再脱位,也是巩固疗效、促进损伤恢复的有效措施。

## 第四节 前斜角肌综合征

前斜角肌综合征是指经过锁骨上窝的臂丛神经和血管神经束在第一肋骨上缘部或颈椎横突前缘时,受前斜角肌压迫或刺激所产生的一系列神经血管压迫症状的病症。好发于20~30岁的女性,右侧较左侧多发。属中医学"伤筋"范畴。

【解剖】

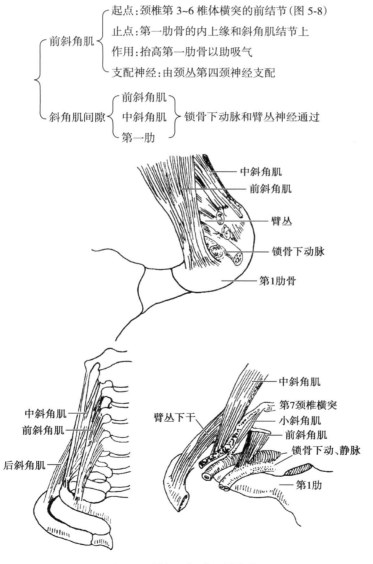

图 5-8 斜角肌间隙及其内容

斜角肌的附着部附近比较坚韧而缺少弹性,附着部的后侧与第一肋骨形成锐角,锁骨下动脉从该处通过,而锁骨下静脉则从前斜角肌附着部的前侧经过,而臂丛神经则从前、中斜角肌间隙中穿出,紧贴于锁骨下动脉的后侧,呈水平位或稍向上方绕过出第一肋骨。故斜角肌异常时,易压迫周围的神经、血管等组织。

【病因病理】

主要与损伤、骨性畸形和肌性畸形有关。

（一）损伤

当颈部处于后伸侧屈位时,头部突然向对侧屈位旋转,使一侧前斜角肌受扭转力牵拉而产生损伤,可引起保护性痉挛,或斜角肌发生肥厚和纤维化时,可牵扯第一肋骨抬高而间接压迫臂丛和锁骨下动脉,引起神经血管压迫症状。

（二）骨性畸形

肩下垂、高位胸骨、高位第一肋骨或臂丛位置偏后等先天畸形,其第一肋骨可长期刺激臂丛神经而引起前斜角肌痉挛、肌肉肥大。前斜角肌痉挛又进一步抬高第一肋骨而加重对臂丛神经的刺激,形成神经血管束压迫症状的恶性循环。

（三）肌性畸形

前、中斜角肌肌腹的解剖变异而相互融合,神经血管束在穿过前、中斜角肌某一肌腹时,因受到斜角肌融合或痉挛的束缚,而引起神经血管的压迫症状。

受上述因素的影响,当臂丛神经受压迫时出现上肢神经症状,锁骨下动脉受压迫时出现血供减少症状,而锁骨下静脉受压迫则出现静脉回流障碍。

【临床表现】

1. 患侧锁骨上窝前斜角肌部位疼痛、胀满,运动时有牵掣感。患者常以健手托住患肢,以减轻疼痛。

2. 患侧上肢有放射性疼痛和触电样感,或有麻木、蚁行样、刺痒等感觉,以肩、上臂内侧、前臂和手部的尺侧及小指、无名指为主。

3. 早期会出现患肢发凉、肤色发白,静脉回流障碍则出现手指发胀,肤色由白转紫;晚期则有可能出现手指溃烂难愈。

4. 少数患者偶有交感神经刺激症状,如瞳孔扩大、面部出汗、患肢皮温降低等,甚至出现霍纳征。

5. 神经长期受压,出现患肢小鱼际肌肉萎缩,握力减弱,持物困难,手部感觉减退及有笨拙感。

【检查】

1. 患侧锁骨上窝处可触及紧张、肥大而坚硬的前斜角肌肌腹,局部有明显压痛,并向患侧上肢放射。

2. 抬举患肢时症状可明显减轻,下垂患肢或向下牵拉患肢时则症状明显加重。

3. 臂丛神经牵拉试验、Adson 征阳性。

4. X 线片可见颈肋或第 7 颈椎横突过长。

【诊断与鉴别诊断】

（一）诊断依据

1. 锁骨上窝前斜角肌部位疼痛、胀满、牵掣感,伴放射痛及触电样感,抬举患肢时症状可明显减轻,下垂患肢或向下牵拉患肢时则症状明显加重。

2. 前斜角肌肌腹局部明显压痛,臂丛神经牵拉试验、Adson 征阳性。

3. X 线片可见颈肋或第 7 颈椎横突过长。

（二）鉴别诊断

1. 肋锁综合征　锁骨上窝无胀满,在锁骨上窝摸不到痉挛的斜角肌。

2. 神经根型颈椎病　有上肢神经放射性痛麻症状,但无手指发胀、发凉、肤色发白或发紫等改变,Adson 征阴性。

【推拿治疗】

（一）治疗原则

以舒筋活血、解痉止痛为主。

（二）基本治法

1. 取穴　风池、肩井、缺盆、大椎、曲池、小海、手三里、合谷等穴。

2. 主要手法　㨰、按、揉、拿、点、拨、抖、擦等手法。

3. 操作方法

（1）按揉颈项:患者取坐位。用指按揉法沿督脉及患侧第 3~6 颈椎横突上下往返操作,配合提拿颈旁肌肉。共 5 分钟。

（2）㨰揉局部:先用㨰法在锁骨上窝沿斜角肌操作,然后用指按揉法在患侧斜角肌自上而下施术,力量逐渐加重,以患者能忍受为度。共 4 分钟。再用拇指点揉风池、肩井、大椎、曲池、小海、手三里、合谷等穴,以局部酸胀为度。共 4 分钟。

（3）拨斜角肌:用拇指揉拨斜角肌下部及锁骨上窝,以硬结处为重点,自内向外沿锁骨下反复揉拨。时间 3~5 分钟。

（4）拔伸颈部:嘱患者颈项部肌肉放松,医生一手持续托起下颌,另一手扶持后枕部,使颈略前屈,下颌内收。双手同时用力向上提拉,维持牵引力量约 20 秒;然后施颈部摇法,以运动颈椎小关节。

【其他疗法】

1. 针刺治疗　以风池、肩井、颈夹脊、颈臂穴为主,随症加减,可加用电针治疗,留针 20 分钟。

2. 物理治疗　用红外线局部照射,时间约 30 分钟。

【预防调护】

注意颈部保暖,科学用枕,以颈项部舒适为宜。急性发作时用三角巾悬吊患肢于胸前,以缓解斜角肌痉挛。避免患肩负重或手提重物。

【按语】

推拿治疗以患侧锁骨上窝斜角肌部位为主。急性期患肢应制动休息,手法要轻柔,以缓解斜角肌痉挛,促进局部炎性水肿吸收,减轻对臂丛神经及血管神经束的影响。因颈肋、高位肋骨所致的血管神经束受压,应考虑手术切除。

# 第五节　胸 胁 屏 伤

胸胁屏伤是指因外伤引起胸胁部气机壅滞,出现以胸背部板紧牵掣、闷痛憋气为主要症状的一种病症;又称"胸胁迸伤""岔气"。多见于青壮年,体力劳动者多发。属中医学"损伤内证病""胸部内伤病"范畴。

【解剖】

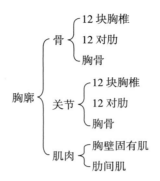

具有保护胸腔内的脏器,协助胸廓运动和支持身体等功能。

【病因病理】

胸胁部急性牵拉、扭挫损伤,或屏气用力提拉托举、搬运重物、扛抬负重姿势不良、用力不当、旋转扭挫是主要病因。

当胸肋受到过猛的扭挫性外力时,可引起胸肋椎关节损伤,轻者关节错缝,重者韧带撕裂,肋椎关节半脱位,进而刺激肋间神经引起胸胁窜痛。当扭转时因一侧后关节间隙张开,使松弛的关节囊滑膜嵌入间隙而不解脱,关节滑膜中有丰富的感觉神经末梢,故嵌入后即引起剧痛,并发生急性损伤性病理反应。当屏气用力提拉托举、搬运重物、扛抬负重姿势不良时,用力不当可使胸壁固有肌肉(肋间内肌、肋间外肌、肋内筋膜、胸横肌)受到牵拉、挤压,或痉挛、撕裂损伤,反射性刺激肋间神经,产生呼吸性疼痛。

【临床表现】

1. 轻者当时可无症状,待休息后出现胸胁板紧不舒,牵掣隐痛,痛无定处,继而胸闷、深吸气痛;重者当即出现疼痛,出现一侧胸胁部疼痛或肩背部疼痛、闷胀,咳嗽或呼吸时疼痛加重。

2. 气伤者,疼痛走窜不定,局部无明显压痛,呼吸、说话时有牵掣性疼痛,甚者不能平卧,不敢俯仰转侧;血伤者,痛有定处,局部瘀肿,甚者痛彻脊背,持续不能缓解,翻身转侧困难。

【检查】

1. 气伤患者常不能明确指出疼痛部位,或在局部伤处可有小范围的压痛。

2. 形伤患者可见损伤部位有青紫瘀斑和肿胀,压痛明显,拒按。

3. 肋椎关节半脱位者,其受累关节处可有小范围的压痛。胸壁固有肌群撕裂或痉挛者,在相应的肋间隙可见肿胀、压痛、肋间隙稍窄等现象。若胸壁附着肌拉伤、劳损,亦可出现损伤部位的明显肿胀,局部明显压痛。

4. 胸廓挤压试验可因保护性痉挛而呈阳性。

5. X线片可排除肋骨骨折。

【诊断与鉴别诊断】

(一)诊断依据

1. 有急性损伤史如提拉托举、搬运重物、扛抬负重、闪挫等。

2. 损伤部位疼痛走窜不定,或痛有定处,局部瘀肿。

3. 局部损伤处压痛明显,胸廓挤压试验可因保护性痉挛而呈阳性。

4. X 线片无肋骨骨折。

（二）鉴别诊断

1. 肋间神经炎　胸痛的性质为刺痛或灼痛,并沿肋间神经分布。疼痛部位以脊椎旁、腋中线及胸骨旁较明显。无明显受伤史。

2. 肋骨骨折　肋骨骨折患者则有瘀肿痛显著,胸廓挤压试验阳性,或有肋骨移位畸形。X 线片可见肋骨骨折。

【推拿治疗】

（一）治疗原则

以行气止痛、活血散瘀、理筋整复为主。

（二）基本治法

1. 取穴　膻中、中府、云门、章门、大包、日月及背部膀胱经腧穴。

2. 主要手法　按、揉、点、擦、搓、摩、背等手法。

3. 操作方法

（1）舒筋活络:患者侧卧或俯卧位。医生先掌揉患者患侧胸背部,着重按揉紧张痉挛的肌肉,以解除肌肉痉挛,缓解疼痛。共 5 分钟。

（2）行气活血:患者仰卧位。医生点揉患者患侧中府、云门、大包、膻中、日月等穴,以疏通经络,行气活血。共 5 分钟。

（3）温经通络:患者取坐位。医生先搓摩患者两胁,然后沿疼痛肋间隙用掌擦法,以透热为度。共 5 分钟。在胸廓疼痛相对应的脊椎旁用拇指按揉,使之有温热感,再按揉背部两侧膀胱经腧穴。共 5 分钟。

（4）整复错位:用背法操作,适用于肋椎半脱位者。

【其他疗法】

1. 拔罐治疗　取与损伤相对应的脊柱旁的膀胱经腧穴拔罐,留罐 10 分钟。

2. 物理治疗　用红外线局部照射,时间约 30 分钟。

【预防调护】

适当休息,避免过度弯腰、扭转身体等运动或重体力劳动。预防感冒,防止因感冒咳嗽引起胸廓震动。

【按语】

推拿须在排除肋骨骨折的情况下进行。对气伤者以行气活血、疏经通络为治疗原则,手法宜轻柔缓和,以疏为主;对形伤者以活血散瘀、解痉止痛为治疗原则,手法宜轻重兼施,以散为主。对有肋椎关节半脱位、滑膜嵌顿者,以纠正错缝为治疗原则,理筋与整复并用,以整复为主。

# 第六节　脊柱小关节紊乱

脊柱小关节(关节突关节)紊乱,包括颈椎、胸椎和腰椎小关节紊乱,是指脊柱因慢性劳损或急性外伤导致脊椎小关节的解剖位置改变,进而出现脊柱功能失常所引起的一系列临床综合征。多见于青壮年,男性多于女性。属中医学"骨错缝"范畴。本节主要讨论脊柱关节突关节紊乱。

【解剖】

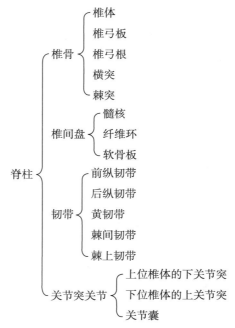

$$\text{脊柱}\begin{cases}\text{椎骨}\begin{cases}\text{椎体}\\\text{椎弓板}\\\text{椎弓根}\\\text{横突}\\\text{棘突}\end{cases}\\\text{椎间盘}\begin{cases}\text{髓核}\\\text{纤维环}\\\text{软骨板}\end{cases}\\\text{韧带}\begin{cases}\text{前纵韧带}\\\text{后纵韧带}\\\text{黄韧带}\\\text{棘间韧带}\\\text{棘上韧带}\end{cases}\\\text{关节突关节}\begin{cases}\text{上位椎体的下关节突}\\\text{下位椎体的上关节突}\\\text{关节囊}\end{cases}\end{cases}$$

脊柱为三点承重关节,椎体主要功能是承重,凭借椎间盘和前、后纵韧带以维持人体的直立形态;脊柱小关节即关节突关节,具有稳定脊柱、引导脊柱运动方向的功能。脊柱前后屈伸时,两侧小关节须同步牵张或紧缩才能完成;脊柱左右旋转时,两侧小关节须同步旋转才能完成。当脊柱运动时两侧小关节出现不同步,则出现关节交锁或滑膜嵌顿。

【病因病理】

因闪挫、负重转体、转侧不利损伤脊椎,致脊椎错移或筋肌损伤导致转侧困难,筋肌挛急而痛,动则痛甚。

姿势不良或突然改变体位引起脊旁肌肉损伤,或突然的外力牵拉、扭转,超越了小关节所能承受的牵拉应力和挤压应力时,则引起脊柱小关节错位,滑膜嵌顿,既使感觉神经末梢受压产生剧痛,同时又破坏了脊柱力学平衡和脊柱运动的协调性,引起运动功能障碍。同时,损伤又可激惹感觉神经末梢而反射性地引起肌肉痉挛加剧疼痛,肌肉痉挛进而引起关节解剖位置的改变、发生交锁或扭转,使脊柱运动受限更明显。持续的交锁得不到纠正及炎性反应刺激可导致小关节粘连而影响其功能。

颈椎小关节的关节面接近水平位,旋转、屈伸运动灵活,因此颈椎在左右旋转时比较容易发生小关节错位。胸椎小关节面呈额状位,故胸椎脊柱只能做侧屈运动而不能屈伸,因此胸椎在左右侧屈时容易发生交锁。腰椎小关节面呈矢状位,其运动范围较大,可侧屈和前后屈伸,因此腰椎容易发生滑膜嵌顿。腰骶关节的小关节面呈斜位,即介于冠状位和矢状位之间,关节囊较为松弛,可做屈伸和旋转各种运动,因此腰骶关节容易发生滑脱。

【临床表现】

(一)颈椎小关节紊乱

起病较急,颈部损伤后颈项疼痛,颈部运动功能受限保持僵直姿势,转动时疼痛加剧,甚至不敢转动。上肢因疼痛而握力减退,甚者持物落地。上颈段小关节紊乱常牵涉后枕部,引起后枕痛、偏头痛及耳后痛;中颈段小关节紊乱常牵涉项背部疼痛;下颈段小关节紊乱常牵涉肩、上臂部疼痛。

（二）胸椎小关节紊乱

脊柱前屈或后伸突然受牵拉或脊柱过度扭转后即刻出现胸背牵掣疼痛,脊背呈板状僵直姿势,有背负重物之感。患者不敢深呼吸,走路震动、咳嗽、喷嚏等均可引起疼痛加重。疼痛常牵涉至胸腹,上胸段小关节紊乱常牵涉胸区疼痛;中胸段小关节紊乱常牵涉胆囊区、胃脘区的疼痛;下胸段小关节紊乱常牵涉阑尾区疼痛。

（三）腰椎小关节紊乱

腰部突然闪失、扭挫伤后即发生难以忍耐的剧烈腰痛,表情痛苦,腰部肌肉处于紧张僵硬状态。患者常以手扶持腰部行走或不能行走,腰部不敢转动,稍一运动即疼痛加剧,腰部运动功能几乎完全丧失。平卧时也惧怕别人搬动,轻轻移动下肢则疼痛无法忍受。待嵌顿解除后,剧痛可缓解或转为一般扭伤性腰痛。

【检查】

（一）颈椎小关节紊乱

1. 颈部僵硬,运动幅度减小或完全不能运动。

2. 颈部肌肉痉挛,头歪向健侧或略有前倾。病变颈椎小关节偏突,有明显压痛或颈椎棘突有轻度偏移。

3. X线片于正位片可见颈椎侧弯,棘突偏离中线,椎间隙左右不等宽;侧位片可见颈椎生理前凸弧度变小或反弓,后关节双边影。

（二）胸椎小关节紊乱

1. 患椎相应椎旁肌肉痉挛,紊乱小关节处深压痛,患椎棘突略高或偏歪。

2. 患椎棘突上或棘间韧带处有压痛,并可触及患椎处有筋结或条索状物等软组织异常改变。关节滑膜嵌顿者可见胸椎后凸或侧倾的强迫体位。

3. 胸廓挤压试验阴性。

4. X线片可见胸椎侧弯,棘突偏离中线,椎间隙左右不等宽。

（三）腰椎小关节紊乱

1. 腰部肌肉痉挛呈僵硬板状,运动幅度减小或完全不能运动。

2. 损伤的关节突关节及其同节段上的棘突偏歪,并伴有压痛。严重疼痛者可出现保护性腰脊柱的侧弯体征。

3. 直腿抬高试验、4字试验可呈阳性。

4. X线片可见腰椎侧弯,生理前凸弧度变小或反弓,小关节排序不对称,椎间隙左右宽窄不等。

【诊断与鉴别诊断】

（一）诊断依据

1. 脊柱相应节段僵直,肌肉痉挛,运动功能障碍。

2. 病变脊柱关节突关节压痛,有棘突偏歪。

3. X线片可见病变部位棘突偏歪,或生理曲度改变,小关节排序不对称,椎间隙左右宽窄不等。

（二）鉴别诊断

1. 落枕　晨起感颈部疼痛,多因睡眠姿势不良或感受风寒而致。颈部疼痛、酸胀,运动受限,在肌肉紧张处可触及肿块或条索状物。

2. 肋间神经痛　疼痛沿肋间神经分布区出现,疼痛性质为针刺样、刀割样,疼痛表现为走窜,时发时止。

3. 急性腰肌筋膜扭伤 腰部各方向的运动均受限,并引起疼痛加剧,压痛部位在腰竖脊肌部位,压痛表浅且范围较大。

【推拿治疗】

(一)治疗原则

以舒筋止痛、整复错位为主。

(二)基本治法

1. 取穴 颈椎:风池、风府、肩井、天宗、颈夹脊等;胸椎:华佗夹脊、背部膀胱经第1、2侧线腧穴;腰椎:肾俞、命门、环跳、八髎、委中、秩边等。

2. 主要手法 推、按、揉、拿、㨰、擦、扳等手法。

3. 操作方法

(1)颈椎小关节紊乱

1)舒筋止痛:患者取坐位。用㨰法配合拇指按揉法在患椎两旁及肩背部疼痛牵涉区施术,以解除肌肉痉挛。共8分钟。再用拇指指腹按揉风池、风府、肩井、天宗及脊柱两侧华佗夹脊穴,重点在脊旁压痛点,以酸胀为度。共5分钟。

2)旋转扳颈复位:以棘突向右偏为例。患者取坐位。站于患者右后方,用左手拇指顶住偏歪棘突的右侧,先使患者头部前屈至要扳动椎骨的棘突开始运动时,再使患者头向左侧屈、面部向右旋转至最大限度,然后用右手托住患者下颌,待患者放松后,做一个有控制的、稍增大幅度的、瞬间的旋转扳动,同时左手拇指向左推按偏歪的棘突,听到弹响即表明复位。

(2)胸椎小关节紊乱

1)舒筋活络:患者取坐位或俯卧位。用㨰法、拇指或掌根按揉法交替在膀胱经第1、2侧线施术,以解除肌肉痉挛。共8分钟。再用拇指按揉法在患侧膀胱经第1侧线及相关穴位施术,重点在偏歪棘突旁压痛点及其上下的穴位,以局部酸胀为度。共5分钟。

2)扩胸对抗复位:患者取坐位,两手交叉扣住置于颈部。医生站在患者身后,用一侧膝关节顶住偏歪的棘突,两手从患者上臂之前绕至前臂之后,并且握住前臂的下段。膝关节向前顶,扩胸时用两前臂及手向后上方提拉,至最大限度时,瞬间用力,听到弹响即表明复位。

(3)腰椎小关节紊乱

1)舒筋止痛:患者取俯卧位。医生立于患者侧旁,用㨰法、按揉法交替在膀胱经第1、2侧线施术,以解除肌肉痉挛。共8分钟。再用拇指按揉患侧膀胱经第1侧线及肾俞、命门、八髎穴,重点在偏歪棘突旁压痛点。共5分钟。再点按环跳、委中、秩边等穴,以局部酸胀为度。共3分钟。

2)整复错缝复位:一般应用双人腰椎旋转复位法,以棘突向右侧偏歪为例:患者坐位,腰部放松,助手协助固定患者下肢。医生坐于患者后方,以左手拇指定位并顶住偏歪的棘突,右手从患者右腋下穿过,用手掌按住其颈部。同时嘱患者慢慢弯腰右转,达到最大阻力时医生右上肢使患者躯干向后内侧旋转,同时左手拇指向左上推顶棘突,此时可听到"咔哒"的响声,左手拇指可感到棘突有跳动感,表明复位成功。

【其他疗法】

1. 针刺治疗 以损伤局部取穴为主,结合远端取穴,随症加减,留针20分钟。

2. 物理治疗 用红外线等照射,时间30分钟。

【预防调护】

急性期应注意休息,注意局部保暖。后期主动功能锻炼。可行颈部保健操与腰部保健操。

【按语】

由于脊柱小关节紊乱发生的脊柱节段不同,所产生的症状也各不相同。颈椎关节紊乱发生率最高,但症状较为单纯;其次是腰椎小关节和腰骶关节,发生紊乱时症状最为严重;胸椎小关节紊乱发生率较低,但其症状最为复杂,往往会影响胸腹、胃脘相应脏器体表投影区产生症状,易引起误诊。推拿治疗脊柱小关节紊乱的原则是"有错必纠",关键技术是整复错缝,但必须遵循"稳、准、巧、快"的原则。

# 第七节 急性腰部软组织损伤

急性腰部软组织损伤是指人们在日常生活和工作中,由于腰部肌肉不协调地收缩,导致腰部肌肉、韧带及筋膜等软组织的急性损伤性病症;俗称"闪腰"。多发于青壮年和体力劳动者,男性多于女性。属中医学"筋骨病""筋骨损伤病""腰椎病"范畴。

【解剖】

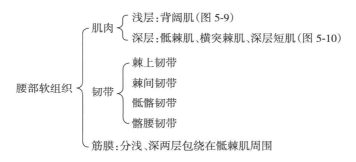

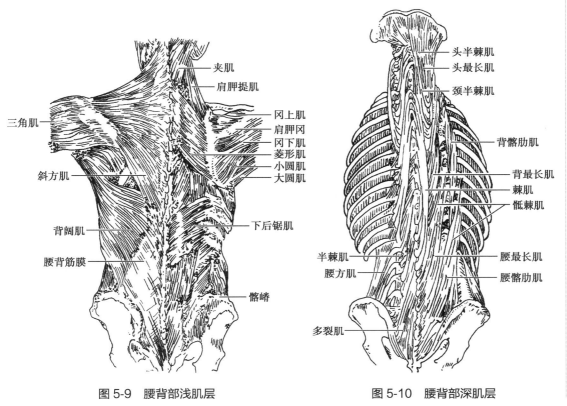

图 5-9　腰背部浅肌层　　　　　图 5-10　腰背部深肌层

背阔肌是位于胸背区下部和腰区浅层较宽大的扁肌,起于第七胸椎至第五腰椎棘突、所有骶椎棘突、髂嵴后部、第十至第十二肋骨表面,止于肱骨小结节嵴;该肌深层有竖脊肌。竖脊肌位于躯干背面,起于骶骨背面、骶髂韧带和髂嵴后缘,向上纵行排列于脊柱棘突和肋角之间的沟内,止于棘突、肋角、横突及颞骨乳突,主要作用是后伸躯干和维持直立,一侧竖脊肌收缩可侧屈躯干。横突棘肌为腰部深层短肌,位于竖脊肌的深面,由多数斜行短肌组成。起于骶骨后和横突,向上内斜行止于棘突。由浅至深分成三层,半棘肌、多裂肌、回旋肌,一侧收缩时,使躯干转向对侧,两侧同时收缩时,可使脊柱后伸。更深的肌肉包括棘突间肌、横突间肌。棘上韧带自一个脊椎棘突伸展到另一个棘突,棘上韧带基本上是由腰背筋膜和背阔肌与多裂肌的延伸部分组成。棘间韧带位于相邻的棘突之间,呈长方形,其腹侧与横韧带相连,其背侧与背长肌的筋膜和棘上韧带融合在一起。髂腰韧带从髂嵴后面的内侧面至第五腰椎横突顶点及其下缘,呈向内和向下的斜行位置。第五腰椎前屈至一定程度时,腰骶部后侧关节处相互抵住,限制前屈运动,髂腰韧带也有限制第五腰椎前屈的功能。腰部筋膜分为浅、深两层,包绕在竖脊肌周围,其浅层贴于竖脊肌表面,内侧附于棘突和棘上韧带,深层内侧附着于腰椎横突,在竖脊肌外缘与浅层吻合。对竖脊肌起着保护和支持作用。

【病因病理】

急性腰部软组织损伤主要是闪、扭、挫,腰部运动姿势不正而致肌肉拉伤导致肌痉挛为闪腰;用力不当,或抬扛重物时肌肉配合不协调,使腰部肌肉、韧带受到剧烈地扭转、牵拉等使腰部受伤为扭腰;外物撞击腰部为直接外力所致产生损伤与血肿称挫腰。轻者表现为竖脊肌和腰背筋膜不同程度的痉挛与出血;较重者可发生棘上、棘间韧带的撕裂损伤等。

【临床表现】

1. 腰部剧烈疼痛　可呈刺痛、胀痛或牵扯样痛,常牵掣臀部及下肢疼痛。部位较局限,肌痉挛明显。因损伤部位和性质不同,急性腰肌筋膜损伤常有撕裂感,以腰部脊柱一侧或两侧疼痛,近腰骶部多见;急性腰部韧带损伤有突然撕裂痛,以脊柱正中或骶髂关节部位疼痛明显。

2. 腰部功能障碍　俯仰转侧均感困难,甚至不能翻身起床、站立或行走,咳嗽或深呼吸时疼痛加重。急性腰肌筋膜损伤,不能直腰、俯仰、转身,动则疼痛加重;急性腰部韧带损伤,弯腰时疼痛加重。

【检查】

1. 局部压痛　伤后多有局限性压痛,压痛点固定,与受伤组织部位一致。急性腰肌筋膜损伤多见于脊柱一侧或两侧近腰骶部压痛;急性腰部韧带损伤时,棘上韧带损伤压痛浅表,常跨越两个棘突及以上有压痛;棘间韧带损伤压痛较深,局限于两个棘突间深压痛;骶髂、髂腰韧带损伤压痛在损伤侧的骶髂关节,骶髂韧带损伤压痛较浅,髂腰韧带损伤则压痛较深。

2. 肌肉痉挛　多数患者有单侧或双侧腰部肌肉痉挛,多发生于竖脊肌、腰背筋膜等处,这是疼痛刺激引起的一种保护性反应,站立或弯腰时加重。

3. 脊柱侧弯　疼痛引起肌肉痉挛而致双侧不对称性的、可改变脊柱正常的生理曲度,多数表现为不同程度的可逆性脊柱侧弯畸形,一般是脊柱向患侧侧弯。疼痛和肌肉痉挛解除后,侧弯可自行消失。

4. 功能障碍　全部患者均有腰部运动功能障碍。急性腰肌筋膜损伤者,腰部诸方向运动功能均明显受限;急性腰部韧带损伤者,尤以腰部前屈、后伸功能受限最为明显。

5. 影像学检查 腰椎正位片可见脊柱侧弯,侧位片可见生理曲度减小,甚至消失。X线片检查有助于观察有无先天畸形、横突骨折、关节突骨折、棘突骨折、骨刺骨折以及其他骨病。屈曲侧位片则有助于诊断是否有棘上、棘间韧带断裂。

【诊断与鉴别诊断】

(一)诊断依据

1. 有急性腰部扭伤史。

2. 腰部一侧或两侧剧烈疼痛,活动受限,常保持一定强迫姿势,以减少疼痛。

3. 腰肌和臀肌痉挛,或可触及条索,损伤部位有明显压痛,脊柱生理曲度改变。

4. 腰椎正位片可见脊柱侧弯,侧位片可见生理曲度减小,甚至消失。

(二)鉴别诊断

1. 棘上、棘间韧带断裂 有极度前屈位损伤,疼痛、压痛局限于棘突上或棘突间,大拇指按压棘突有阶梯状,X线片可见棘突间隙增宽。

2. 腰椎压缩骨折 有沿脊柱纵向损伤史,如臀部着地摔倒史,胸腰段脊柱有明显压痛,X线片可明确椎体前缘呈楔形改变。

【推拿治疗】

(一)治疗原则

以舒筋通络、消肿止痛、活血散瘀为主。

(二)基本治法

1. 取穴 肾俞、命门、腰阳关、大肠俞、环跳、委中等穴。

2. 主要手法 滚、推、揉、点压、弹拨、扳等手法。

3. 操作方法

(1)滚揉舒筋法:患者取俯卧位。医生站于一侧,用滚法、揉法、推法等在脊柱两侧腰背肌及损伤局部施术,手法宜轻柔,共5分钟。

(2)点拨镇痛法:点揉、弹拨肾俞、腰阳关、志室、大肠俞、环跳及阿是穴,以有酸、麻、胀感觉为度,共5分钟。

(3)活血散瘀法:急性腰肌筋膜损伤者,在腰椎两侧竖脊肌用滚法、揉法重点操作,手法宜深沉;急性腰部韧带损伤者,在棘上、棘间韧带损伤局部用轻柔的按揉法、掌摩法操作;骶髂、髂腰韧带损伤者,在损伤侧用揉法、滚法操作,手法宜深沉,作用力斜向骶髂关节部,时间约5分钟。

【其他疗法】

1. 针刺治疗 以肾俞、命门、腰阳关、大肠俞、环跳、委中及阿是穴等穴为主,随症加减,可采用温针灸,留针20分钟。

2. 拔罐治疗 以肾俞、腰阳关、大肠俞、环跳及阿是穴等穴为主拔罐或走罐,留罐10分钟。

【预防调护】

损伤早期要减少腰部运动,卧床休息。注意局部保暖,病情缓解后,逐步加强腰背肌肉锻炼。

【按语】

急性腰部软组织损伤导致局部出血的患者,在48小时内避免局部进行推拿治疗,以免加重出血。在推拿治疗过程中,首先明确其损伤的部位及程度,对症施术是取得疗效的关键。急性腰肌筋膜损伤推拿的重点以竖脊肌部位为主,能舒筋通络、活血散瘀,改善血液循环,促进损伤组织恢复;对韧带损伤者,以损伤局部轻柔手法推拿为主,促使损伤韧带的修复。对疼痛严重者,可予局部痛点封闭,以缓解肌肉痉挛。

# 第八节　慢性腰部软组织劳损

慢性腰部软组织劳损主要是由于长期职业劳损或感受寒湿,导致腰骶部肌肉、筋膜、韧带等软组织的慢性损伤,引起局部无菌性炎症,从而发生腰骶部一侧或两侧的弥漫性酸胀痛,是慢性腰腿痛中常见的疾病之一;又称"腰背肌筋膜炎""功能性腰痛"等。好发于体力劳动者和长期静坐缺乏运动锻炼的文职人员。属中医学"筋骨病""筋骨损伤病""腰椎病"范畴。

【解剖】
参见第五章第七节急性腰部软组织损伤。

【病因病理】
（一）积累性损伤
多因习惯性姿势不良,或长时间处于某一固定体位,致一侧或两侧肌肉持续收缩而得不到舒张,筋膜及韧带处于持续牵拉状态,而产生过度疲劳,代谢产物的积聚则引起组织炎症、水肿;日久导致肌纤维变性、粘连、增厚及挛缩,肌肉做功的能力下降。

（二）迁延性因素
多因急性损伤之后未能得到及时有效的治疗,或治疗不彻底,或反复损伤,致使受伤的腰肌筋膜不能完全修复;微循环障碍得不到有效改善;慢性无菌性炎症长期刺激;乳酸等代谢产物得不到有效清除,刺激神经末梢引起持续性疼痛。受损的肌纤维变性或瘢痕化,也可刺激或压迫神经末梢而引起慢性疼痛。

（三）风寒湿邪侵袭
肌肉在风、寒、湿等外邪刺激条件下,使肌肉的收缩能力明显下降,肌肉处于易疲劳状态,从而引起劳损性慢性疼痛。

（四）先天性畸形
常见的畸形有骶椎隐性裂、腰椎隐性裂、骶椎腰化、腰椎骶化、第五腰椎横突与髂骨形成假关节等。由于上述因素存在,削弱了腰椎的承重能力和腰骶关节的稳定性,降低脊柱的内外力平衡,造成部分腰背肌代偿性劳损。

【临床表现】
1. 腰部酸胀痛　症状时轻时重反复发作,呈钝性胀痛或酸痛,经休息或改变体位可减轻,劳累、阴雨天气、遭受风寒湿刺激则症状加重。急性发作时,腰痛加重,局部肌痉挛,腰部运动受限,患侧臀部及大腿前外侧牵掣痛。
2. 腰部功能正常　患者腰部功能基本正常,但久坐、弯腰后有时直腰困难;常喜双手捶腰或双手撑腰,以减轻疼痛。

【检查】
1. 压痛点较广泛　常在一侧或两侧竖脊肌、骶髂关节背面、骶骨背面和腰椎横突等处,压痛以酸、胀痛为主,可有一侧或双侧竖脊肌紧张。

2. 直腿抬高试验正常　部分患者主动抬高不正常,而被动抬高则接近正常。

3. 影像学检查　多无阳性表现。部分患者 X 线片可见脊柱侧弯,生理曲度减小。X 线片有助于除外腰椎滑移、第五腰椎骶化、第一骶椎腰化、脊柱裂等。

**【诊断与鉴别诊断】**

(一) 诊断依据

1. 有慢性损伤或急性损伤未愈病史。

2. 腰痛以酸胀痛为主,运动功能基本正常,阴雨天或劳累后加重。

3. 一侧或两侧竖脊肌、骶髂关节背面、骶骨背面和腰椎横突等处有广泛压痛,以酸、胀痛为主;直腿抬高试验正常。

4. X 线片可正常,或有先天性畸形或解剖结构缺陷。

(二) 鉴别诊断

1. 增生性脊柱炎　腰痛以夜间、清晨明显,稍做运动后症状减轻,X 线片可见椎体边缘骨赘形成。

2. 腰椎间盘突出症　典型的腰痛伴下肢放射痛,腰部运动受限,脊柱侧弯,直腿抬高试验、挺腹试验阳性,腱反射改变,皮肤感觉异常。腰椎 CT 或 MRI 检查有助于明确诊断。

**【推拿治疗】**

(一) 治疗原则

以温经通络、活血化瘀为主。

(二) 基本治法

1. 取穴　三焦俞、肾俞、气海俞、大肠俞、关元俞、膀胱俞、志室、秩边等穴。

2. 主要手法　揉、按、㨰、点、弹拨、擦等手法。

3. 操作方法

(1) 温经通络法:患者取俯卧位。沿脊柱两侧足太阳膀胱经自上而下直用推法,再沿腰椎两侧足太阳膀胱经用揉法、㨰法施术,手法宜深沉而缓和,共 5 分钟。

(2) 活血祛瘀法:按揉三焦俞、肾俞、气海俞、大肠俞、关元俞、膀胱俞、志室、秩边等穴位,配合弹拨紧张的肌索;对有下肢牵掣痛者,在患侧臀部及下肢前外侧用㨰法、按揉法施术,以缓解症状。共 8 分钟。

(3) 结束手法:掌擦腰部两侧膀胱,横擦腰骶部,以透热为度。

**【其他疗法】**

1. 针刺治疗　以肾俞、命门、腰阳关、大肠俞、环跳、委中及阿是穴为主,随症加减,可用温针灸。留针 20 分钟。

2. 拔罐治疗　取肾俞、腰阳关、大肠俞、环跳及阿是穴拔罐,留罐 10 分钟。

**【预防调护】**

在日常生活和工作中,注意保持良好的姿势,维持脊柱正常的生理曲度。注意腰部保暖,进行腰背肌功能锻炼,如"拱桥式""飞燕式"。

**【按语】**

慢性腰部软组织劳损注意局部保暖,纠正不良弯腰姿势,避免长期弯腰和腰部超负荷劳动是防止复发或减轻临床症状的关键。

# 第九节　退行性脊柱炎

退行性脊柱炎是指中年以后由于脊柱的退变,出现骨质增生;增生的骨质直接或间接刺激周围组织所产生的骨关节病变;又称"肥大性脊柱炎""增生性脊柱炎""老年性脊柱炎"和"脊柱骨关节炎"等。以腰椎发病率最高,好发于中年以后,男性多于女性。属中医学"痹病""腰痹""腰椎病"范畴。

【解剖】

腰椎 $\begin{cases} 骨:5\,块腰椎(退行性改变,横径及矢径增大) \\ 关节:腰骶关节、骶髂关节(磨损,骨赘增生) \\ 韧带:棘上、棘间韧带和骶髂、髂腰韧带 \end{cases}$

脊柱承载着人体的重量,主司躯体的运动,而腰椎的负荷最大,运动量也最大,因此其体积也最大。椎体的横径及矢径自 $L_1$~$L_4$ 腰椎逐渐增大,与椎体负重自上而下逐渐增加相一致,$L_5$ 下部负荷小于上部,所以下部横、矢径与 $L_4$ 相应部位相比要小。从解剖和生物力学角度看,$L_4$ 和 $L_5$ 椎体、后关节及周围的软组织所受的压力最大,极易出现损伤和退变。

腰椎椎体由纵向及横向略呈弧形的骨小梁构成,交织成网,具有抗应力作用。中老年后质疏松,骨量减少,横向骨小梁变细,甚至消失,而纵向骨小梁增粗,周围皮质变薄。椎体由于长期负荷,可逐渐压缩变扁,或呈楔形改变,为病理性骨折;髓核也可经软骨板突向椎体,形成许莫氏结节等。椎间盘退变后,椎体边缘出现骨质增生。

【病因病理】

（一）内因

腰椎是人体负重最大、活动最多的椎体,随着年龄的增高和骨量的减少,脊柱载荷和抗应力能力下降,加速了椎间盘的退变,使椎间盘失去其固有的弹性,椎间隙变窄,从而减弱了椎体对压力的缓冲,椎体和小关节不断受到震荡、冲击和磨损,逐渐产生了代偿性的骨质增生。

（二）外因

由于外伤和劳损,或长期风、寒、湿邪的侵袭,椎间盘退变加速,弹性减弱,脊柱和椎管总长度缩短,引起周围韧带松弛,关节失稳,导致椎体不断受到创伤刺激,日久形成骨质增生。

可见骨质增生的产生与年龄增长成正比,年龄愈大,增生愈严重。压力和损伤与骨质增生关系密切。压力可能是引起增生的主要因素,而增生则是椎体对于压力的反应,是骨组织对压力所产生的代偿性产物。由于生物力学的作用,增生好发于脊柱生理曲度的凹侧。

【临床表现】

1. 腰背酸痛、僵硬不适,晨起或久坐起立时症状较重,活动后减轻,过度运动或劳累后又加重。

2. 腰部屈伸运动受限,被动运动基本正常。

3. 急性发作时,腰痛症状明显,可牵掣到臀部及大腿,若骨刺压迫或刺激神经根时,可出现下肢疼痛、麻木、感觉障碍等症状。

【诊断与鉴别诊断】

（一）诊断依据

1. 有长期从事弯腰劳动和负重的工作史或有外伤史。

2. 以腰背酸痛僵硬不适为主。

3. 主动运动功能受限,被动运动基本正常,下肢放射痛不明显。

4. 影像学检查　X线片示椎体边缘骨质增生,椎间隙变窄,关节模糊(图 5-11、图 5-12)。

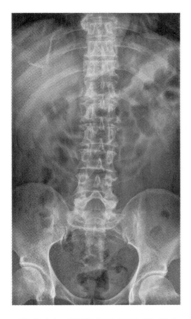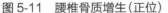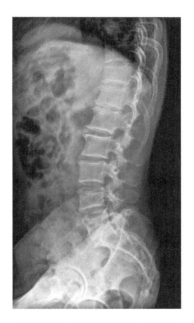

图 5-11　腰椎骨质增生(正位)　　　图 5-12　腰椎骨质增生(侧位)

（二）鉴别诊断

强直性脊柱炎　好发于 40 岁以下,运动受限明显且出现较早,一般情况下骶髂关节首先受累。X 线片可见椎体模糊,呈竹节样改变,小关节间隙模糊,椎体边缘无骨唇变化。在急性期实验室检查可见血沉、抗链球菌溶血素 O 增高,人体白细胞抗原 B27(HLA-B$_{27}$)阳性。

【推拿治疗】

（一）治疗原则

以舒筋通络、行气活血为主。

（二）基本治法

1. 取穴　肾俞、命门、腰阳关、腰夹脊、气海俞、关元俞、委中、阳陵泉、承山、昆仑等穴。

2. 主要手法　㨰、按、揉、点、弹拨、扳、推、擦等手法。

3. 操作方法

（1）㨰揉舒筋:患者俯卧位。医生用深沉有力的㨰法和按揉法在腰背两侧竖脊肌处施术。共 5 分钟。

（2）弹拨松解:在腰背疼痛部位做与肌纤维方向垂直的弹拨,以松解粘连。时间约 3 分钟。拇指按揉压痛点、肾俞、命门、腰阳关、腰夹脊、气海俞、关元俞等穴。共 5 分钟。

（3）滑利关节:行腰椎后伸扳法 3~5 次,然后用腰椎斜扳法,左右各 1 次,以滑利关节。

（4）温热活血：有下肢牵掣痛者，医生在患者大腿后外侧和小腿外侧用掌推法、掌擦法操作，然后拇指或中指按揉委中、承山、阳陵泉、昆仑等穴，操作 5 分钟。在腰部督脉及两侧膀胱经涂上介质施直擦法，然后再横擦腰骶部，以透热为度。

**【其他疗法】**

1. 针刺治疗　以华佗夹脊、肾俞、关元俞、命门、大椎、身柱、委中等穴位为主，随症加减，可加温针灸。留针 30 分钟。

2. 物理治疗　用红外线、激光照射治疗、烫熨治疗、中频电治疗、微波等，每次 15~20 分钟。

**【预防调护】**

控制体重，防止过度肥胖，卧硬板床，注意腰部保暖。避免过劳，不宜剧烈运动，发作时用腰围固定。适当进行腰部功能锻炼，晨起时双手搓热，直擦腰骶部以发热为度，再缓慢运动腰部。

**【按语】**

推拿目的在于缓解临床症状，减轻病痛，增加腰脊柱的活动度。对骨质疏松明显、有"骨桥"形成者慎用扳法，以免发生意外。

# 第十节　项背肌筋膜炎

项背肌筋膜炎是指项背部筋膜、肌肉等软组织因无菌性炎症而引起的一种慢性病症。又称"项背肌纤维炎""项背部软组织劳损"。属中医学"痹证"范畴。

**【解剖】**

项背肌
- 肩胛提肌：起自第 3、4 颈椎横突，附着于肩胛骨内侧角及脊柱缘的最上部
- 小菱形肌：起自下位两个颈椎的棘突，附着于肩胛骨内上部
- 大菱形肌：起自上位 4 个胸椎的棘突，向外下附着于肩胛骨脊柱
- 斜方肌：位于项部和上背部，起自上项线、枕外隆凸、项韧带和全部胸椎的棘突，纤维向外止于锁骨的肩峰端、肩峰及肩胛冈

斜方肌上部纤维收缩，使肩胛骨下角外旋；下部纤维收缩，使肩胛骨下降；两侧同时收缩可使肩胛骨向中线靠拢；如肩胛骨固定，两侧共同收缩，可使头颈后仰；中部纤维收缩，可内收肩胛骨；上下部纤维同时收缩，可使肩胛骨外旋。大、小菱形肌能内收、内旋并上提肩胛骨。肩胛提肌功能是收缩时上提肩胛骨，如止点固定，一侧收缩可使颈屈曲，头向同侧旋转。

**【病因病理】**

项背部在日常生活和工作中经常固定于某种不良姿势，尤其是长期低头工作，可引起项背部软组织的紧张，肌筋膜反复牵拉出现损伤，伴随无菌性炎性渗出。日久滑膜皱襞增厚，纤维变性和肉芽组织形成，以致局部血供减少，软组织粘连，末梢感觉神经受压，导致项背持续疼痛。

**【临床表现】**

项背部广泛性酸胀痛，并有沉重感，晨起和天气变化时症状加重，喜按、喜暖，恶寒。劳累后症状加重，休息或项背部适当运动可使症状减轻。

【诊断与鉴别诊断】

（一）诊断依据

1. 有劳损、风寒湿邪侵袭，或长期从事低头工作史。

2. 项背部弥漫性酸胀疼痛，晨起和天气变化时症状明显。

3. 项背肌紧张，项背部压痛广泛，无神经根放射症状。

4. 颈椎生理曲度消失或反弓、项韧带钙化。

（二）鉴别诊断

神经根型颈椎病 有上肢放射性疼痛、麻木，臂丛神经牵拉试验和椎间孔挤压试验阳性，X 线片可见椎体后缘骨质增生，关节间隙、椎间孔变窄等改变。

【推拿治疗】

（一）治疗原则

以舒筋活血、温经通络为主。

（二）基本治法

1. 取穴 风池、风府、肩井、肩外俞、天宗、风门、肺俞、心俞、膈俞、夹脊、阿是穴等穴。

2. 主要手法 一指禅推、滚、按、揉、点、弹拨、扳、擦等手法。

3. 操作方法

（1）舒筋通络：患者取坐位或俯卧位。医生用一指禅推法、滚法在患者颈项部督脉及膀胱经上下往返操作，滚法操作时可配合颈椎被动运动，操作约 5 分钟。用拇指点压风池、风府、肩井、肩外俞、风门、肺俞、心俞、膈俞、天宗、夹脊及阿是穴，共 8 分钟。

（2）温经活血：用拇指或肘尖弹拨肌肉痉挛处和痛点，在斜方肌、肩胛提肌、菱形肌止点施滚法、按揉法操作。时间约 5 分钟。然后以掌擦法直线往返擦项背部督脉和膀胱经，以透热为度。

【其他疗法】

1. 针刺治疗 以华佗夹脊、阿是穴为主，随症加减，留针 20 分钟。

2. 拔罐治疗 项背部膀胱经拔罐或走罐，留罐 10 分钟。

【预防调护】

注意局部保暖，避免或减少长时间伏案工作和固定某一姿势。加强颈肩背部功能锻炼，可做颈部保健操、扩胸运动等。

【按语】

早期治疗有明显疗效，对有颈椎和胸椎小关节紊乱者，应予整复手法纠正，以求脊柱的力学平衡。加强功能锻炼能有效缓解症状和减少复发机会。

# 第十一节 腰椎间盘突出症

腰椎间盘突出症是由于腰椎间盘逐渐退变，再加外力、劳损的因素，导致纤维环破裂，髓核从破裂处突出或脱出，压迫腰神经根或马尾神经，而出现腰骶部酸痛、下肢疼痛、麻木甚至肌肉瘫痪等一系列临床症状的病症。好发于 25~45 岁，男性多于女性；随着电脑的普及和工作、生活方式的改变，此病在青少年人群中开始激增，成为一种严重影响人们工作、生活的多发病。属中医学"腰痹""腰痛"范畴。

【解剖】

$$腰椎间盘\begin{cases}髓核\\纤维环\\软骨板\end{cases}$$

椎间盘是一个富有弹性的水垫,与脊柱后关节共同构成脊柱运动的基础。各椎体与椎间盘前后面分别为前、后纵韧带。前纵韧带宽大坚强,后纵韧带薄而窄,椎弓间则有坚韧而富有弹性的弓间韧带,棘突间有棘间韧带,棘突顶端有棘上韧带,椎板之间有黄韧带。椎体和附件上附着的肌肉、韧带既是脊柱运动的动力,又能对椎间盘起很好的保护和限制作用。

腰椎间盘的髓核、纤维环、软骨板(图 5-13)随年龄的增长而发生相应的生理变化,如髓核的变性从 20 岁后开始,20~30 岁之间表现为外形逐渐模糊,与纤维环之间分界不清,30 岁后随着水分丧失的加快髓核逐渐出现纤维化,50 岁以后可退变为纤维软骨。

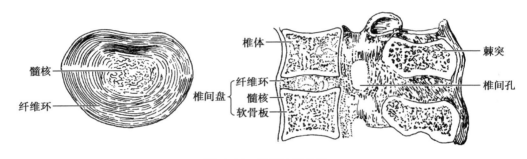

图 5-13　椎间盘的构造

【病因病理】

（一）内因

1. 解剖的缺陷　腰椎间盘纤维环后外侧较为薄弱,纵贯脊柱全长的后纵韧带,加强了纤维环后面的稳定性,但自 $L_1$ 平面以下,后纵韧带逐渐变窄,至 $L_5$ 和 $S_1$ 间,其宽度只有原来的一半。而腰骶部是人体受力最大的部分,故后纵韧带变窄造成了自然结构上的弱点,使髓核易向后方的两侧突出。

2. 椎间盘退变　随着年龄的增长,椎间盘可有不同程度的退变,椎间盘经常受到来自各方向力的挤压、牵拉和扭转应力,因而容易使椎间盘发生脱水、纤维化、萎缩,弹力下降,致脊柱内外力学平衡失调,稳定性下降,最后因外伤、劳损、受寒等外因导致纤维环由内向外破裂。

（二）外因

1. 外力损伤　外力性损伤是引起该病的重要因素。腰椎排列呈生理性前凸,椎间隙前宽后窄,椎间盘前厚后薄。腰部过度负重或扭伤,就可能使纤维环破裂而髓核向破裂处突出产生症状。

2. 积累性劳损　若长期从事弯腰工作,或腰部积累性劳损,致髓核长期得不到正常充盈,纤维环的营养供应会长期不足,加之腰背软组织张力增高,导致椎间盘内压力升高,故轻微的外力也可使纤维环破裂而致髓核突出。

3. 寒冷刺激　长期受寒冷的刺激,使腰背肌肉、血管、韧带等软组织痉挛、收缩,影响局部血液循环,导致椎间盘内压力升高,造成纤维环破裂,致使髓核突出。

【病理分型】

（一）根据髓核突出的方向分型

1. 后突型　髓核向椎体后缘突出，可压迫神经根产生临床症状，临床最常见。

2. 前突型　髓核向椎体前缘突出，一般不会引起临床症状。

3. 内突型　是髓核向软骨板和椎体内突出，形成环状缺口，形成许莫氏结节（schmorl 结节）。

（二）根据向后突出的部位分型

1. 单侧型　髓核向单侧突出，一侧神经根受压，临床最为多见。

2. 双侧型　髓核向后纵韧带两侧突出，两侧的神经根皆受压迫。

3. 中央型　髓核自后中部突出，压迫下行的马尾神经，突出的髓核存在偏左或偏右，临床可见两神经根交替受压。

（三）根据髓核突出的程度分型

1. 隐藏型（幼弱型）　纤维环不完全破裂（图5-14），中外层尚保持完整，髓核在受压情况下，从破裂处膨出，超出椎体后缘。此型当椎间盘压力增大时膨出程度增加，压力减小时则膨出可缩小。

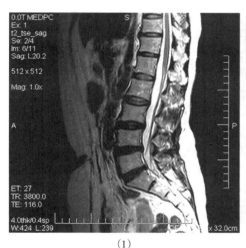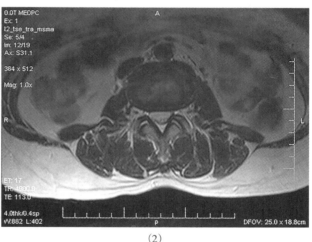

（1）　　　　　　　　　　　　　　（2）

图 5-14　腰椎间盘膨出

2. 突出型（移行型）　纤维环破裂，其内中层破裂，外层尚未完全破裂（图5-15），髓核自破裂的纤维环突出，硬脊膜囊受压。此型可转为破裂型。

3. 破裂型（成熟型）　纤维环内中外层完全破裂，髓核从破裂的纤维环向椎管内脱出（图5-16），脊髓受压。此型为椎间盘突出程度最重的一种类型。

【临床表现】

1. 疼痛　表现为腰部疼痛，呈针刺样、触电样疼痛，向下肢沿坐骨神经分布区域放射。咳嗽、喷嚏等腹压增高时疼痛加剧。

2. 运动障碍　腰部各方向运动均受限，以前屈和后伸为甚。

3. 主观麻木感　久病患者或神经根受压严重者，可见感觉迟钝、麻木等。中央型突出可见鞍区麻痹。

4. 患肢温度下降　患者感觉患肢怕冷、肤温降低。

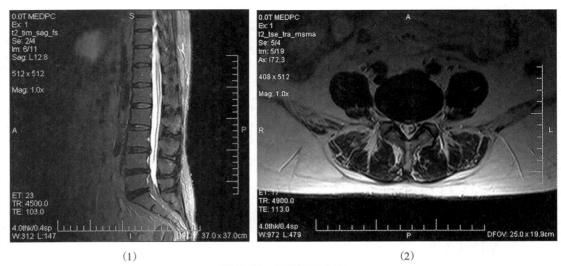

图 5-15　腰椎间盘突出

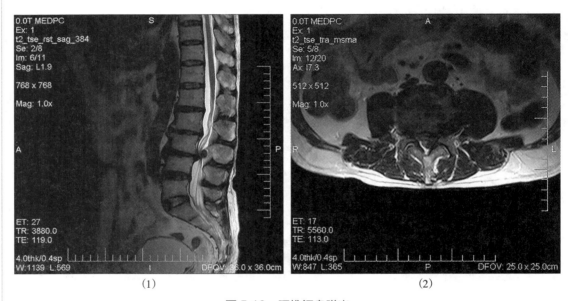

图 5-16　腰椎间盘脱出

5. 下肢瘫痪　中央型突出严重压迫后方硬脊膜内的脊神经,此时症状突然加重,两下肢无力,出现瘫痪,会阴部感觉迟钝或感觉消失,大小便失控。

【诊断与鉴别诊断】

(一)诊断依据

1. 腰痛,下肢沿坐骨神经分布区域放射痛,主观感觉麻木。

2. 直腿抬高试验及加强试验阳性,屈颈试验、挺腹试验阳性。

3. 趾背伸或跖屈肌力改变;腱反射及皮肤感觉改变。

4. X 线片可见椎间隙变窄;CT 和 MRI 检查可明确椎间盘突出节段及脊髓受压情况。

(二)鉴别诊断

1. 急性腰部软组织损伤　腰痛剧烈,无坐骨神经放射痛;踇趾背伸或跖屈肌力、腱反射、皮肤感觉均无改变;直腿抬高及加强试验阴性。

2. 梨状肌综合征 无腰痛和脊柱侧弯,梨状肌体表投影区压痛明显,直腿抬高试验>60° 疼痛反而减轻,梨状肌紧张试验阳性。

【推拿治疗】

（一）治疗原则

以舒筋通络、活血止痛、理筋整复为主。

（二）基本治法

1. 取穴 腰阳关、肾俞、居髎、大肠俞、环跳、承扶、委中、承山、阳陵泉、绝骨、昆仑、阿是穴等穴。

2. 主要手法 一指禅推、滚、按、压、揉、擦、弹拨、拔伸、牵抖、斜扳、运动关节等手法。

3. 操作方法

（1）松解法:患者俯卧位。医生用一指禅推法、滚法、按揉法在患者脊柱两侧膀胱经及臀部和下肢后外侧施术,以腰部及患侧为操作重点,共 5 分钟。然后用双手掌重叠用力,沿脊柱自上而下按压至腰骶部,重复 2~3 遍。

（2）通络法:用拇指或肘尖点按腰阳关、肾俞、居髎、大肠俞、环跳、承扶、委中、承山、阳陵泉、绝骨、昆仑及阿是穴,共 5 分钟。

（3）拔伸法:在助手配合拔伸牵引的情况下,医生用拇指顶推或肘尖按压患处,与突出物方向相反用力,共 3 分钟。

（4）整复法:患者侧卧位。医生用腰部斜扳法,左右各操作 1 次,以调整后关节紊乱,松解粘连,改变突出物与神经根的位置;然后患者仰卧位,医生做屈髋屈膝抱臀卷腰法、强制行直腿抬高扳法,以患者能忍受为度。

（5）理筋法:患者俯卧位。用滚、拿、揉、弹拨手法沿腰臀部及患侧坐骨神经分布区操作,共 3 分钟。然后直擦膀胱经,横擦腰骶部,顺小腿后外侧肌纤维方向直擦,以透热为度。

【其他疗法】

1. 针刺治疗 以肾俞、大肠俞、环跳、承扶、殷门、委中、阳陵泉等穴为主,随症加减留针 20 分钟,每日或隔日 1 次。

2. 腰椎牵引 仰卧位骨盆带牵引,牵引重量以患者体重 25%~50% 为度,时间约 20 分钟。

【预防调护】

急性期卧床休息,不持重,减少腰部运动。缓解期适当进行功能锻炼,如飞燕式、拱桥式、悬挂单杠、患肢压腿等,循序渐进,切勿急于求成。

【按语】

急性期手法不宜过重,以消除炎症水肿、缓解疼痛为主;缓解期手法可适当加重,以解除神经根粘连,改变突出物与神经的关系,促进髓核回纳为主,治疗重点在椎间盘突出的相应节段,斜扳法操作时的作用力点也要作用于突出节段。对中央型突出下肢痛麻明显者,推拿应慎重;对马尾神经受压明显,保守治疗疗效不明显者,建议手术治疗。

# 第十二节 第三腰椎横突综合征

第三腰椎横突综合征是指第三椎横突及周围软组织的急、慢性损伤,刺激腰脊神经而引起腰臀部疼痛的综合征;好发于青壮年体力劳动者,男性多于女性,身体瘦弱者多见。属中医学"腰痛"范畴。

【解剖】

第三腰椎横突 ⎧ 第三腰椎横突
　　　　　　 ⎨ 滑囊、筋膜
　　　　　　 ⎩ 腰脊神经后外侧支

第三腰椎横突位于腰椎生理曲度的顶点,为 5 个腰椎的运动中心,是腰椎前屈、后伸及左右旋转运动的枢纽,第三腰椎横突最长,所受杠杆作用最大,其上附着的肌肉、韧带及筋膜承受的拉力较大,故损伤的机会较多,其中第二腰椎脊神经后外侧支在第三腰椎横突尖部后方向外下穿过肌肉及深筋膜时,易被紧张的筋膜卡压。

【病因病理】

现代医学认为本病与下列因素有关:

1. 外伤　在前屈或侧屈体位时,因外力牵拉使附着在第三腰椎横突上的肌肉、筋膜超过其承受能力,而致损伤。或因不协调运动,一侧腰部肌肉、韧带和筋膜收缩或痉挛时,其同侧或对侧肌肉、筋膜均可在肌力牵拉的作用与反作用下遭受损伤。

2. 劳损　由于第三腰椎横突过长,在长期弯腰动作中,肌筋膜容易产生慢性牵拉性损伤。因急性损伤后未能及时治疗或治疗不当;或因反复多次损伤致横突周围发生水肿、渗出,产生纤维变性,形成瘢痕粘连、筋膜增厚、肌肉挛缩等病理性改变,致使穿过肌筋膜的血管、神经束受到刺激和压迫,使神经水肿而出现第三腰椎横突周围乃至臀部、大腿后侧及臀上皮神经分布区域的疼痛。

【临床表现】

1. 腰痛或腰臀部疼痛,呈持续性,可牵涉股后、膝部及股内侧肌等处疼痛,疼痛一般不过膝。弯腰及腰部旋转时疼痛加剧,劳累后明显加重。

2. 患侧第三腰椎横突尖处有局限性压痛,可引起同侧臀部及下肢后外侧反射痛。

3. 腰部运动受限。

【诊断与鉴别诊断】

(一)诊断依据

1. 有腰部负重闪扭或劳损史。

2. 患侧第三腰椎横突局限性压痛。

3. X 线片第三腰椎横突肥大、过长(图 5-17)。

(二)鉴别诊断

1. 慢性腰部软组织劳损　压痛范围广泛,除腰部外,腰骶部或臀部常有压痛,第三腰椎横突无压痛。

2. 腰椎间盘突出症　腰痛伴下肢坐骨神经放射痛,直腿抬高及加强试验阳性,腱反射及足踇趾背伸或跖屈肌力减弱或消失。

【推拿治疗】

(一)治疗原则

以舒筋通络、活血散瘀、消肿止痛为主。

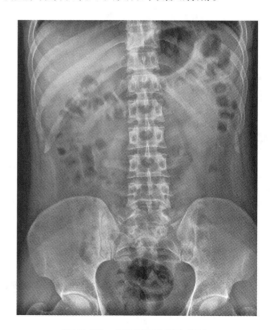

图 5-17　第三腰椎横突肥大

（二）基本治法

1. 取穴　肾俞、大肠俞、秩边、环跳、委中、承山等穴。

2. 主要手法　滚、按、揉、弹拨、推、擦等手法。

3. 操作方法

（1）局部松解法：患者俯卧。医生站于患者身侧，先在患侧第三腰椎横突周围用滚法、拇指按揉法治疗，时间约 5 分钟。配合点按肾俞、大肠俞，时间约 3 分钟。

（2）弹拨推揉法：医生双手拇指叠指在第三腰椎横突尖端做与条索垂直方向的弹拨，配合横突尖端的推揉，共 5 分钟。

（3）循症操作法：沿患侧臀部、股后至膝部用滚法、揉法操作，时间约 5 分钟。点按患侧环跳、秩边、委中等穴，时间约 3 分钟。

（4）透热直擦法：直擦患侧膀胱经，横擦腰骶部，以透热为度。

【其他疗法】

1. 针刀治疗　常规消毒后，在痛点处进针并松解。

2. 神经阻滞治疗　在第三腰椎横突处行神经阻滞治疗，可取 0.2% 利多卡因 1ml、泼尼松龙 1ml、0.9% 氯化钠注射液 3ml 配制混悬液，适量注射。

【预防调护】

注意局部保暖，防止过度劳累。治疗期间，应避免腰部过多的屈伸和旋转运动。平时可进行"飞燕式"功能锻炼，加强腰背肌的力量。

【按语】

推拿以第三腰椎横突部为治疗重点，用按揉、弹拨、理筋手法为主。对第三腰椎横突有假性滑囊形成出现顽固性疼痛者，配合针刀疗法、神经阻滞治疗等可提高疗效。

# 第十三节　骶髂关节损伤

骶髂关节损伤是指由于外伤或妇女产后关节面对合不良所引起骶髂关节或周围韧带的损伤，导致腰腿痛或盆腔脏器功能紊乱等症状，又称为"骶髂关节紊乱症"。是引起腰腿痛的常见病因之一，好发于青壮年，尤以产后女性和运动员多见。属中医学"筋骨损伤病"范畴。

【解剖】

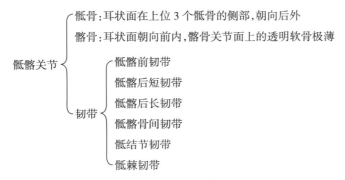

骶髂关节结合处的关节面凹凸不平，在组成关节时凹凸相嵌，紧密相贴。此关节前后左右均有坚强的韧带加固，借以稳定关节。它的稳定性主要依靠骶髂前后韧带和骶髂间韧带，因此，如果没有强大的外力，骶髂关节是不易损伤而发生错位的，而一旦发生错位之后治疗整复也有一定难度。

【病因病理】

现代医学认为本病与下列因素有关:

1. 急性损伤 突然滑倒,单侧臀部着地,或单侧下肢跳跃,或弯腰负重时扭转骨盆等,使骶髂骨间韧带受到损伤,由于韧带被牵拉,使关节扭错移位。

2. 慢性劳损 长期弯腰工作、抬举重物或脊柱疾病,可促使骶髂关节退行性变,久之发生损伤和错位。妇女妊娠期由于内分泌的作用,使韧带松弛和伸长,常因弯腰和旋转运动而引起损伤或错位。

3. 分娩损伤 分娩后骶髂关节对合不佳,或因胎儿过大,分娩时骨盆过度扩张,引起骶髂关节损伤。

【临床表现】

1. 骶髂关节周围疼痛,呈局限性、持续性钝痛,运动及受寒冷时疼痛加重,可牵掣同侧下肢痛,但不过膝。

2. 腰部运动受限,患者躯干微向患侧侧屈,严重者患侧下肢不敢负重,可有跛行。

3. 部分患者可有盆腔脏器功能紊乱症状,可见下腹部胀满不适,肛门坠胀感;排便习惯改变,便秘或泄泻;尿频或尿急;会阴部不适,或有阳痿、痛经。

【诊断与鉴别诊断】

(一) 诊断依据

1. 有外伤史或分娩史。

2. 骶髂关节周围疼痛,骶髂关节处压痛。

3. 两侧下肢不等长。

4. 4 字试验阳性,骨盆分离和挤压试验阳性。

5. 影像学检查 X 线片可见骶髂关节面排列紊乱,密度增高,关节间隙两侧不对称(图 5-18),两侧髂嵴、髂后下棘、耻骨联合和坐骨结节略有上下错动(图 5-19)。CT 检查具有诊断意义。

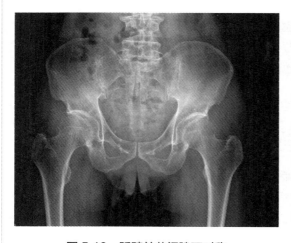

图 5-18 骶髂关节间隙不对称

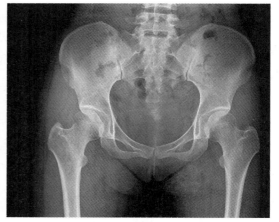

图 5-19 耻骨联合上下错动

(二) 鉴别诊断

1. 骶髂关节致密性骨炎 骶髂关节疼痛呈渐进性发展,X 线片、CT 检查可见骶髂关节骨密度增高。

2. 急性腰部软组织损伤 腰骶部疼痛,运动功能障碍,压痛点多在竖脊肌处,4字试验阴性,骨盆分离和挤压试验阴性。

【推拿治疗】

（一）治疗原则

以舒筋通络、活血散瘀、松解粘连、理筋整复为主。

（二）基本治法

1. 取穴 八髎、秩边、环跳、委中等穴。

2. 主要手法 㨰、按、揉、弹拨、扳、擦、运动关节等手法。

3. 操作方法

（1）骶髂关节损伤治法

1）㨰法、掌按揉法:患者俯卧位。医生站于患者身侧,用㨰法、按揉法于竖脊肌和骶髂关节及臀部施术,以放松局部肌肉,时间约5分钟。

2）按揉弹拨法:在患侧骶髂关节处重点施按揉法,并弹拨痉挛的臀上皮神经处的条索状物,以分解粘连,时间约3分钟。

3）点按穴位法:点按患侧八髎、环跳、秩边、委中等穴,以酸胀为度,达到解痉止痛之目的,共3分钟。

4）运动关节法:医生做髋关节后伸、外展被动运动各5次。

5）擦法:在患侧骶髂关节施擦法,以透热为度。可配合湿热敷。

（2）骶髂关节错位治法

1）整复前错位的方法(以右侧为例):患者仰卧于床沿,双下肢伸直。助手站在患者左侧并按压左下肢膝关节和髂前上棘,医生站于患者右侧,右手握患者右踝或小腿远端,左手扶按右膝,先屈曲右侧髋膝关节,内收、外展5~7次,再往对侧季肋部过屈右髋膝关节,趁患者不注意时用力下压,可闻及关节复位响声或手下有关节复位感。

2）整复后错位的方法(以左侧为例):患者俯卧床沿,医生站于患者左侧,右手托患肢膝上部,左掌根压左骶髂关节,先缓缓旋转患肢5~7次,尽可能上提患者左侧大腿过伸患肢,左手同时用力下压骶髂关节,两手成相反方向的推按,可闻及关节复位响声或手下有关节复位感。

【其他疗法】

1. 针刺治疗 选取肾俞、环跳、委中、殷门、阳陵泉、阿是穴等,随症加减,用针刺法、火针法、电针法治疗。

2. 物理治疗 用红外线、超声、微波等治疗。每次30分钟。

【预防调护】

注意保暖,纠正跷"二郎腿"等不良姿势,治疗期间宜多卧床休息,不宜坐矮凳。加强功能锻炼,前错位者宜做患肢正压腿锻炼,后错位者宜做前弓后箭式锻炼(患肢在后)。

【按语】

推拿治疗应首先明确是前错位还是后错位,临床研究显示右侧以前错位多见,左侧以后错位居多。根据错位类型选用相应的整复手法是治疗的关键,但对于老年患者应慎用,妊娠期患者应禁用。由于部分患者伴有盆腔脏器功能紊乱症状,常被误诊为其他病,临床应注意鉴别。对于骶髂关节是否错位的诊断目前尚存在争议,部分学者从解剖角度认为骶髂关节难以错位,但大量临床经验表明以骶髂关节错位整复手法治疗腰腿痛取得了满意的疗效。

# 第十四节 腰 椎 滑 脱

腰椎滑脱是指腰椎退变或先天发育异常、外伤、慢性劳损等原因造成上、下椎体骨性连接发生异常,上位椎体相对于下位椎体部分或全部滑移。根据有无峡部裂可分为峡部裂性腰椎滑脱(图5-20)和退行性腰椎滑脱(图5-21)。多见于中老年人,女性发生率高于男性。属中医学"腰椎病""腰椎滑脱症"范畴。

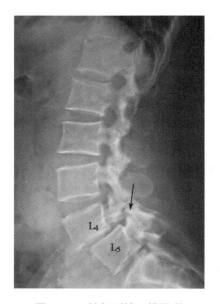

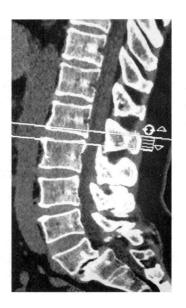

图 5-20　峡部裂性腰椎滑脱　　　　图 5-21　退行性腰椎滑脱

【解剖】

$$
腰椎\begin{cases}
椎体\\
椎弓板\\
横突\\
棘突\\
椎间孔\\
侧隐窝\\
神经根管\\
上下软骨板\\
椎间盘
\end{cases}
$$

腰椎存在正常的生理性前凸,当姿势改变或负重时可导致轴向负荷分配比例的改变。发生峡部裂时,棘突、椎板和下关节突作为一个活动单元,受棘上韧带及背伸肌的牵拉,使该峡部发生头尾端的异常活动。

【病因病理】

现代医学认为本病与下列因素有关:

1. 腰椎间盘退变　腰椎间盘退变,小关节韧带松弛,过度活动及载荷增加,可使关节面咬合不稳,易造成腰椎滑脱。

2. 腰椎结构改变　正常情况下腰椎向前凸,骶椎向后凸,形成骶骨角承载上身重量。由于受到躯干重力加大,会造成上部腰椎向前倾斜,腰骶椎的负重力自然形成向前的分力,使 $L_5$ 椎体有向前滑移的倾向。另外,$L_4$ 高于两侧髂嵴,缺少骨盆软组织的支撑保护,脊柱前屈时小关节不易阻挡 $L_4$ 向前滑脱。正常状态下,腰椎的上、下关节突及周围的关节囊、韧带的力量可限制此滑移倾向,随着年龄的增长而力量减弱,激素水平下降导致内分泌失调,骨质疏松,韧带松弛,稳定性下降,容易造成椎体前滑脱。

3. 外伤及劳损　由于先天性峡部崩裂或发育异常,其结构稳定性变差,急性损伤、疲劳或腰部过度后伸体位时,引起腰椎向前或向后滑脱。若马尾神经损伤或受刺激,则可出现下肢无力,马鞍区麻木,膀胱、肛门括约肌功能障碍等症状。

4. 过度肥胖　身体过度肥胖,上身重量加载于腰骶角,使腰骶角承重加大,迫使腰椎弦弧距加大,腰骶角也随之增大,使身体承重线前移,人体上身重量脱离骶骨承重,造成腰椎前滑脱。

【临床表现】

1. 腰痛　早期不一定有症状,部分患者可有下腰部酸痛,但症状轻重不一,常因轻度损伤后出现,或劳累后加重,多在休息或服用止痛药后可缓解。初起为间歇性,多次反复发作后形成持续性疼痛,严重时则影响日常生活,经休息不能自行缓解。

2. 间歇性跛行　疼痛可向骶尾部、臀部及大腿后部放射,常可出现间歇性跛行的症状。

【诊断与鉴别诊断】

(一)诊断依据

1. 慢性腰痛病史,多为间歇性钝痛,有时疼痛持续性放射到骶髂部乃至下肢;直立或弯腰时,疼痛加重,卧床休息时有所减轻;部分患者伴有腰椎管狭窄及间歇性跛行;少数严重者有下肢肌力下降、肌萎缩、痛觉减退、二便失禁等。

2. 腰部后伸活动受限,腰椎前凸增大,患椎棘突压痛。

3. X 线检查腰椎侧位片可明确腰椎滑脱,并对滑脱的程度做出判断;斜位片可显示有无腰椎峡部裂。CT 可明确椎弓根峡部裂、椎管狭窄、小关节不对称等状况。MRI 可观察到隐形峡部裂、硬膜囊及马尾神经受压状况,可排除腰椎骨质及脊髓内占位性病变。

(二)鉴别诊断

1. 腰椎间盘突出症　腰痛伴下肢坐骨神经放射性痛、麻明显,腰部活动功能障碍,尤以屈伸功能障碍为主,脊柱侧弯畸形,屈颈试验、直腿抬高及加强试验均为阳性,压痛点在棘突旁或腰骶部,且有叩击痛和放射痛。

2. 腰椎管狭窄　以间歇性跛行为最主要症状,腰部过伸活动受限;而腰椎滑脱患者也可出现间歇性跛行,但滑脱患者前屈活动受限明显。CT、MRI 检查可明确诊断。

【推拿治疗】

(一)治疗原则

以舒筋活血、理筋整复、纠正滑脱为主。

(二)基本治法

1. 取穴　阿是穴、志室、腰眼、肾俞、大肠俞、腰阳关等穴。

2. 主要手法　㨰、揉、弹拨、扳等手法。

3. 操作方法

（1）揉揉舒筋法：患者取俯卧位。在两侧的竖脊肌用揉法、掌揉法交替施术，腰骶部做重点治疗，手法宜深沉缓和，时间约 5~10 分钟。

（2）点拨镇痛法：点拨志室、腰眼、肾俞、大肠俞、腰阳关等穴，以有酸胀感觉为度，时间约 5 分钟。

（3）仰卧冲压法：适用于 $L_4$ 椎体前滑脱者。患者取仰卧位，双手叠压在上腹部，在腰骶部垫一枕头。医生将患者下肢屈髋屈膝，嘱患者吸气后屏住呼吸，医生胸部压于患者双膝，向腹部方向冲压数次再放松，间歇性重复冲压 5 遍，以理筋整复，纠正 $L_4$ 椎体前滑脱。

（4）仰卧卷腰法：适用于第五腰椎椎体前滑脱者。患者取仰卧位，双手抱头，双下肢屈髋屈膝贴近腹部。医生左手及前臂压于患者双膝上，右手托住患者腰骶部抬臀，压膝与抬臀同步，行卷腰法操作数次再放松，间歇性卷腰操作 5 遍，以理筋整复，纠正 $L_5$ 椎体前滑脱。

（5）腰椎后伸扳法：适用于腰椎后滑脱者。患者取俯卧位。医生以一手托起患者双下肢并靠近身体，另一手按压后滑脱的椎体，一压一抬做腰椎后伸扳法数次，做间歇性后伸扳法 5 遍，以理筋整复，纠正腰椎后滑脱。

【其他疗法】

1. 针刺治疗 以肾俞、命门、腰阳关、大肠俞、委中、昆仑及阿是穴等穴为主，随症加减，可采用温针灸，留针 20 分钟。

2. 导引 患者取前后弓步，交替下压髋部约 5 分钟，然后收髋弓腰，缓慢爬行 10 分钟，每日 1~2 次。

【预防调护】

应避免或减少腰部过度后伸和旋转活动，疼痛明显时应卧床休息，注意腰部保暖，避免过度疲劳。注意功能锻炼。腰椎前滑脱者取仰卧位屈髋屈膝，尽量收腹，双手抱膝如球状，使头部尽量贴近膝部，做前后翻滚锻炼，有利于纠正滑脱。

【按语】

对腰椎滑脱，首先要对滑脱程度进行评估，明确是前滑脱还是后滑脱。推拿对腰椎 I 度滑脱、II 度滑脱者临床疗效较好，对 III 度滑脱者要慎重，IV 度滑脱为绝对禁忌证。仰卧冲压法、仰卧卷腰法、腰椎后伸扳法操作存在一定的风险，操作时定位要明确，手法使用要恰当，不可使用蛮力，更不能用暴力，遵循"稳、准、巧、快"原则，循序渐进。

# 第十五节 腰椎管狭窄症

腰椎管狭窄症是指由于各种原因引发腰椎的椎管、神经根管或椎间孔发生骨性和/或软组织结构的异常，导致椎管各径线缩短，压迫硬脊膜、脊髓或神经根，引起相应腰神经根功能障碍的一类疾病；又称为"腰椎椎管狭窄综合征"。多发于中年及老年人。属于中医学"腰椎病""骨痹""痿证"等范畴。

【解剖】

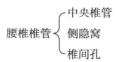

腰椎椎管可分为中央椎管、侧隐窝和椎间孔三部分。测量椎管矢状径对诊断椎管狭窄有参考意义,中国人腰椎管矢状径X线片测量平均为17mm,女性略小,通常以15mm为临界值,小于15mm为不正常,小于12mm为狭窄。

**【病因病理】**

腰椎管狭窄的发病原因十分复杂,有先天性的腰椎管狭窄,也有由于脊柱发生退变性疾病引起的,还有由于外伤引起脊柱骨折或脱位(图5-22)或腰手术后引起椎管狭窄。其中最为多见的是退变性腰椎管狭窄。

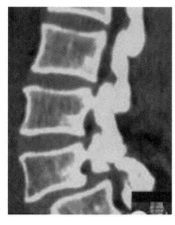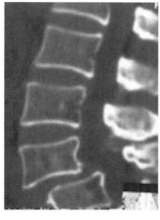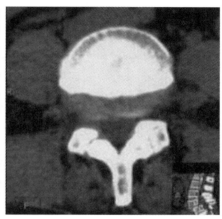

图 5-22　腰椎脱位引起腰椎管狭窄

**【临床表现】**

1. 腰腿痛　反复发作的腰痛,有时可放射到下肢。

2. 间歇性跛行　特征性症状,主要表现为病人行走数十米或百米即出现一侧或双侧下肢麻痛、酸胀乏力、步态失稳,以致难以继续行走,当蹲下休息或向前弯腰或卧床屈膝休息数分钟后,症状即逐渐缓解,但再继续行走后此种现象又重复发作。

3. 其他　部分患者可有肌肉萎缩以及马鞍区麻木、大小便失禁或尿急或排尿困难等症状。

**【诊断与鉴别诊断】**

(一)诊断依据

1. 有慢性腰痛史。

2. 一侧或双侧下肢放射性疼痛。

3. 有典型的间歇性跛行。

4. 站立腰后伸试验阳性。

5. X线片可见脊柱侧弯和生理前凸减小,椎间隙变窄,椎体后缘骨赘,关节突关节退变肥大,后纵韧带钙化。CT、MRI检查可显示椎间盘突出的程度及脊髓、马尾神经和神经根受压情况。对有明显侧弯的患者可行椎管造影。

(二)鉴别诊断

1. 腰椎管内占位性病变　如神经纤维瘤、神经鞘瘤、室管膜瘤、囊肿及脂肪瘤等引起的腰部和下肢疼痛,此类疾病引起的疼痛往往夜间尤为明显,发病年龄不一,起病突然,椎管造影、CT扫描和MRI检查不难鉴别。

2. 骨质疏松症 该病引起的疼痛不单纯局限在腰部,无明显间歇性跛行,卧床休息不能完全缓解症状,骨密度测定可以很明确地鉴别。

**【推拿治疗】**

(一) 治疗原则

以舒筋活络、疏散瘀血、松解粘连为主。

(二) 基本治法

1. 取穴 腰阳关、肾俞、大肠俞、次髎、环跳、承扶、殷门、委中、承山、髀关、伏兔、血海、风市、阳陵泉、足三里、绝骨、解溪、委中、昆仑穴等穴。

2. 主要手法 揉、㨰、按、拿、弹拨、点、抖等手法。

3. 操作方法

(1) 掌根按揉法

1) 患者取俯卧位:医生立于患者一侧,在腰骶部采用掌根按揉法,沿督脉、膀胱经而下,经臀部、大腿后部、腘窝直至小腿后部,上下往返操作 2~3 次;然后点按腰阳关、肾俞、大肠俞、次髎、环跳、承扶、殷门、委中、承山等穴,弹拨腰骶部两侧的竖脊肌及拿揉腰腿部,共 10 分钟左右。

2) 患者仰卧位:医生用掌揉法自大腿前侧、小腿外侧直至足背,上下往返 2~3 次,再点按髀关、伏兔、血海、风市、阳陵泉、足三里、绝骨、解溪等穴,共 10 分钟左右。

(2) 腰部按压、抖法:患者取俯卧位。一名助手握住患者双侧腋下,另一名助手握住患者两踝部,两人对抗牵引。医生两手交叠在一起置于腰部行按压,然后行腰部抖法,一般要求抖动 20~30 次。

(3) 直腿屈腰法:患者两腿伸直端坐于床上,双足朝向床头。医生立于患者前侧,尽量用两大腿前侧抵住患者两足底部,然后以双手握住患者的两手或前臂,用力将患者拉向自己,再放松恢复原位;一拉一松,快速操作,重复进行 8~10 次。患者仰卧位屈伸、抖动下肢,治疗结束。

**【其他疗法】**

1. 针刺治疗 以肾俞、腰阳关、气海、次髎、环跳、委中、命门等穴为主,随症加减,可采用温针灸,留针 20 分钟。

2. 神经阻滞疗法 可进行硬脊膜外注射,能松解粘连、消除炎症、缓解症状。常用泼尼松龙 25~50mg 加 1% 利多卡因 10~20ml,于骶管处注射。

**【预防调护】**

急性期要减少腰部运动,卧床休息 2~3 周。病情缓解后,应加强腹肌锻炼,如太极拳等传统功法训练,增强腿部肌力。

**【按语】**

多见于中老年人,中青年人发生的腰椎管狭窄往往由单纯的椎间盘突出引起,引起老年病者腰椎管狭窄的原因绝大部分都是综合的,包括椎间盘突出、黄韧带肥厚、小关节增生等。患者平时应尽量避免提重物、弯腰或者剧烈运动、高强度训练,如跑步及有氧运动等。

# 第十六节 脊 柱 裂

脊柱裂系因胚胎期成软骨中心或成骨中心发育障碍,导致两侧椎弓在后侧未愈合,因而在棘突与椎板部产生不同程度的先天性裂隙,裂隙被软组织填充。若脊柱裂只累及骨骼,其缺损处出生后无软组织肿物,称为隐性脊柱裂,较为常见;若同时伴有脊膜或脊髓膨出,称为显性脊柱裂。脊柱裂在整个脊柱上均可发生,以腰骶椎最多,颈椎次之,胸椎最少。

【解剖】

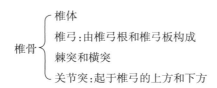

典型的椎骨主要包括四部分:①椎体,是支持体重的主要部分。②椎弓,与椎体连接的部分叫椎弓根,有神经横过形成上下切迹,两椎骨上下切迹对在一起即成椎间孔。椎弓背侧称椎板。椎弓与椎板相合成的孔称椎孔,所有椎孔连成椎管,内容纳脊髓,具有保护脊髓的作用。③棘突和横突,椎弓向后下方突出一个棘突。从椎弓根与椎板连接处向两侧伸出两个横突,用以附着肌肉。④关节突,邻近的上、下关节突相接成关节,构成一条纵贯身体的脊柱。

椎体在前,椎弓在后。椎体与椎弓围成椎孔,所有椎孔连贯即成椎管。椎弓是在出生后1年左右开始由对称的左右椎弓板向背侧延伸愈合而成,如愈合不全,椎管背侧便遗留一个缺口,即为脊柱裂。

【病因病理】

多为先天发育不良所致。常可因父母素体虚弱,或患有各种疾病,或用药不当,均可导致孕妇气血失调,经脉不通,胎儿失于濡养,发育障碍,生长不良,而致畸形。

脊柱裂多与下列因素有关:神经管不闭合、神经组织大量增生、脊髓积水压力相对增高、麻疹等。

【临床表现】

隐性脊柱裂患者80%以上临床可无任何主诉,也无阳性体征,多在体检时偶然发现。某些患者在成长过程中因为出现脊髓栓系综合征,可逐渐出现尿失禁。

显性脊柱裂90%以上发生在腰骶部(图5-23),病变部位皮肤可能正常,或出现色素沉着以及汗毛较多,皮肤凹陷,凹凸不平,突出物皮肤较薄者透光试验阳性,偶有渗出液。脊髓外漏者病变较重,累及脊髓神经者可出现下肢瘫痪、尿潴留、大小便失禁、马蹄足等症状。

【诊断与鉴别诊断】

(一)诊断依据

1. 可有腰痛、遗尿、下肢无力或下肢神经痛等症状,但是大多数无任何症状。

2. 体格检查见背部中线有皮肤缺损或囊状肿物,有搏动感。或有皮肤色素沉着以及汗毛较多,或有皮肤凹陷,凹凸不平。

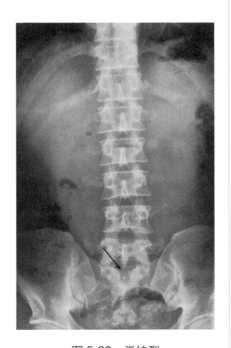

图 5-23 脊柱裂

3. 脊柱 X 线平片显示脊柱后裂、中线骨性中隔、半侧椎体和狭窄的椎间盘等。脊柱 CT 和 MRI 显示脊柱和脊髓的畸形改变。

（二）鉴别诊断

骶尾部囊性畸胎瘤　一般不在正中位，且多向骶骨前延伸，直肠指检可协助诊断，X 线拍片亦能鉴别。

【推拿治疗】

（一）治疗原则

以祛瘀、温通为主。

（二）基本治法

1. 取穴　肾俞、腰眼、中膂俞、白环俞、八髎等穴。

2. 主要手法　揉、㨰、擦法等手法。

3. 操作方法

（1）手法止痛：在疼痛的部位施用广泛、深透的揉法、㨰法，时间约 10 分钟，以达活血祛瘀止痛的目的。

（2）擦法温通：在局部涂少量的按摩乳，然后做长时间的擦法，时间约 20 分钟，使局部透热，起到温通经络的作用。

【其他疗法】

1. 针刺治疗　在临床选穴时，可根据病变涉及部位的不同而选择不同的穴位，如主穴应该主要是腰骶部穴位，然后根据伴随的不同表现提出配穴：①大小便功能障碍取穴：取秩边、气海、关元、中极、足三里、三阴交；②下肢功能障碍取穴：环跳、阳陵泉、足三里、承筋、承山、三阴交、太冲等；③腰骶部疼痛取穴：取命门、腰阳关、肾俞、气海、大肠俞、上髎等穴，可采用温针灸，留针 20 分钟。

2. 骶管阻滞术　以 0.25% 利多卡因 10ml、维生素 $B_{12}$ 6~9ml 混合注入骶管。

【预防调护】

注意病变局部保暖，避免过度劳累及损伤。适当增加腰骶部功能锻炼，如八段锦等传统功法。

【按语】

本病为先天性疾病，手法旨在促使局部炎症消除，是对症治疗。如果神经系统症状呈进行性发展，宜行手术治疗。

# 第十七节　肩关节周围炎

肩关节周围炎是指肩关节囊及其周围的软组织因急、慢性损伤或退行性变，致局部产生无菌性炎症，从而引起以肩部疼痛和功能障碍为特征的临床病症。又称为"五十肩""漏肩风""肩凝症""冻结肩"等。好发于 50 岁左右的中老年人，女性发病率高于男性。属中医学"肩痹"范畴。

**【解剖】**

肩关节 ⎰
- 肩肱关节:由肱骨头和肩胛骨关节盂构成
- 肩锁关节:由肩胛骨肩峰关节面与锁骨肩峰端关节面构成
- 肩胛胸壁关节:由肩胛骨和胸廓后壁构成
- 胸锁关节:由锁骨胸骨端与胸锁切迹及第1肋软骨的上面构成
- 关节囊:薄弱松弛

肩关节是人体运动范围最大的关节,是一个关节复合体(图5-24)。其周围有斜方肌、三角肌、冈上肌、冈下肌、小圆肌、肩胛下肌、胸大肌、胸小肌、背阔肌、肱二头肌、肱三头肌和喙肩韧带、盂肱韧带、喙肱韧带等韧带附着,以维持肩关节的稳定及运动;其中由冈上肌、冈下肌、小圆肌和肩胛下肌的肌腱构成肌腱袖对肩关节的稳定更为重要。同时肩部还有肩肱关节囊和众多的滑液囊,起润滑关节、减少摩擦的作用。肩肱关节是典型的球窝关节,其运动可分为前屈、后伸、上举、外展、内收、外旋和内旋。

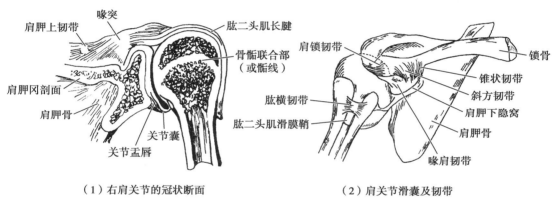

（1）右肩关节的冠状断面　　　　（2）肩关节滑囊及韧带

图 5-24　肩关节的冠状断面、滑囊和韧带

**【病因病理】**

中医认为本病与风寒湿邪侵袭有关,且与肝肾亏虚、气血不足、闪挫劳伤等也有密切关系。若年老肝肾亏虚,气血不足,血脉运行迟涩,不能濡养筋骨,筋脉失其所养,血虚生痛。日久,营卫失和,筋脉拘急而不用。或因久居湿地,风雨露宿,睡卧时露肩当风,以致风寒湿邪客于血脉筋肉,血行不畅而脉络拘急疼痛,寒湿之邪淫溢于筋肉则屈而不能伸,痿而不用。或因外伤筋骨,或劳损过度,筋脉受损,瘀血内阻,气滞血瘀,脉络不通,不通则痛,日久筋脉失养,拘急不用。

现代医学认为本病与下列因素有关:

1. 外伤及劳损　由于肩关节在日常生活和工作中,运动频繁,肩部软组织经常受到上肢重力和肩关节大范围运动的牵拉、扭转,容易引起损伤和劳损。损伤后,软组织出现充血、水肿、渗出、增厚等炎性改变,若得不到有效的治疗,久之则肩关节软组织粘连形成,甚至肌腱等软组织钙化,导致肩关节运动功能严重障碍。

2. 肩关节本身病变　肩关节本身疾病,尤其是局部软组织退行性改变,如肌腱炎和腱鞘炎等,这些疾病可因为进一步造成肌腱、肩袖、滑囊、关节囊的损害、粘连、挛缩等病理改变而导致肩周炎的发生。

3. 其他因素　肩关节脱位、上肢骨折固定时间过长;上肢偏瘫或神经麻痹;糖尿病,甲状腺功能亢进或减退等,均可诱发肩关节周围炎。

**【临床表现】**

1. 肩部疼痛  急性期(炎症期)的病期约 1 个月,疼痛初为阵发性,后发展成持续性疼痛,并逐渐加重,昼轻夜重,夜不能寐,肩部受牵拉或碰撞后,可引起剧烈疼痛,疼痛有时可向颈部及肘部扩散。慢性期(粘连期)病期 2~3 个月,疼痛逐渐减轻或消失。恢复期(肌肉萎缩期)疼痛基本消失。

2. 功能障碍  急性期肩关节活动轻度受限,以外展、外旋最为明显,功能障碍多因疼痛所致。慢性期肩关节各方向运动功能明显受限,因肩关节广泛粘连所致,特别是当肩关节外展时,出现典型的"扛肩"现象,梳头、穿衣等动作均难以完成。病程长者可发生上臂肌群不同程度的失用性萎缩,肩部一切运动均受限,严重时肘关节功能也受限,屈肘时手不能摸对侧肩部。恢复期功能障碍逐渐减轻。

**【检查】**

1. 在肩髃、秉风、肩贞、天宗、曲池等处常有不同程度的压痛。急性期局部压痛点多位于结节间沟、喙突;慢性期局部压痛点多位于肩峰下滑囊或三角肌附着处、冈上肌附着处、肩胛内上角等处;恢复期可无明显压痛。

2. 做肩关节各方向运动的主动运动和被动运动检查,与正常运动度比较。急性期可见肩关节运动范围减少,以外展、外旋时最为显著;慢性期各方向运动均比正常减少 1/4~1/2,严重者肩肱关节运动完全消失;恢复期可首先恢复外旋运动,继而为外展运动。

3. 在慢性期和恢复期可出现患肩肌肉萎缩、僵硬和肩峰突起等表现。以冈上肌和三角肌萎缩最为明显。

4. 病程久者 X 线片检查可出现骨质疏松,冈上肌腱钙化,大结节处有密度增高的阴影,关节间隙变窄或增宽等现象。MRI 检查可显示各部位的软组织损伤。

**【诊断与鉴别诊断】**

(一)诊断依据

1. 起病缓慢,中老年人发病为多。

2. 有肩部外伤、劳损或感受风寒湿邪的病史。

3. 有明显的炎症期、粘连期、肌肉萎缩期的症状或三期症状均有。

4. 肩周压痛,在肩关节周围可找到相应的压痛点。

5. 肩关节主动和被动运动功能均障碍。

(二)鉴别诊断

1. 神经根型颈椎病  颈椎中上段神经根型颈椎病与本病有相似之处。但神经根型颈椎病有上肢放射痛,且有麻木感,肩关节运动无障碍,臂丛神经牵拉、椎间孔挤压等试验阳性。

2. 冈上肌肌腱炎  压痛点局限在肩外侧冈上肌肌腱止点处,疼痛弧试验阳性。

**【推拿治疗】**

(一)治疗原则

急性期以疏通经络、活血止痛为主;慢性期以松解粘连、滑利关节为主;恢复期以促进功能恢复为主。

(二)基本治法

1. 取穴  肩井、肩髃、秉风、天宗、肩贞、曲池、手三里、合谷等穴。

2. 主要手法 滚、揉、拿、点、弹拨、扳、拔伸、搓、抖、运动关节等手法。

3. 操作方法

（1）松解放松法：患者坐位。医生站于患侧，用一手托住患者上臂使其微外展，另一手用滚法或拿揉法施术，重点在肩前部、三角肌部及肩后部等疼痛部位。同时可配合患肢的被动外展、外旋和内旋运动，以缓解肌肉痉挛，促进粘连松解。时间约 5 分钟。

（2）解痉止痛法：用点压、弹拨手法依次点压肩井、肩髃、秉风、天宗、肩贞、曲池、手三里、合谷各穴，以酸胀为度，对有粘连部位或痛点配合弹拨手法，以解痉止痛、松解粘连。每穴操作时间约 1 分钟。

（3）运动关节法：医生一手扶住患肩，另一手握住其腕部或托住肘部，以肩关节为轴心做环转摇动，幅度由小到大，然后再做肩关节内收、外展、后伸及内旋的扳动，可配合做肩关节的拔伸法以松解粘连，滑利关节。

（4）舒筋活血法：患者坐位。医生先用揉、搓、拿手法施于肩部周围，然后握住患者腕部，将患肢慢慢提起，使其上举，并同时做牵拉提抖，最后用搓法从肩部到前臂反复上下搓动 3~5 遍，以舒筋活血。

【其他疗法】

1. 神经阻滞治疗 可取 2% 利多卡因 1ml、泼尼松龙 2~5mg、0.9% 氯化钠注射液 3ml 配制混合液，在痛点处进针，适量注射。

2. 针刺治疗 以肩三针（肩髃、肩前、肩贞）、阿是穴等为主，随症加减，可用针刺法、火针法、电针法、拔罐等治疗。

【预防调护】

注意患肩保暖，防止风寒湿邪侵袭；纠正不良姿势，宜采用健侧或仰卧睡姿，防止患肩受压。急性期减少患肩运动量，不宜做过多的运动；慢性期主动进行肩关节功能运动，可做弯腰晃肩、体后拉手、外旋锻炼、双肩内收外展运动、甩手、引体向上、手拉滑轮等运动；恢复期应积极进行功能锻炼，防止肌肉萎缩并促进萎缩肌肉的恢复。

【按语】

推拿治疗肩关节周围炎需在明确诊断、排除骨关节其他病变的前提下进行。急性期以疼痛为主症，手法宜轻柔；慢性期以关节功能障碍为主症，手法宜深沉，应用运动关节类手法配合关节被动运动；恢复期在粘连的基础上肌肉萎缩明显，宜采用擦法、揉法等。肩部功能锻炼应循序渐进，持之以恒，对巩固疗效有很好的作用。推拿治疗肩周炎需要一定的疗程，应告知患者坚持治疗。

# 第十八节 冈上肌肌腱炎

冈上肌肌腱炎是指由于外伤、劳损或外感风寒湿邪，使冈上肌肌腱产生无菌性炎症，从而引起肩峰下疼痛及外展功能障碍的临床病症，又称为"冈上肌腱综合征""外展综合征"。好发于中年以上的体力劳动者、家庭妇女及运动员。属中医学"肩痹"范畴。

【解剖】

冈上肌 {
位置:被斜方肌和三角肌覆盖,其肌腱与冈下肌、肩胛下肌、小圆肌共同组成肩袖

肩锁关节:起于肩胛骨冈上窝,肌腱在喙肩韧带及肩峰下滑液囊下,肩关节囊之
上通过,止于肱骨大结节

作用:固定肱骨于肩胛盂中,并与三角肌协同动作使上肢外展

神经支配:由肩胛上神经支配
}

冈上肌处运动频繁又是肩部肌肉收缩力量的交汇点,且其上方是肩峰下滑囊,下方为肩关节囊,上臂外展时极易受肩峰和肱骨头的碾压磨损,故容易损伤。冈上肌由肩胛上神经支配,肩胛切迹处为易受损伤的嵌压点,同时冈上肌肌纤维细长且跨度大,运动中易受损。

【病因病理】

中医学认为与慢性劳损、急性损伤或感受风寒湿邪引起,以致气滞血瘀,经络痹阻,不通则痛。

现代医学认为本病与下列因素有关:

1. 损伤与劳损 由于冈上肌腱从喙肩韧带及肩峰下滑囊下面、肩关节囊上面的狭小间隙通过,与肩关节囊紧密相连,虽然增加了关节囊的稳定性,但也影响了自身的运动。当上臂外展 60°~120° 时,肩峰与肱骨大结节之间的间隙最小,冈上肌肌腱在其间受肩峰与大结节的挤压磨损,因此,频繁的肩部运动势必造成该肌腱的损伤或劳损,从而继发无菌性炎症。

2. 退行性改变 随着年龄的增长,肌腱本身也可发生退行性改变,尤其是冈上肌肌腱损伤后,可进一步加剧冈上肌肌腱的退行性改变。

【临床表现】

1. 肩部外侧疼痛,可扩散到三角肌附着点附近。有时疼痛可向上放射至颈部,向下放射至肘部、前臂和手指。

2. 肩关节外展运动受限,以肩关节外展 60°~120° 时疼痛加重、受限明显,当大于或小于这一运动范围时,肩关节运动可不受限制。

【检查】

1. 压痛 在冈上肌肌腱的止点,即肱骨大结节之顶部和肩峰下滑囊区、三角肌的止端有压痛,并可触及该肌腱增粗、变硬等。

2. 肩外展试验(疼痛弧试验)阳性。

3. 肌肉萎缩 病程长者,患侧冈上肌、三角肌可见萎缩。

4. 影像学检查 X 线片晚期可见骨质疏松或冈上肌肌腱钙化等,CT、MRI 检查有一定的诊断意义。

【诊断与鉴别诊断】

(一)诊断依据

1. 起病缓慢,有急、慢性损伤史。

2. 肩峰下冈上肌肌腱的止点疼痛。

3. 肩外展试验(疼痛弧试验)阳性。

(二)鉴别诊断

1. 肩关节周围炎 见于 40~60 岁的女性。起病缓慢,少数于肩部扭伤后出现。有肩关节疼痛,但不限于 60°~120° 范围,肩关节各个方向主、被动活动均受限,且肩关节周围有广泛压痛点。

2. 肩袖撕裂　肩袖撕裂当时即可出现剧痛无力外展抬举困难,外展只能达 60°~70°。肩关节造影、B 超以及 MRI 检查有助于鉴别诊断。

【推拿治疗】

(一)治疗原则

以舒筋通络、活血止痛为主。

(二)基本治法

1. 取穴　肩井、巨骨、肩髃、肩髎、肩贞、曲池等穴。

2. 主要手法　㨰、拿、揉、摇、点、压、弹拨、擦、搓、抖等手法。

3. 操作方法

(1)㨰揉肩臂法:患者取坐位。医生站于患侧,用㨰法施术于肩外侧部、肩前部及肩后部,同时配合肩关节的外展、内收及内旋运动。然后用拿揉法施术于患肩及上臂,以达到舒筋通络、活血散瘀的目的。时间 3~5 分钟。

(2)点压弹拨法:用拇指点压或按揉肩井、巨骨、肩髃、肩髎、肩贞、曲池等穴,以酸胀为度,然后用拇指弹拨痛点及病变处,以达到解痉止痛、松解粘连的目的。每穴操作 1 分钟。

(3)搓揉牵抖法:用双手掌放置患肩前后作合掌搓揉,后施托肘摇肩法,再搓上臂、抖上肢,最后在肩关节周围施擦法治疗,以达到行气活血、滑利关节的目的。时间 3~5 分钟。

【其他疗法】

1. 神经阻滞治疗　可取 2% 利多卡因 1ml、泼尼松龙 2~5mg、0.9% 氯化钠注射液 3ml 配置混合液,在冈上肌肌腱止点处进针,适量注射。

2. 针刺治疗　以巨骨、肩髃、臂臑、阿是穴等穴为主,随症加减,可用针刺法、火针法、刃针、电针法及拔罐治疗。

【预防调护】

注意局部保暖。急性期应减少运动,避免肩关节外展外旋及提取重物等动作。疼痛缓解后可加强功能锻炼。

【按语】

冈上肌肌腱止点位于肩峰外侧,当肩外展 60°~120° 时该肌腱逐渐进入肩峰下。因此,推拿治疗时,肩关节应保持外展 45° 以内,使肌腱暴露在肩峰外才能有效。急性损伤手法宜轻柔,以免加重损伤;慢性损伤手法宜深沉,使手法作用力直接作用于病变部位。急性期适当限制肩部运动,缓解期主动配合肩部功能锻炼,有提高疗效。

# 第十九节　肱二头肌长头肌腱腱鞘炎

肱二头肌长头肌腱腱鞘炎是因急、慢性损伤等因素导致肱二头肌长头腱鞘内发生炎症,出现水肿、粘连、增厚等病理改变,引起局部疼痛和功能障碍的临床病症。属中医学“肩痹病”范畴。

【解剖】

肱二头肌长头肌腱较长,可分为三部分:上部分称关节内部分,即肩胛骨盂上结节至结节间沟上界之间;中间部分称管内部分,即走行于结节间沟内,外包裹滑膜鞘的部分;下部分称关节外部分,为结节间沟下界至腱与肌腹的移行部(图 5-25)。肱二头肌长头肌腱的关节

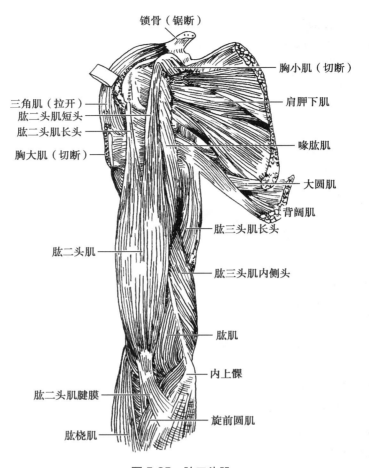

图 5-25 肱二头肌

内部分和管内部分表面均覆有一层滑膜层。滑膜层在肱二头肌长头腱盂上结节附着处附近与关节囊滑膜层移行。

**【病因病理】**

本病因急、慢性损伤或感受风寒湿邪，以致气滞血瘀，气血运行不畅，气滞则血不行，不通则痛，血瘀则筋失濡养，关节不利，发为本病。

现代医学认为本病与下列因素有关：

1. 急性损伤　肩关节的直接外伤或肱二头肌用力不当，造成局部充血、水肿而又未及时恢复。如肱骨外科颈骨折或肩关节脱位，均可导致该肌腱因牵拉、扭转而发生损伤。

2. 慢性劳损　长期从事肩部体力劳动或过度运动，均可引起肱二头肌长头腱的慢性劳损，或因急性损伤失治转变而成。肱二头肌长头腱和腱鞘受结节间沟狭窄粗糙面的机械刺激，加剧了肌腱与腱鞘的摩擦，使局部充血、水肿，使肌腱与鞘膜增厚，纤维管腔变窄，肌腱在管腔内滑动困难而产生症状，甚至局部发生粘连，影响关节的运动功能。又因肱二头肌长头部分在肩关节囊内，肩关节的慢性炎症也会导致本病。

3. 退行性改变　随着年龄的增大，肩袖的退行性变、结节间沟粗糙或变窄等而导致本病。

4. 外感风寒湿邪　肩部感受风寒湿邪后，局部肌肉痉挛、缺血缺氧，从而导致本病的发生。

【临床表现】

1. 疼痛　开始表现为肩前部肱二头肌长头肌腱腱鞘处酸、胀、疼痛等,后逐渐加重,最终出现整个肩部疼痛、乏力,并可向上臂和颈部放散,受凉或劳累后加重,休息或局部热敷后痛减。

2. 结节间沟肿胀　为急、慢性损伤性炎症引起的局部充血和水肿所致。

3. 肩关节运动受限　尤以上臂外展向后背伸和用力屈肘时明显。

【检查】

1. 压痛　肱骨结节间沟处压痛明显,少数患者可触及条索状物。

2. 功能障碍　肩关节运动受限,外展外旋时明显。

3. 肱二头肌抗阻力试验阳性。

4. 影像学检查 X 线片可排除骨折和脱位;病程日久者,可发现骨质增生、骨质疏松等。MRI 检查有一定的诊断意义。

【诊断与鉴别诊断】

(一) 诊断依据

1. 有急、慢性损伤和劳损病史,多数呈慢性发病过程。

2. 结节间沟肿胀、压痛,肩关节外展外旋功能障碍明显。

3. 肱二头肌抗阻力试验阳性。

(二) 鉴别诊断

1. 肱二头肌短头腱损伤　疼痛位置为肩前偏于内侧,喙突附近有明显压痛点。肩关节前屈、后伸、外展、外旋时可诱发喙突部疼痛。

2. 肩峰下滑囊炎　一般无明显外伤史。肩关节前外侧近三角肌止点部位疼痛明显,剑锋前下部压痛明显,可触及球状囊性物,肩关节外展受限。

【推拿治疗】

(一) 治疗原则

急性损伤者,宜活血化瘀、消肿止痛为主;慢性劳损者,宜理筋通络、松解粘连为主。

(二) 基本治法

1. 取穴　肩髃、肩贞、曲池、手三里等穴。

2. 主要手法　揉、拿、按、揉、弹拨、摇、搓、抖等手法。

3. 操作方法

(1) 揉揉肩臂法:患者取坐位。医生站于患侧,一手托住患肘将肩部外展,另一手先用揉法施于肩前与肩外侧 3~5 遍,再用拿揉法施于上臂 3~5 遍,重点在肱二头肌长头腱与三角肌前部,使肌肉放松。

(2) 弹拨舒筋法:用拇指弹拨法施于肱二头肌长头腱的起点至结节间沟处 3~5 遍,以达到舒筋通络之目的。

(3) 解痉止痛法:用拇指点压肩髃、肩贞、曲池、手三里等穴,每穴约 1 分钟,以达到解痉止痛目的。

(4) 运动肩臂法:先用双手掌搓揉肩关节,然后做托肘摇肩及大幅度摇肩法,以舒筋通络,滑利关节。最后搓揉、牵抖上肢结束治疗,以行气活血。时间 3~5 分钟。

【其他疗法】

1. 针刺治疗　以肩前、曲池、天宗、巨骨、阿是穴等为主,随症加减。可用针刺法、火针法、电针法、刃针及拔罐等治疗。

2. 物理治疗　用红外线、激光照射、超声、微波等治疗,每次 10 分钟。

【预防调护】

损伤早期及治疗期间应避免患侧持重,减少肩部运动,必要时屈肘 90° 用三角巾悬吊固定于胸前,以减少炎性渗出。症状减轻后可做适当的肩部功能锻炼,如摇肩、晃肩等。后期在医生的指导下进行自我推拿有助于康复。

【按语】

急性炎症期疼痛明显,手法应轻柔,不宜做肩关节的被动后伸、外旋运动。因伤后渗出致无菌性炎症易继发肩关节粘连,应及时治疗,避免软组织的粘连。后期炎性水肿吸收,应适当增加运动关节类手法的操作,促进关节功能的恢复。

# 第二十节　肱二头肌短头肌腱损伤

肱二头肌短头肌腱损伤是指各种急、慢性损伤,引起肱二头肌短头腱及喙肱肌局部的充血、炎性水肿及粘连等,导致肩部疼痛及运动受限的临床病症。属中医学"伤筋病""肩痹病"范畴。

【解剖】

$$
肱二头肌短头肌腱\begin{cases} 起点:肩胛骨的喙突,与喙肱肌并行 \\ 止点:桡骨粗隆 \\ 作用:屈肘、屈肩关节、上肢内收、前臂的旋后 \\ 神经支配:受 C_{5\text{-}7} 发出的肌皮神经支配 \end{cases}
$$

当肩关节外展和后伸时,肱二头肌短头被牵拉,易与大小结节摩擦而发生损伤。

【病因病理】

本病常由急性损伤、慢性劳损或感受风寒湿邪引起,以致气滞血瘀,经络痹阻,不通则痛。

现代医学认为本病与下列因素有关:

1. 慢性劳损　人到中年,肾气渐衰,精血不足,筋脉失其濡养,肌腱可发生退行性改变(肌腱的弹性减退、挛缩、变性等),更易受伤;或复感风寒湿邪,血行受阻,筋脉凝涩不通,则拘紧挛急,发为本病。

2. 急性损伤　人体在劳动或锻炼过程中,肘关节处于屈曲位,肱二头肌则处于紧张状态,当外力将屈曲的上肢过度外展或后伸时,附着于喙突部的肱二头肌短头即可能发生撕裂伤,伤后局部出现充血、水肿等病理变化,这种变化可以使肱二头肌短头与其并行的喙肱肌之间发生粘连等无菌性炎症,从而产生疼痛及运动障碍。

【临床表现】

1. 肩前内侧喙突部明显疼痛,疼痛可因受寒或肱二头肌的收缩等原因而加重。

2. 肩关节前屈、外展、外旋及后伸等运动受限,病程长者可并发肩关节粘连。

【检查】

1. 肩关节前内侧喙突部有明显压痛,并可触及痉挛、肿胀的肱二头肌短头肌腱。

2. 肘关节屈曲,做肱二头肌短头抗阻力试验阳性。

3. 肩关节外展、外旋及后伸位时疼痛加剧。

4. X线片检查多数患者无异常,部分病程长、病情严重者可见肱二头肌短头肌腱密度增高或有钙化点。MRI检查有一定的诊断意义。

【诊断与鉴别诊断】

（一）诊断依据

1. 有肩部损伤和劳损史。

2. 喙突部疼痛、压痛。

3. 运动受限以肩关节前屈、外展、外旋、后伸为主。

4. 肱二头肌短头抗阻力试验阳性。

（二）鉴别诊断

1. 肱二头肌长头腱鞘炎 疼痛、压痛部位在肱骨结节间沟,肱二头肌抗阻力试验阳性。

2. 冈上肌肌腱炎 疼痛在肩外侧,可放射至三角肌止点,肩外展疼痛弧试验（60°~120°）阳性。

【推拿治疗】

（一）治疗原则

损伤早期以活血止痛为主;后期以松解粘连为主。

（二）基本治法

1. 取穴 阿是穴、肩井、曲池及尺泽等穴。

2. 主要手法 㨰、按、揉、擦、运动关节类手法。

3. 操作方法

（1）按揉肩臂法:患者坐位。医生站于患侧,一手托起患肢上臂,使肩关节处于外展位,另一手用㨰法和揉法施术于肩周及上臂,大约2分钟;然后治疗重点移至上臂的前内侧至喙突部,约1分钟,以达到舒筋通络、活血散瘀的目的。

（2）弹拨点穴法:医生用弹拨法作用于肩前压痛点（喙突部）,约1分钟;同时配合点压肩井、肩贞、曲池等穴,以局部酸胀为度,达到解痉止痛、剥离粘连的目的。

（3）运动关节法:医生摇肩关节,运动幅度要适当,并配合上举、外展及内收等被动运动,反复3~5遍,以达到松解粘连、滑利关节的目的。

（4）搓抖肩臂法:搓揉肩臂部,约2分钟;牵抖上肢10次,以达到舒筋活血的目的。

（5）擦法:擦患肩,以透热为度,然后结束治疗,以达到行气活血的目的。

【其他疗法】

1. 神经阻滞治疗 可取2%利多卡因1ml,泼尼松龙2~5mg,0.9%氯化钠注射液3ml配制混合液,在肱二头肌腱喙突附着处适量注射。

2. 拔罐治疗 在肩部周围及肩胛骨上拔罐5分钟左右。

【预防调护】

损伤早期及治疗期间应减少肩关节的运动;损伤时间较长,局部有粘连者,要适当加强功能锻炼,如太极云手等。注意局部保暖,避免感受风寒。

【按语】

肱二头肌短头肌腱损伤多因外伤所致,伤后产生无菌性炎症,使肱二头肌短头肌腱与喙肱肌粘连,导致肩关节外展、外旋及后伸功能障碍。因此,肩部损伤后,应及时治疗,避免软组织的粘连。

# 第二十一节 肩峰下滑囊炎

肩峰下滑囊炎是由于各种急、慢性损伤,导致肩峰下滑囊炎性渗出,从而引起肩外侧部疼痛和运动受限为特征的临床病症。又称为"三角肌下滑囊炎"。属中医学"肩痹病"范畴。

**【解剖】**

肩峰下滑囊分为肩峰下囊和三角肌下囊两部分,底部附着于大结节前方及结节间沟的表面,通常两者相通。作用是减少大结节、冈上肌、三角肌之间的磨损;受腋神经、肩胛上神经和肩胛下神经的分支支配。

当上臂外展至 90° 时,肩峰下滑囊几乎完全隐藏于肩峰下面(图 5-26),肩峰下滑囊的血供主要有旋肱前、后动脉和肩胛上动脉等分支供应。

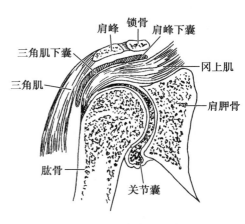

图 5-26 肩峰下滑囊

**【病因病理】**

急性损伤、慢性劳损均可使肩部所行经筋受损,筋肌挛急,气滞血瘀,渗液积聚,肿胀疼痛,久滞不散,则筋肌失荣,牵掣作痛。

现代医学认为与下列因素有关:

1. 外伤 肩峰下滑囊炎可分为原发病变和继发病变两种。原发病变发生极少,主要由直接外伤所致,大多为继发病变。临床常继发于肩峰下滑囊周围邻近组织的外伤、劳损或退变,尤以冈上肌肌腱炎与本病的关系密切。这是因为冈上肌肌腱在肩峰下滑囊的底部,当冈上肌肌腱发生急、慢性损伤时,滑囊也同时受损,从而继发肩峰下滑囊的非特异性炎症。

2. 退行性改变 随着年龄的增长,滑囊本身发生退行性改变,滑液减少,滑囊壁增厚而引起局部疼痛。

**【临床表现】**

1. 疼痛 肩外侧深部疼痛,并向三角肌止点放射,肩关节外展时疼痛明显加重。疼痛一般为昼轻夜重,可因疼痛而夜寐不安。

2. 运动受限 肩关节运动明显受限,尤以外展、外旋受限更甚。

**【检查】**

1. 肩关节外侧肩峰下和大结节处有明显的局限性压痛。

2. 急性期由于滑囊的充血、水肿,在肩关节前方可触及肿胀的滑囊,严重者可有波动感。

3. 急性期的功能障碍多因疼痛所致;慢性期的功能障碍则因滑囊壁逐渐炎性改变、增厚,且与肌腱粘连所致。尤以外展、外旋为甚。

4. 早期可出现轻度冈上肌、冈下肌萎缩;晚期则出现三角肌萎缩。

5. X 线片后期可见冈上肌腱内有钙盐沉积。MRI 检查有诊断意义。

**【诊断与鉴别诊断】**

（一）诊断依据

1. 有肩部急、慢性损伤史，或继发于冈上肌肌腱炎等。

2. 肩外侧深部疼痛，并向三角肌止点放射，肩关节运动受限以外展、外旋为甚。

3. 肩关节外侧肩峰下和大结节处有明显的局限性压痛。

（二）鉴别诊断

冈上肌肌腱炎　疼痛部位在肩外侧冈上肌止点处，肩关节外展的疼痛弧是诊断的重要依据。

**【推拿治疗】**

（一）治疗原则

急性期宜活血化瘀、解痉止痛为主，手法宜轻柔。慢性期宜舒筋通络、滑利关节为主。

（二）基本治法

1. 取穴　肩井、肩髃、肩髎、臂臑及阿是穴等穴。

2. 主要手法　㨰、按、揉、拿、捏、弹拨、摇、搓、抖、擦等手法。

3. 操作方法

（1）急性期：患者坐位。医生站于患侧，用揉法施术于肩外侧，重点在肩峰下及三角肌部位，同时施以拿法、捏法，以加快局部血液循环，并配合肩部小范围的运动。然后在三角肌及其周围做擦法。

（2）慢性期：患者坐位。医生站于患侧，用一手托患肢于外展位，另一手在肩关节周围用㨰法治疗，重点在肩外侧，然后拿揉及弹拨变性、增厚的组织，同时配合肩部的适当运动。最后摇肩及搓抖上肢，以达到舒筋通路、滑利关节的目的。

**【其他疗法】**

1. 神经阻滞治疗　可取 2% 利多卡因 1ml，泼尼松龙 2~5mg，0.9% 氯化钠注射液 3ml 配制混合液，在肩外侧肩峰下进针，适量注射。

2. 针刺治疗　以肩井、肩髎、肩髃、臂臑、阿是穴、曲池、手三里、合谷等穴为主，随症加减。可用针刺法、火针法、刃针、电针法及拔罐等治疗。

**【预防调护】**

注意局部保暖。患肩不可过分强调制动，急性期适当减少运动，慢性期则应加强适当的功能锻炼。

**【按语】**

从解剖特点看，冈上肌肌腱在肩峰下滑囊的底部，当冈上肌肌腱发病时，势必累及肩峰下滑囊。当肩峰下滑囊炎发生时，冈上肌肌腱炎事实上早已存在。急性损伤所致的肩峰下滑囊炎，一般伤后数日才出现症状。治疗时急性期手法宜轻柔，切不可用力过重，以免加重滑囊损伤；慢性期手法可稍重，但在用弹拨手法时，用力也不可重滞。

# 第二十二节　肱骨外上髁炎

肱骨外上髁炎是因急、慢性损伤而致的肱骨外上髁周围软组织的无菌性炎症，引起局部疼痛和功能障碍为特征的临床病症。又称为"网球肘"。好发于前臂劳动强度较大的人群。

属中医学"伤筋""筋痹"范畴。

【解剖】

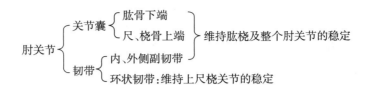

肱骨外上髁为前臂伸肌总腱附着,前臂旋前、突然伸腕容易造成伸腕肌起点处损伤。

【病因病理】

中医认为多由气血虚弱,血不荣筋,筋骨失于濡养,不荣则痛。损伤后若瘀血留滞,气血运行不畅或陈伤瘀血未去,经络不通,不通则痛。

现代医学认为本病与下列因素有关:

1. 急性损伤　前臂在旋前位时,腕关节突然做猛力主动背伸动作,使前臂伸腕肌强烈收缩,伸腕肌起点处骨膜下撕裂、出血、形成小血肿,形成急性刺痛;血肿钙化,形成钙化性小结,受伸腕肌群经常性牵拉刺激而产生慢性酸痛。此外,在屈肘位时突然用力做前臂旋前伸腕、伸肘运动,肘关节囊的滑膜可嵌入肱桡关节间隙而发生本病。

2. 慢性损伤　由于前臂长期处于过度旋前、伸腕姿势,使桡侧长、短伸肌经常处于紧张状态,牵拉周围软组织引起痉挛,挤压血管、神经纤维而引起疼痛。

【临床表现】

1. 肘外侧疼痛,以肱骨外上髁局限性慢性酸痛为主要症状,在旋转背伸、提拉、端、推等动作时更为剧烈,如拧衣、扫地、端杯、倒水等。同时沿前臂伸肌向下放射;有的可反复发作。

2. 前臂旋转及握物无力,局部可微肿胀。

【检查】

1. 压痛可在肱骨外上髁、环状韧带、肱桡关节间隙处,以及前臂伸肌走行方向广泛压痛。

2. 肱骨外上髁炎试验、抗阻力伸腕试验、抗阻力前臂外旋试验,均可出现阳性。

3. X线检查可见肱骨外上髁粗糙或钙化阴影。

【诊断与鉴别诊断】

(一) 诊断依据

1. 肘关节外侧部疼痛。

2. 肱骨外上髁及周围压痛明显。

3. 前臂伸腕抗阻力试验及肱骨外上髁炎试验阳性。

(二) 鉴别诊断

1. 肱骨内上髁炎　疼痛部位在股骨内上髁处,肘关节过度伸屈试验、握拳抗阻力屈腕试验,抗阻力前臂旋前试验及高尔夫球肘试验阳性。

2. 骨化性肌炎　疼痛部位广泛,多伴有功能障碍,X线检查可确诊。

【推拿治疗】

(一) 治疗原则

以舒筋通络、活血止痛为主。

（二）基本治法

1. 取穴　曲池、手三里、合谷等穴。

2. 主要手法　滚、按、揉、拿、弹拨、擦、运动关节等手法。

3. 操作方法

（1）滚揉前臂法：患者坐位或仰卧位。用滚法从肘部沿前臂伸肌群治疗，以舒筋通络，时间约 5 分钟。

（2）点穴拿筋法：按揉曲池、手三里、合谷等穴，以局部酸胀为度，同时往返提拿前臂伸肌群，以解痉止痛，时间约 10 分钟。

（3）弹拨理筋法：以右侧为例，医生右手持患者右腕部呈前臂旋后位，左手拇指端压于肱骨外上髁前方，其他四指放于肘关节内侧。先使肘关节屈曲至最大限度，再逐渐伸直肘关节，此时医生左手拇指随肘关节伸直做沿桡骨头前外侧向后外侧弹拨前臂伸肌起点；然后医生一手握肱骨下端，一手握腕部做对抗拔伸，握腕部的手同时做轻度的前臂旋转，屈伸肘关节运动，握肱骨下端的一手拇指同时按揉肱骨小头（图 5-27）。

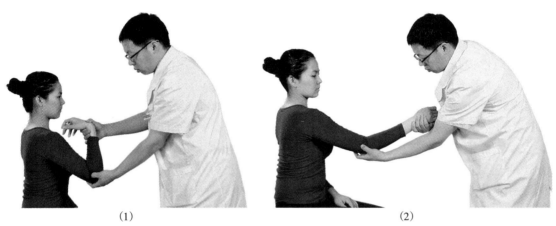

(1)　　　　　　　　　　　　　　　(2)

图 5-27　肱骨外上髁炎治疗手法

（4）局部按揉法：将患侧前臂旋前位置于治疗台上，肘下垫物。按揉肱骨外上髁、环状韧带、肱桡关节间隙处及前臂伸肌，以舒筋通络，时间约 5 分钟。

（5）结束手法：用擦法沿伸腕肌治疗，以透热为度。

【其他疗法】

1. 神经阻滞治疗　可取 2% 利多卡因 1ml，泼尼松龙 2~5mg，0.9% 氯化钠注射液 3ml 配制混合液，在肱骨外上髁处适量注射。

2. 针刀治疗　常规消毒后，在痛点处进针并松解，以解除局部软组织粘连或肌肉挛缩。

【预防调护】

适当减轻前臂工作强度，疼痛较重时需制动。注意保暖，局部热敷。

【按语】

急性起病者，推拿宜采用轻柔刺激，以免产生新的损伤。近年来，国内外学者认为肱骨外上髁炎的疼痛与颈神经根通路受卡压关系密切，特别是顽固性肱骨外上髁的疼痛，并主张同时治疗颈部疾病，可取得明显的疗效。

笔记栏

# 第二十三节　肱骨内上髁炎

肱骨内上髁炎是指由于急、慢性损伤等原因引起肱骨内上髁处损伤,产生无菌性炎症,导致局部疼痛和功能障碍的一种病症;因高尔夫运动员常见,又称为"高尔夫球肘"。属中医学"伤筋"或"筋痹"范畴。

【解剖】

肱骨内上髁位于肱骨干骺端与肱骨滑车之间的内侧,是前臂屈肌总腱附着部,尺侧副韧带起于该髁,同时前臂桡侧屈腕肌、尺侧屈腕肌、掌长肌、指浅屈肌等6条屈肌及旋前肌也起于该髁。内上髁是关节囊开始移行于骨膜的连接处,又是很多肌腱的起始点,具有丰富的感觉神经末梢。

【病因病理】

中医认为肘内廉为手太阳经所过,凡磕碰扭挫、过度摩擦、频繁屈伸损及筋膜,气滞血瘀,筋肌失荣,筋络拘急而痛。

现代医学认为本病与下列因素有关:

1. 急性损伤　在腕关节背伸、前臂外展、旋前位姿势下跌仆受伤,往往引起肱骨内上髁肌肉起点撕裂伤,产生小血肿和局部创伤性炎症、肿胀,挤压尺神经皮支引起疼痛。若治疗不当或治疗不及时,则血肿机化,可造成局部粘连,甚至纤维瘢痕化,在屈腕时则可因损伤的肌腱受到牵拉而疼痛。

2. 慢性损伤　肱骨内上髁是前臂屈肌及旋前圆肌的总腱附着处,由于某种工作需反复屈腕、伸腕,前臂旋前的动作,使前臂屈腕肌群牵拉,或书写时肱骨内上髁与桌面长时间反复摩擦,引起肱骨内上髁肌腱附着处的积累性损伤,产生慢性无菌性炎症而发病。

其病因可总归纳为前臂肌肉群的主动收缩或被动收缩时,使附着于肱骨内上髁的屈肌总腱处发生一定的应力改变,如应力超出承受范围,将会损伤屈肌总腱及其筋膜,发生总腱周围及周围的结构的急、慢性损伤。

本病主要病理改变为屈腕肌总腱附着点出血形成小血肿,并逐渐转化为无菌性炎症,挤压肱骨内上髁穿出的前臂屈肌总腱的神经、血管束及尺神经皮支。

【临床表现】

1. 患者肱骨内上髁处及其附近疼痛,尤其是前臂旋前、主动屈腕关节时,疼痛加剧,可放射到前臂掌侧。

2. 屈腕无力。

【检查】

1. 肱骨内上髁处及尺侧腕屈肌、指浅屈肌部有明显压痛点。

2. 肘关节过度伸屈试验、握拳抗阻力屈腕试验,抗阻力前臂旋前试验及高尔夫球肘试验阳性。

3. X线检查一般无异常显示。少数病程较长的病例,可提示肱骨内上髁处骨膜增厚影像。

【诊断与鉴别诊断】

(一)诊断依据

1. 前臂内上髁处疼痛、压痛。

2. 腕屈肌紧张试验阳性。

（二）鉴别诊断

肘关节尺侧副韧带损伤　外展、外旋应力常伤及本韧带的前束及后束,合并滑膜损伤,关节肿胀,内侧间隙压痛,伸肘、屈肘、外翻时疼痛,X 线片检查间隙增大。

【推拿治疗】

（一）治疗原则

以舒筋通络、活血止痛为主。

（二）基本治法

1. 取穴　小海、少海、青灵、阿是穴等穴。

2. 主要手法　滚、按、揉、拿、弹拨、擦等手法。

3. 操作方法

（1）滚拿舒筋法:患者坐位或仰卧位。从肘部沿前臂尺侧用滚法治疗,往返 10 次左右,以舒筋通络。

（2）按揉止痛法:按揉少海、小海、青灵、阿是穴,以局部酸胀为度,同时配合拿法沿腕屈肌往返提拿 10 次。

（3）弹拨通络法:可将前臂旋后,放置桌上,肘下垫物。医生用拇指从肱骨内上髁部弹拨屈腕肌腱,反复 10 次,弹拨范围可上下移动。

（4）结束手法:用擦法沿腕屈肌腱治疗,以透热为度。

【其他疗法】

1. 神经阻滞治疗　可取 2% 利多卡因 1ml,泼尼松龙 2~5mg,0.9% 氯化钠注射液 3ml 配制混合液,在肱骨内上髁处适量注射。

2. 物理治疗　用红外线、激光照射、微波、超声波等局部治疗,时间 10~15 分钟。

【预防调护】

治疗期间,避免用力屈腕。注意休息,局部保暖。

【按语】

运用擦法前,先涂以润滑剂,以防止皮肤破损。

# 第二十四节　桡骨茎突部狭窄性腱鞘炎

桡骨茎突部狭窄性腱鞘炎是指桡骨茎突部的肌腱与纤维性鞘管壁摩擦产生炎症,出现肿胀、疼痛的病症。多见于腕部操作劳动者,如瓦工、木工、家庭妇女等,女性多于男性,属于职业性劳损疾病。属中医学"筋伤"范畴。

【解剖】

腱鞘是保护肌腱的滑囊,有内、外两层,内层与肌腱紧密贴附,外层通过滑液腔与内层分开。在两端,内、外两层相互移行而构成封闭的腔隙。内、外层之间有滑液,可润滑肌腱,减少肌腱运动时的摩擦,使之有充分的运动度(图 5-28)。桡骨下端茎突腱鞘内有拇长展肌腱与拇短伸肌腱,两根肌腱通过这个腱鞘,长 7~8cm,进入拇指背侧。腱鞘浅层,被伸肌支持带遮盖;深层为桡骨茎突部之纵沟,形成一个骨纤维性管道,管道的沟浅而窄,表面粗糙不平,两条肌腱被约束在这狭窄又比较坚硬的鞘管内,通过此鞘管后,肌腱折成一定角度,跨过腕

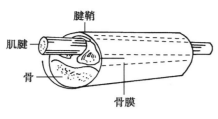

图 5-28　腱鞘模式

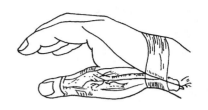

图 5-29　桡骨茎突部腱鞘

关节面附于拇指(图 5-29),当手腕或拇指活动时,此折角角度加大。

【病因病理】

拇指节为手阳明经筋所结,拇指牵拉损伤或外展伸屈劳损,气血瘀阻,津液滞涩,日久黏稠,致使筋肌挛结,屈伸运动受阻。

腕部经常运动或短期内运动过度,腱鞘因摩擦而产生慢性劳损或受到慢性寒冷刺激是导致本病的主要原因。日常生活和生产劳动中,如果经常用拇指捏持操作,使两条肌腱在狭窄的腱鞘内不断地摩擦,日久可引起肌腱、腱鞘的损伤性炎症,如遇寒则症状加重,其主要病理变化是肌腱与腱鞘发生炎症、水肿,腱鞘内外层逐渐增厚,使本来就狭窄的腱鞘管道变得更加狭窄,以致肌腱与腱鞘之间轻度粘连,肌腱从狭窄的腱鞘内通过变得困难,临床上可产生交锁现象,影响到拇指的功能运动。由于肌腱的肿胀、受压,腱鞘内的张力增加,在腱鞘部位产生肿胀疼痛。病理特点是:腱鞘内没有分泌过多的润滑液,组织肥厚而引起疼痛。

【临床表现】

1. 患者自觉腕部桡骨茎突部疼痛,初起较轻,逐渐加重,可放射至手或肩臂部。严重时局部有酸胀感或烧灼感,遇寒或拇指活动时痛剧。

2. 拇指无力,伸拇指或外展拇指运动受限,提物乏力,尤其不能做倒水等动作。日久可引起大鱼际萎缩。

【检查】

1. 桡骨茎突部明显压痛,并有肿胀。

2. 可触及硬结,拇指运动时有摩擦感或摩擦音。

3. 握拳尺偏试验阳性。

【诊断与鉴别诊断】

(一) 诊断依据

1. 桡骨茎突部明显肿胀、疼痛,局部压痛。

2. 腕关节运动受限。

3. 握拳尺偏试验阳性。

(二) 鉴别诊断

1. 腕舟骨骨折　腕桡侧深部疼痛,鼻烟窝部肿胀及压痛,第 1、2 掌骨远端腕部叩击痛阳性。X 线片外展位,常可早期明确诊断。

2. 下尺桡关节损伤　间接扭拧伤为常见原因。下尺桡关节稳定性减弱,握物无力,有挤压痛、异常错动感,转腕可出现响声。前臂旋前时尺骨小头向背侧突出。

【推拿治疗】

(一) 治疗原则

以舒筋活血、顺筋止痛为主。

（二）基本治法

1. 取穴 手三里、偏历、阳溪、列缺、合谷等穴。

2. 主要手法 㨰、推、按、揉、弹拨、拔伸、擦、运动关节等手法。

3. 操作方法

（1）㨰揉舒筋法：患者坐位或仰卧位。医生于前臂伸肌群桡侧施㨰法，上下往返治疗4~5 次。

（2）点穴揉按法：点按手三里、偏历、阳溪、列缺、合谷、鱼际等穴，然后用拇指重点揉按桡骨茎突部及其上、下方，达到舒筋活血止痛之目的。

（3）弹拨理筋法：沿前臂拇长展肌与拇短伸肌至第一掌骨背侧，用弹拨法上下往返治疗4~5 次，重点在桡骨茎突部，以达松解粘连之效。

（4）拔伸运腕法：医生再以一手握住患腕，另一手握其手指进行拔伸，并使患腕掌屈、背伸，同时缓缓旋腕。

（5）推按阳溪穴：以右手为例，医生左手拇指置于桡骨茎突部，食指及中指夹持患者拇指，右手握住患者其他四指向下牵引，同时向尺侧屈曲；然后，医生用左手拇指捏紧桡骨茎突部，用力向掌侧推压挤按，同时右手用力将患者腕部屈曲，再伸展，反复 3~4 次。

（6）结束手法：以桡骨茎突为中心用擦法，以透热为度。

【其他疗法】

1. 神经阻滞治疗 可取 0.2% 利多卡因 2ml、泼尼松龙 1.5ml、0.9% 氯化钠注射液 4ml 配置混悬液，在桡骨茎突处进针，沿着肌腱鞘方向注入混悬液适量。

2. 针刀治疗 对患者进行局部消毒，铺无菌巾，刀口线与肌腱走行平行，刀体与皮面垂直，快速刺入皮肤，到达骨面，同时将粘连组织进行钝性分离，刀下有松动感后出刀。

【预防调护】

避免患侧腕关节的过度运动。避免受凉。嘱患者进行功能锻炼，经常做拇指的外展、背伸运动，可防止肌腱和腱鞘粘连。

【按语】

桡骨茎突狭窄性腱鞘炎的手法治疗，主要是消除水肿、减轻局部炎性反应及松解粘连，手法刺激量不宜过大。使用擦法时可配合药物，并可予以热敷及外敷膏药治疗。

# 第二十五节 腱 鞘 囊 肿

腱鞘囊肿是指发生于关节或腱鞘附近组织的黏液变性囊肿。好发于中青年，以女性多见。多发生于关节的肌腱滑动处，临床上常见于腕部舟、月骨关节背侧面，拇长伸肌腱与指总伸肌腱之间；其次，可见于腕部掌面桡侧腕屈肌腱与拇长展肌腱之间。本病属中医学"瘤病"范畴。

【解剖】

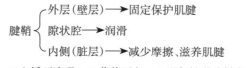

**【病因病理】**

囊肿的外层为较坚韧的纤维结缔组织,内层系类似滑膜白色光滑的内皮膜覆盖,内容物为淡黄色澄清的胶状黏液。有的囊肿基底部较大,并与关节囊或腱鞘相通。由于慢性炎症刺激,囊壁增厚变硬,达到与软骨硬度相似的程度。囊肿可嵌顿于关节间隙,突出于关节或腱鞘附近的皮下,形成半球形的隆起,因其外形像瘤,故属于"瘤病"范畴。日久与周围组织发生粘连,经久不愈。中医学认为本病多为外伤筋膜,邪气所居,气血郁滞而运化不畅,津液积聚于骨节经络而成。

西医学对本病的发病机制尚未明确。与各种急、慢性损伤有一定的关系。关节囊、腱鞘及韧带中的纤维结缔组织由于急性损伤或慢性劳损,局部血液循环障碍而致局限性营养不良,进而发生退行性黏液样变性,遂呈囊肿。或是由于关节囊或腱鞘膜向外突出,形成疝状物。

**【临床表现】**

1. 囊肿　多逐渐发生,成长缓慢,一般呈半球状隆起 1~2cm,外形光滑,边界清楚。

2. 酸胀、疼痛　患者局部酸胀、疼痛,有时会向囊肿周围扩散。

3. 其他　若囊肿和腱鞘相连,患部远端会出现软弱无力的感觉。有时囊肿可压迫其周围的神经和血管,从而出现相应的神经压迫症状。

**【检查】**

1. 囊肿在皮下,高出皮面,或大或小,呈圆形或椭圆形,无明显压痛,与皮肤无粘连。

2. 早期,囊肿呈半球形隆起,柔软、推之可动,时大时小,有轻度波动感。后期,因纤维化改变,囊肿则变得小而坚硬(软骨样硬),用力按压时有酸胀、疼痛感,或向囊肿周围放射疼痛。

**【诊断与鉴别诊断】**

(一) 诊断依据

1. 多有外伤刺激或慢性劳损的病史。

2. 在关节面或腱鞘处可见高出皮肤,且呈圆形或椭圆形的囊肿。

3. 质地较软,可有波动感,无压痛。

4. 若病程较长,囊肿变硬。

(二) 鉴别诊断

1. 滑膜囊肿　为类风湿关节炎并发症,或属一个症状。特点是炎性过程广泛,病变范围扩大,基底部较宽广。

2. 腕背骨膨隆症　又称腕凸症。多发生于骨性挤压伤、急性或慢性暴力伤、肌肉牵拉或慢性劳损等,主要症状为第 2、3 腕掌关节背侧隆突畸形,疼痛、压痛明显,过度背伸和抗阻力时症状加重。X 线片显示,关节间隙狭窄,不平整,或骨质增生。

**【推拿治疗】**

(一) 治疗原则

以活血化瘀、理筋散结为主。

(二) 基本治法

1. 取穴　囊肿周围相应穴位。

2. 主要手法　按、压、叩、击等手法。

3. 操作方法(以腕背侧为例)

（1）按压挤破法：患者坐位。医生将患者腕部固定并掌屈，然后用右指将囊肿用力持续按压，直至挤破囊肿。治疗后加压包扎 2~3 天，本法适用于一般囊肿。

（2）叩击击破法：将患腕平置于软枕上，腕背向上并呈掌屈。医生一手固定患腕，另一手持硬而平坦的击打物（弯盘或叩诊锤），用力迅速而准确地向囊肿叩击，往往一下即可击破，如囊肿坚硬一次未击破时，可加击 1~2 下。本法适用于囊肿大而坚硬者。

**【其他疗法】**

1. 药物治疗　囊壁已破，囊肿变小，局部仍较肥厚者，可用茴香酒搓擦，使肿块进一步消散。

2. 穿刺法　局部皮肤常规消毒，以三棱针、火针快速刺入囊肿 3~5 次，然后将囊肿内液体挤出，挤破后用绷带加压包扎固定 2~3 天。

**【预防调护】**

经数次手法治疗无效，或经常复发的囊肿，可考虑外科手术治疗。治疗期间，发生囊肿的关节应避免用力，无论任何治疗后加压包扎固定 2~3 天。

**【按语】**

少数囊肿能自行消失，并不再复发。但多数囊肿继续存在，或进行性增大者，必须进行相应治疗。腱鞘囊肿易发部位的顺序是：腕关节背部、腕关节的掌侧面、手指背面和掌面、足背部、趾背部、腕关节的侧面和腘窝。其中腕手部腱鞘囊肿占 70% 左右。

# 第二十六节　下尺桡关节损伤

下尺桡关节损伤是指由直接或间接暴力导致下尺桡关节间距增加、桡腕关节软骨盘撕裂、周围韧带损伤，引起以腕关节上部疼痛、功能障碍为主要表现的病症，又称"下尺桡关节分离症"。本病好发于青壮年，属中医学"筋骨损伤病""伤筋""骨错缝"范畴。

**【解剖】**

$$下尺桡关节 \begin{cases} 桡骨远端半月切迹（尺骨切迹）\\ 尺骨小头的桡侧半环形关节面 \end{cases}$$

下尺桡关节由桡骨远端半月切迹和尺骨小头的桡侧半球形关节面组成。属于双驱轴滑车关节，桡骨和手的旋转以尺骨为轴，可以有 150° 范围的旋转。由于解剖结构差异，两者的关节面不完全匹配，当旋转时两者间发生滚动和滑动的联合运动，周围软组织是稳定下尺桡关节的主要因素。其中有三角纤维软骨复合体，有尺侧伸腕肌、旋前方肌、骨间膜和其他旋前、旋后肌。三角纤维软骨复合体又称尺腕复合体，是下尺桡关节旋转过程中维持稳定的最重要组织结构（图 5-30）。

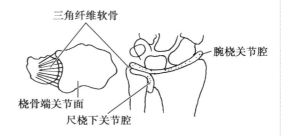

图 5-30　腕关节软骨盘

**【病因病理】**

下尺桡关节为手太阳、手少阳、手太阴经筋所络结，凡用腕失度，或跌仆支撑伤及筋节，筋失约束,骨错缝,或积劳于窍,筋弛失固,骨错缝,致使筋络拘挛,气血瘀滞而肿痛。

现代医学认为本病与下列因素有关:

1. **急性损伤** 大多数患者有明显的外伤史,如前臂旋转过程中,因掌部固定,而前臂仍继续用力旋转,力量及范围过大,这样首先引起三角软骨盘前后两条韧带的紧张。若旋转暴力继续增加,则引起韧带的断裂。这时暴力若终止,三角软骨盘不受损伤,但下尺桡关节也可松动分离。如旋转力未终止而继续增加,三角软骨盘没有韧带的保护,可由其连结的薄弱部分即与桡骨相连接处撕裂,造成下尺桡关节松动分离。如果腕部受到冲击暴力,暴力会损伤三角软骨盘中央最薄弱的部分,使之破裂,造成下尺桡关节分离。

2. **慢性劳损** 长期做前臂旋转动作可使腕部韧带产生慢性劳损,腕关节周围肌腱、韧带等软组织力量下降,活动超出正常范围,使腕关节松弛,易造成下尺桡关节损伤。

3. **三角软骨盘先天发育不良** 三角软骨盘先天发育不良是发病的内在因素。

【临床表现】

1. **疼痛、肿胀** 急性期时患者腕部疼痛、无力,疼痛以尺、背侧最为突出。下尺桡关节背侧轻度肿胀。前臂旋前、旋后运动受限,动则疼痛加剧。

2. 病情较重者,急性期过后腕部尺背侧仍有疼痛乏力,握力减退,不能端举重物或用力做腕部扭转运动,如洗衣、拧毛巾等。

3. 如三角软骨盘完全破裂,则挤压尺骨小头可出现向背侧或掌则移位,并有疼痛。

4. **其他** 病久者,腕部酸软无力,或腕背部骨缝发凉等。

【检查】

1. 下尺桡关节的背侧或掌侧有明显的压痛。如三角软骨盘有破裂者,推尺骨小头向掌侧或背侧时,出现疼痛及"咯吱"响声。

2. 被动做腕关节旋前或旋后时,腕关节背侧疼痛可加重,出现清脆的响声或交锁现象。

3. 部分患者下尺桡关节松弛,尺骨茎突较正常隆起,容易前后推动,且有松动感。

4. **X 线片** 可见下尺桡关节分离或尺骨头脱位。

5. **CT 扫描** 可对远端桡尺关节受损状态评估,对桡尺比例的把握更为精准,能够直接观察下尺桡关节的横断关节面,有助于检测出桡尺关节病理变化。

【诊断与鉴别诊断】

(一) 诊断依据

1. 有外伤史。

2. 下尺桡关节背侧轻度肿胀。

3. 腕部疼痛、乏力,关节运动受限。

4. X 线片、CT 可见下尺桡关节分离或尺骨头脱位。

(二) 鉴别诊断

1. **腕关节骨折脱位** 可见腕部肿胀、疼痛,压痛阳性,腕关节活动受限,肌力降低等。但腕关节骨折脱位可见到明显的畸形,触及较明显的骨质异常活动等症状,X 线可见腕关节骨质对应关系紊乱或明显的骨折等。

2. **腕月状骨无菌性坏死** 有外伤史或慢性劳损史,腕部疼痛,腕背部稍肿,腕关节伸屈受限,以背伸受限较为显著。腕背正中相当于月骨处有明显压痛,X 线片表现为早期月骨密度增高或囊性改变,但轮廓无明显改变,中期可见月骨变形或碎裂,晚期有腕关节创伤性关节炎。

【推拿治疗】

（一）治疗原则

以舒筋活血、理筋整复为主。

（二）基本治疗

1. 取穴　外关、内关、阳池、阳谷、腕骨、神门等穴。

2. 主要手法　一指禅推、按、揉、点、拔伸、运动关节、整复等手法。

3. 操作方法

（1）损伤后下尺桡关节距离增宽且无软骨盘破裂者，先用手法将分离的桡尺骨远端复位。患者正坐，肘关节伸直，掌心向下。医生一手捏定尺骨远端，另一手捏定桡骨远端，上臂夹住固定患肢上臂，在患者配合下，两手分别拔伸牵引尺、桡骨远端约 2 分钟，然后上下、左右缓缓活动桡、尺骨远端，在此状态下，医生使患者前臂旋后，最大限度地屈肘数次，患者手指能触碰到肩部最佳，可听到腕关节或下尺桡关节的复位声或局部关节的弹跳感。然后用一指禅推法或按揉法，按揉腕关节背侧和下尺桡关节区域 6~8 分钟。点按外关、养老、阳池、阳谷、腕骨、内关、神门等穴，共 1~3 分钟。医生双手握住患者患侧腕掌部，在牵引状态下缓慢活动腕关节，使之背伸、掌屈、桡侧屈、尺侧屈和环转，操作 1~2 分钟。擦下尺桡关节掌侧面、背侧面，均以透热为度，1~2 分钟。

（2）若处在急性期而同时三角软骨盘有破裂的患者，应用桡尺骨远端复位法复位后，用绷带略加压包绕局部或戴护腕固定，应用消炎镇痛药物 3 天，待局部疼痛明显减轻后，方可进行后续的常规推拿。

【其他疗法】

1. 中药热敷　以活血化瘀中药热敷，时间 20~30 分钟。

2. 物理治疗　用红外线等局部照射 30 分钟。

【预防调护】

解除固定后，若有关节活动不利或手腕疼痛活动不适，应及早采取相应的推拿手法进行处理。对后期患者，可戴护腕保护下尺桡关节 3~5 周，避免做前臂过度旋转动作。指导患者进行握拳及腕、肘关节屈伸等功能活动，并注意腕部保暖，避免寒冷刺激。

【按语】

推拿为常用的治疗方法，但应注意对已确诊为下尺桡关节间隙增宽或尺骨茎突移位并伴有软骨盘破裂者，不宜用复位手法。在治疗的同时应加强腕部功能锻炼，尤其是腕部及手指屈肌的力量练习。3~5 周疼痛消失时，练习腕伸屈及前臂旋转运动，但以不增加腕部疼痛为宜。

# 第二十七节　腕管综合征

腕管综合征是指由于腕部骨折、脱位或筋肉组织劳损等，导致正中神经在腕管内受到压迫，引起以桡侧三个半手指麻木、疼痛和腕关节屈伸活动受限，叩击腕管及屈腕压迫试验阳性为主要特征的病症，又称"腕管狭窄症""正中神经挤压征"。女性多于男性。属中医学"筋伤"范畴。

【解剖】

腕关节掌侧横行韧带（宽 1.5~2.0cm，长 2.5~3.0cm），桡侧附着于舟骨结节及大多角骨结节,尺侧端附着于豌豆骨及钩状骨,该韧带与腕骨连接构成一"腕管",是一个骨纤维管道,其背面由八块腕骨组成,掌面由坚韧的腕横韧带构成;腕管内部除一根正中神经通过外,还有 9 根指屈肌腱通过(图 5-31),正中神经至腕部以下分出肌支,支配鱼际肌及第 1、2 蚓状肌。其感觉支,掌侧分布于桡侧三个半手指和鱼际皮肤,背侧分布于桡侧三个半手指的中、末节手指,"腕管"间隙狭窄,易产生腕管综合征。

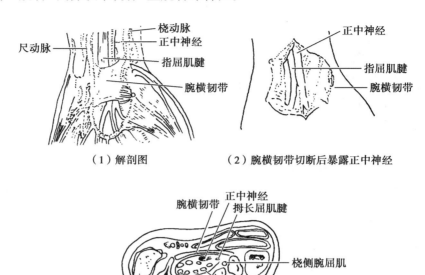

（1）解剖图　　　　　　　（2）腕横韧带切断后暴露正中神经

（3）腕关节横剖面

图 5-31　腕管

**【病因病理】**

本病由于急性损伤或慢性劳损,使血瘀经络;或由寒湿淫筋,风邪袭肌,致气血流通受阻而引起。中医认为,劳伤痹痛,气血凝滞,则皮肉肿痛,筋骨挛折,肿硬麻木,属郁闭瘀结之象。

腕部遭受某种损伤时,腕管内压力增高,正中神经受到直接压迫,就会产生神经功能的障碍。腕部外伤,包括骨折、脱位、扭伤、挫伤,改变了腕管的形状,减少了腕管原有的容积;炎性改变,腕管内各肌腱周围发生慢性炎性病变,如非特异性屈肌肌腱滑膜炎、类风湿性肌腱滑膜炎、急性钙化性肌腱炎等,滑膜鞘增生,体积增大;占位性病变,腱鞘囊肿、良性肿瘤、恶性肿瘤引起腕管内容物增多;慢性劳损,如过度的掌屈、背伸,或退行性变,腕骨骨质增生;内分泌紊乱,多见于妊娠、哺乳、绝经期的妇女,也见于糖尿病、甲状腺功能低下的患者。以上因素可致腕管相对或绝对的变窄,腕管内正中神经被挤压而产生神经压迫症状。

**【临床表现】**

1. 初期　主要为正中神经受压症状,患手桡侧三个半手指(拇、食、中、1/2 环指)有感觉异样、麻木、刺痛,一般夜间较重,当手部温度增高时更显著,劳累后症状加重,甩动手指症状可缓解。偶可向上放射到臂、肩部。患肢可发冷、发绀、运动不利。

2. 后期　患者出现鱼际肌(拇展短肌、拇对掌肌)萎缩、麻痹及肌力减弱,拇指外展、对掌无力,握力减弱。拇、食、中指及环指桡侧的一半感觉消失;拇指处于手掌的一侧,不能单侧外展(即拇指不能与掌面垂直)。

3. 肌萎缩程度常与病程长短有密切关系,一般在病程 4 个月以后可逐步出现。

【检查】

1. 感觉障碍,多数患者痛觉减退,少数患者感觉敏感,温度觉、轻触觉不受累,痛觉改变以拇、食、中三指末节掌面为多。

2. 大鱼际肌萎缩,拇指外展、对掌功能受限。

3. 手掌叩击试验阳性。叩击腕部屈面正中时,可引起手指正中神经分布区放射性触电样刺痛。

4. 屈腕试验阳性。

5. 以止血带阻断手臂血液循环(其压力应在收缩压与舒张压之间),可使症状重新出现并加剧。

6. 后期肌电图检查可提示大鱼际肌出现神经变性。

7. X 线片可见腕部骨质增生、腕骨陈旧性骨折、脱位等骨性改变的征象。

【诊断与鉴别诊断】

(一)诊断依据

1. 腕部有外伤史或劳损史。

2. 痛觉改变以拇、食、中三指末节掌面为多。

3. 手掌叩击试验阳性。

4. 屈腕试验阳性。

(二)鉴别诊断

1. 神经根型颈椎病　神经根受刺激时,麻木不仅在手指,而在颈臂部均有疼痛麻木感,臂丛神经牵拉试验和叩顶试验阳性。尚有颈肩部的症状。

2. 多发性神经炎　症状常为双侧性,且病变部位不局限在正中神经,尺、桡神经均受累,有手套状感觉麻木区。

【推拿治疗】

(一)治疗原则

以舒筋通络、活血化瘀为主。

(二)基本治疗

1. 取穴　曲泽、内关、大陵、鱼际、列缺、劳宫等穴。

2. 主要手法　一指禅推、按、揉、摇、擦、拔伸等手法。

3. 操作方法

(1)按揉舒筋法:患者正坐,将手伸出,掌心朝上置放桌上。医生用拇指按揉法沿手厥阴心包经从前臂至手往返治疗,反复 3~4 次。重点治疗腕管及大鱼际处,手法先轻后重。

(2)点揉活血法:点揉曲泽、内关、大陵、鱼际等穴,以局部酸胀为度。时间 1~3 分钟。

(3)摇腕捻指法:摇腕关节及指关节,捻指关节 10 次。

(4)活动关节法:患者正坐,前臂置于旋前位,手背朝上。医生双手握患者掌部,一手在桡侧,另一手在尺侧,而拇指平放于腕关节的背侧,以拇指指端按入腕关节背侧间隙内,在拔伸情况下摇晃腕关节,后将手腕在拇指按压下背伸至最大限度,随即屈曲,并左右各旋转其手腕 2~3 次。

(5)结束手法:擦腕掌部,以透热为度。

【其他疗法】

1. 神经阻滞治疗　在腕横纹中点处行封闭治疗,可取 0.2% 利多卡因 4ml、泼尼松龙 1ml 配制混悬液,适量注射。

2. 手术治疗　对症状严重,经非手术治疗无效的病例,或鱼际肌明显萎缩者,可考虑外科手术切断腕横韧带,以解除对正中神经的挤压。

【预防调护】

治疗期间,腕部避免用力和受寒。注意患腕休息,避免用力屈伸腕关节,或戴护腕保护。嘱患者进行功能锻炼,拇指与各指轮流划圈及拇指压各指第 2 节,或者手握圆珠笔或铅笔,在手中滚动,练习精细动作,促进功能恢复。

【按语】

在操作治疗中,做腕关节的拔伸牵引和被动运动时,切忌用强力、暴力,以免发生新的损伤。尤其因类风湿关节炎所致者,更需注意。

# 第二十八节　梨状肌综合征

梨状肌综合征是指因梨状肌发生损伤、痉挛、变性,以致坐骨神经的出口狭窄,从而使通过该孔的坐骨神经和其他骶丛神经及臀部血管遭受牵拉、压迫并产生相应的临床症状,主要表现以臀部疼痛并下肢放射性疼痛为主要特征。又称为"梨状肌损伤""梨状孔狭窄综合征""坐骨神经出口综合征"。多见于青壮年。

【解剖】

梨状肌
- 位置:臀部中层
- 起点:第 2 至 4 骶椎前面的骶前孔外侧
- 中间:穿过坐骨大孔出骨盆至臀部
- 止点:股骨大粗隆顶部
- 体表投影:尾骨尖至髂后上棘连线中点至股骨大转子连线中内 2/3 处
- 梨状肌孔
  - 梨状肌上孔:臀上神经,臀上动、静脉
  - 梨状肌下孔:阴部神经血管束、股后皮神经、臀下神经血管束、坐骨神经(图 5-32)
- 支配神经:受第 1、2 对骶神经支配
- 作用:伸髋时能使髋关节外旋,屈髋时可使髋外展外旋

【病因病理】

骶尻部位为足少阳胆经经筋所络,凡因闪、扭、蹲起、跨越等损伤,或因受风寒湿邪侵袭,均可导致气血瘀滞,经络不通,循足少阳经筋出现筋络挛急疼痛;若累及足太阳经筋则出现循足太阳经筋痛。

现代医学认为本病与下列因素有关:

1. 急、慢性损伤　梨状肌急、慢性损伤多由间接外力所致,如闪、扭、跨越、负重下蹲等,尤其在下肢外展、外旋位突然用力;或外展、外旋蹲位突然起立;或在负重时,髋关节突然内收、内旋,使梨状肌受到过度牵拉而致撕裂损伤。病理表现为梨状肌撕裂、局部出血、水肿,

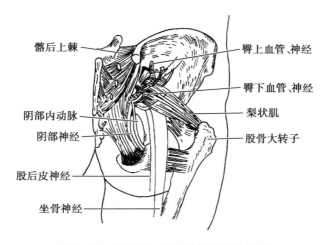

图 5-32　梨状肌与周围血管神经的关系

引起无菌性炎症,肌肉产生保护性痉挛,日久,还可出现局部粘连,刺激或压迫周围的神经、血管而产生下肢放射痛等症状。

2. 坐骨神经伴梨状肌变异　梨状肌与坐骨神经关系密切,正常情况下,坐骨神经紧贴梨状肌下孔穿过骨盆到臀部,临床约占 62%;而梨状肌变异或高位分支约占 38%。这种变异是指坐骨神经和梨状肌的解剖位置发生改变,共有两种类型:一种是指坐骨神经高位分支,即坐骨神经在梨状肌处就分为腓总神经和胫神经,腓总神经从梨状肌肌腹中穿出,而胫神经在梨状肌下孔穿出,约占 35%;另一种是坐骨神经从梨状肌肌腹中穿出,或从梨状肌上孔穿出,约占 3%。在临床上梨状肌综合征好发于上述变异,显然和这一解剖结构上的异常情况有密切关系。一旦梨状肌因损伤或受风寒湿邪,即可使梨状肌痉挛收缩,导致梨状肌营养障碍,出现弥漫性水肿、炎症而使梨状肌肌腹钝厚、松软、弹性下降等,使梨状肌上、下孔变狭窄,从而刺激或压迫坐骨神经而出现一系列临床症状。

【临床表现】

1. 疼痛　轻者患侧臀部有深层疼痛、不适或酸胀感,重者疼痛可呈牵拉样、烧灼样、刀割样或呈跳痛,且有紧缩感,疼痛可沿坐骨神经分布区域出现下肢放射痛。疼痛卧床休息减轻,坐位、行走或弯腰时加重。偶有小腿外侧麻木,会阴部下坠不适。

2. 运动受限　患侧下肢不能伸直,自觉下肢短缩,间歇性跛行或呈鸭步移行。髋关节外展、外旋运动受限。

3. 咳嗽、大便、喷嚏时疼痛加剧。

【检查】

1. 患侧臀部沿梨状肌体表投影区深层有明显压痛。

2. 在梨状肌体表投影区可触及条索样改变或弥漫性肿胀的肌束隆起,日久可出现臀部肌肉松弛、无力,严重者出现萎缩。

3. 患侧下肢不能伸直,自觉下肢短缩,间歇性跛行或呈鸭步移行。

4. 髋关节外展、外旋运动受限。

5. 患侧下肢直腿抬高试验,在 60° 以前疼痛明显,当超过 60° 以后,疼痛反而减轻。

6. 梨状肌紧张试验阳性。

7. X 线片可排除髋部骨性病变。

【诊断与鉴别诊断】

（一）诊断依据

1. 大部分患者有髋部闪、扭、跨越或蹲位负重起立等外伤史,部分患者有臀部受凉史。

2. 患侧臀部疼痛,严重者患侧臀部呈烧灼样、刀割样疼痛或跳痛,多伴有患侧下肢放射痛,行走困难或跛行。

3. 患侧直腿抬高试验,在 60° 以前疼痛明显,超过 60° 后疼痛反而减轻。

4. 梨状肌紧张试验阳性。

（二）鉴别诊断

1. 腰椎间盘突出症　腰部疼痛伴一侧下肢放射性疼痛或麻胀,当腹压增高(如咳嗽)时会加重麻木。患椎旁深压痛、叩击放射痛、直腿抬高试验和加强试验阳性、挺腹试验阳性。CT 扫描可见椎间盘膨出或突出表现,神经根或脊髓受压。

2. 臀上皮神经损伤　以一侧臀部及大腿后侧疼痛为主,痛不过膝,在髂嵴中点下方 2cm 处有一压痛明显的条索状物,梨状肌紧张试验阴性。

【推拿治疗】

（一）治疗原则

以舒筋通络、解痉止痛为主。

（二）基本治疗

1. 取穴　环跳、承扶、风市、阳陵泉、委中、承山等穴。

2. 主要手法　㨰、拿揉、按、点、弹拨、推、擦、运动关节等手法。

3. 操作方法

（1）急性期（发作期）

1）㨰揉舒筋法:患者俯卧位。患侧髋前垫枕,使髋、膝关节屈曲内收。医生站于患侧,先用柔和而深沉的㨰法、拿揉法、按揉法等施术于臀部及大腿后侧,往返操作 5~8 次,使臀部及大腿后侧肌肉充分放松。

2）点拨通络法:用拇指或肘尖点揉梨状肌及周围痛点,用拇指弹拨痉挛的梨状肌肌腹,重复操作 3~5 次,以达到通络止痛的目的。

3）点按止痛法:用点按法点按环跳、承扶、委中、承山等穴,时间每穴 1 分钟,以酸胀为度。

4）掌推理筋法:用掌推法,顺梨状肌纤维方向反复推 3~5 次,力达深层,达到理筋目的。

5）关节活动法:患者取仰卧位。医生一手位于踝关节处,另一手握膝关节,并使膝髋关节屈曲的同时做内收外旋运动,范围由小逐渐加大,当达到最大限度时使髋关节向相反方向做外展内旋运动,重复 5 次。

（2）慢性期（缓解期）

1）㨰揉舒筋法:患者俯卧位。医生用㨰法、拿揉法、掌按揉法等手法施术于臀部及下肢后侧,往返操作 5~8 次,使臀部及大腿后侧肌肉充分放松。

2）弹拨解痉法:用拇指或肘尖用力弹拨条索样之梨状肌腹,以患者能忍受为度,重复 3~5 次,以达到通络止痛目的。

3）点按止痛法:用点按法点按环跳、承扶、风市、委中、承山、阳陵泉、昆仑等穴,每穴 0.5~1 分钟,以酸胀为度。

4）关节活动法:医生一手扶按臀部,另一手托扶患侧下肢,做髋关节的后伸、外展及外旋等被动运动,使之松解粘连,解痉止痛。

5)结束手法:沿梨状肌肌纤维方向用擦法,以透热为度。

【其他疗法】

1. 针刺治疗　取阿是穴、环跳、承扶、殷门、委中、阳陵泉等,留针 20 分钟。

2. 神经阻滞治疗　在梨状肌体表投影区行封闭治疗,可取泼尼松龙 25mg、1% 的利多卡因 10ml 配制混悬液,适量注射。

【预防调护】

注意局部保暖,避免受凉。纠正不良生活习惯,如闪、扭、跨越、负重下蹲时动作宜慢,避免用力过猛。急性期减少髋部运动以利于损伤组织的修复,后期进行腰臀部及下肢功能锻炼。

【按语】

推拿治疗的关键是缓解梨状肌痉挛,解除对神经、血管的压迫;同时加速血液循环,促进新陈代谢,改善局部组织的营养供应,以利于损伤组织的修复。因梨状肌位置较深,临床常用按揉法和弹拨法操作。治疗时避免使用蛮力,以防加重病情。

# 第二十九节　髋关节滑囊炎

髋关节滑囊炎指因急性或慢性损伤、过度摩擦、感染、化学反应、类风湿病变等,引起髋关节周围滑囊积液、肿胀等无菌性炎性反应的疾病。

【相关解剖结构】

髋关节滑囊 $\begin{cases} 坐骨结节滑囊:两侧坐骨结节部的坐骨结节与臀大肌之间 \\ 股骨大转子滑囊:臀大肌肌腱移行于髂胫束处与股骨大转子后外侧之间 \\ 髂耻滑囊:又称为髂腰肌滑囊,位于髂腰肌和骨盆之间 \end{cases}$

滑囊具有减少摩擦、缓冲震荡的作用。

【病因病理】

髋关节过度劳累,或损伤,或为风寒湿邪所侵,导致气血凝滞,津液输布受阻,瘀滞为肿,经筋拘挛为痛,不通则痛,影响屈伸。

不同部位的滑囊炎,其病因病理各不相同。

(一)坐骨结节滑囊炎

坐骨结节滑囊炎是最常见的一种,多发于体质瘦弱而久坐工作的中老年人,臀部摩擦、劳损挤压而引起局部炎症,有时被称为“织布臀”或“船夫臀”。由于坐骨结节滑囊长期被挤压和摩擦,渗出液增多而吸收缓慢,导致其囊壁逐渐增厚或纤维化,少数则因臀部外伤而致。坐骨结节滑囊解剖位置多变,主要位于坐骨结节与臀大肌之间,是为了适合生理及病理的需要,在臀部受压迫及摩擦的基础上产生,不是在胚胎发育中形成的,这些滑囊没有内皮细胞,因此不会产生滑液,但过度摩擦会造成滑膜充血、水肿、增厚、渗出,导致滑液增多,压迫周围组织,引起坐骨结节滑囊炎。

(二)股骨大转子滑囊炎

该滑囊位置表浅,凡直接或间接的外伤、髋关节的过度运动均可导致股骨大转子滑囊的损伤,从而引起滑囊积液、肿胀和炎性反应的症状。早期主要为囊内浆液性渗出增加,形成局限性肿胀,日久则因滑囊壁变厚,渗出液的吸收受到阻碍所致。

(三)髂耻滑囊炎

髂耻滑囊炎的发病机制目前尚不明确,与髋关节感染、创伤、劳损、关节炎及撞击综合征有关。髂耻滑囊与髋关节囊相通,当髋关节滑膜增生、渗出、过度分泌导致关节囊内压升高,使关节囊内液体推送至髂耻滑囊较低的压力区域,导致髂耻滑囊扩张。故凡髋关节的损伤均可引起局部无菌性炎症而影响到髂耻滑囊,从而发生滑囊炎。

【临床表现】

1. 坐骨结节滑囊炎 患者坐骨结节部疼痛、肿胀、压痛,久坐不能,坐硬板凳时疼痛加剧,臀肌收缩时可产生疼痛并向臀部放射,坐骨神经受刺激时,可出现坐骨神经痛。

2. 股骨大转子滑囊炎 股骨大转子的后方及上方可有压痛和肿胀,行走时有弹响声。患者不能向患侧卧,髋关节内旋可使疼痛加剧,外展、外旋位时疼痛减轻。

3. 髂耻滑囊炎 典型临床表现为急性发生的局部疼痛,具体表现为髋部或腹股沟区突然出现不同程度疼痛,臀部会出现轻度到中度疼痛,并放射到大腿前侧和股三角外侧。行走、屈伸髋关节等活动时,疼痛加剧,患者常常表现出“婴儿步伐”。患侧大腿常呈屈曲位。

【检查】

1. 坐骨结节滑囊炎 可在坐骨结节部触及边缘清晰的椭圆形肿物并与坐骨结节部相连。肿块大小不定,张力较大,该滑囊易出血,抽出液常为血性液体。常可出现4字试验、屈髋屈膝试验阳性。MRI 检查可以发现坐骨结节周围软组织的炎性病变。

2. 股骨大转子滑囊炎 粗隆部肿胀,其后方的生理凹陷消失,局部压痛。肿胀明显时,局部可触及肿块,时有波动感。髋关节屈曲呈外展外旋位,被动运动不受限。X 线检查一般无异常,偶见大转子周围钙化影。

3. 髂耻滑囊炎 滑囊过度肿胀时腹股沟的正常凹陷消失或隆起。髋关节运动受阻,疼痛可沿大腿前侧放射至小腿内侧。MRI 检查可以发现完整的髂耻滑囊,但在破裂时会出现腹股沟区域及髋部周围软组织炎性改变。

【诊断与鉴别诊断】

(一)诊断依据

1. 髋关节疼痛、肿胀、跛行,行走或上楼时更明显。

2. 相应滑囊部位压痛。

3. 髋关节 CT 检查可见关节积液征象。

(二)鉴别诊断

1. 坐骨结节皮脂腺囊肿 一般多在坐骨结节表浅部可触及边缘较清楚的肿物,多与皮肤相粘连。

2. 梨状肌综合征 一般臀部疼痛,压痛点在梨状肌投影区,坐骨结节无疼痛,且大腿内旋、外旋,牵拉坐骨神经的动作时可加重疼痛,并出现放射痛。

3. 股骨大转子结核性滑囊炎 发病较慢,局部压痛较轻,可有肿块,抽出的液体中可见到脓液或干酪样的物质,X 线片上可发现股骨大转子有骨质破坏征象。

【推拿治疗】

(一)治疗原则

以舒筋活血、通络止痛为主。

（二）基本治法

1. 取穴 秩边、环跳、髀关、居髎、阿是穴等穴。

2. 主要手法 滚、按、揉、摇、弹拨、擦、运动关节等手法。

3. 操作方法

（1）坐骨结节滑囊炎

1）滚揉舒筋法：患者俯卧位。医生用滚法、按法、揉法等松解类手法作用于坐骨结节部及其周围，时间约 8 分钟；再用拇指按揉患侧秩边、环跳、居髎、阿是穴等穴共 3~5 分钟。

2）弹拨通络法：患者取俯卧位。以坐骨结节部痛点为重点，在坐骨结节局部施弹拨法治疗 1 分钟。若扪及囊性肿块可适当增加弹拨力度。

3）结束手法：患者侧卧位，患肢屈膝屈髋。按揉髀关穴，再用空拳或空掌叩击坐骨结节部，自上而下推擦此处数次，以透热为度。

（2）股骨大转子滑囊炎

1）滚揉舒筋法：患者侧卧位，患侧在上。医生用滚、揉法以放松髋部外侧肌肉，时间约 8 分钟。

2）弹拨通络法：在股骨大转子局部施弹拨法治疗 1 分钟。

3）结束手法：在股骨大转子滑囊处用擦法治疗，以透热为度。

（3）髂耻滑囊炎

1）滚揉舒筋法：患者仰卧位，膝、髋关节稍屈曲。医生用揉法于腹股沟区，时间约 5 分钟。

2）弹拨通络法：在股三角外侧部施弹拨治疗 1 分钟。

3）关节活动法：患者双腿伸直。医生一手扶髋部前方，另一手握住小腿，轻轻摇晃髋关节，同时配合髋关节做屈伸运动。

4）结束手法：在髋关节前侧和外侧用擦法治疗，以透热为度。

【其他疗法】

1. 物理治疗 用红外线照射，时间 30 分钟。

2. 针刺治疗 取相应阿是穴，可用针刺法、电针法治疗，留针 20 分钟。

【预防调护】

不宜久坐，不宜坐硬椅。采用健侧卧，应避免向一侧长时间卧床。治疗期间应注意减少髋部运动，如上下楼、跑步等。

【按语】

髋关节滑囊炎主要是因为过度劳累、轻度外伤和外感风邪而出现的无菌性炎症，患者髋关节伸屈活动不会受限，因此治疗的关键在于消除疼痛。以往外科治疗中主要采用开放手术，但术后容易出现粘连瘢痕，影响患者髋关节的正常生理功能与美观。推拿治疗可有效改善患者疼痛症状。髋关节滑囊炎早期诊断、早期治疗效果好，如有反复发作者，只要坚持治疗，适当休息，一样会取得满意疗效。

# 第三十节 髋关节扭伤

髋关节扭伤是由于外伤或劳损导致髋关节周围软组织损伤，出现无菌性炎症或关节粘连，引起髋关节疼痛和运动功能受限的病症，统称为髋关节扭伤。常见于 4~10 岁的儿童、运动员和从事重体力劳动的成年人。属中医学"筋伤"范畴。

【解剖】

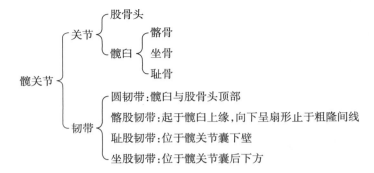

髋关节周围有丰富的肌肉,既能控制髋关节的运动,又能起到保护和稳定髋关节的作用。髋关节的神经主要来自坐骨神经和闭孔神经前支,后者又有一感觉支分布于膝关节,故髋关节疾患往往反映为膝部疼痛,而被误认为膝部疾患。

【病因病理】

中医学认为多由外感风寒湿邪,复又损伤而致。《医宗金鉴·正骨心法要旨》有"胯骨……若素受风寒湿气,再遇跌打损伤,瘀血凝结,肿硬筋翻,足不能直行"的记载。

现代医学认为本病与下列因素有关:

1. 急性损伤 由于遭受直接或间接暴力,导致髋关节囊和关节软骨的损伤,产生软骨破裂和囊内渗出、血肿,引起局部疼痛和功能受限。如跌仆、扭转,或自高处落下,使髋关节负重过大导致损伤。如下肢过度后伸则损伤前侧;用脚踢球踢空时,或弯腰搬重物容易伤及后侧;过度内收或局部撞击容易伤及外侧;下肢过度外展、外旋容易伤及内侧。急性损伤是造成髋关节扭伤的主要原因。

2. 慢性劳损 多由于长途行走、登山等使髋关节长期过度运动,其关节马蹄形软骨受到过多的摩擦损伤,使髋关节产生无菌性炎症和粘连,从而影响关节的运动功能。

【临床表现】

1. 患侧髋关节和腹股沟处有疼痛和压痛,或有轻度肿胀。

2. 髋关节运动功能受限,行走困难,行走时疼痛加剧,不敢屈髋关节,站立时呈外展外旋状,行走时步态跛行,平卧时可见骨盆倾斜向患侧,两腿长短不齐。

3. 急性损伤或发作时,患足不能负重,髋关节向其他方向运动均可出现疼痛加剧。

【检查】

1. 患侧腹股沟和髂前上棘后缘有明显压痛。髋关节无纵轴叩击痛。

2. 腹股沟部可略有肿胀,患髋呈保护性体位,外展外旋屈曲,不能伸直。

3. 髋关节外展、内收、内外旋转功能受限。

【诊断与鉴别诊断】

(一)诊断依据

1. 髋部外伤或劳损史。

2. 患侧腹股沟和髂前上棘后缘有明显压痛,患髋外展外旋屈曲,不能伸直。

3. 髋关节外展、内收和内外旋障碍明显。

4. X 线片可排除股骨颈骨折、髋关节骨折及脱位可能。

（二）鉴别诊断

1. 髋关节结核　有结核病史,髋部疼痛、压痛和叩击痛,跛行。X线片可显示髋臼或股骨头有骨质破坏,关节间隙狭窄等改变。

2. 类风湿关节炎　关节对称性肿胀,X线片检查显示关节周围骨质疏松,关节周围骨质中的骨小梁减少、萎缩及变细。

【推拿治疗】

（一）治疗原则

以舒筋通络、活血化瘀、行气止痛为主。

（二）基本治疗

1. 取穴　环跳、居髎、殷门等穴。

2. 主要手法　点、按、擦、揉、弹拨、摇、拔伸、运动关节等手法。

3. 操作方法

（1）擦揉舒筋法:患者俯卧位。医生先用揉法、擦法作用于臀部,以松解局部肌肉,时间约3分钟。

（2）点按通络法:在居髎、环跳、殷门等穴施行点按法,以有明显酸胀感为度。时间约5分钟。

（3）关节活动法:医生以一手按其髋部,另一手托起患肢,施行髋关节被动后伸和外展运动,重复操作5次,以增加髋关节运动功能。

（4）弹拨止痛法:患者仰卧位。医生以揉法、擦法于腹股沟处操作,以舒筋活络。其后在患部痛点施行弹拨法,以患者能忍受为度。时间约3分钟。

（5）滑利关节法:医生以一手握患肢踝关节,另一手扶膝部,做髋关节被动外展、内旋、外旋摇法5次。

（6）拔伸松解法:医生用一手握患肢踝部,另一手扶膝,将患肢尽量屈膝、屈髋后将髋关节拔伸,反复3~5次。

【其他疗法】

1. 针刺治疗　以阿是穴、环跳、秩边、居髎、委中、阳陵泉为主,随症加减,留针20分钟。

2. 功能锻炼　可让患者坐在板凳上,髋膝关节各屈伸90°,患者足底蹬一圆柱物如酒瓶,来回滚动,活动下肢。

【预防调护】

扭伤后及治疗期间应注意休息,髋部避免过度运动和负重。急性期应配合冰敷止痛,恢复期应加强功能锻炼以恢复关节运动功能。

【按语】

推拿治疗做髋关节被动运动类手法时手法应柔和,避免造成新的损伤。

# 第三十一节　髂胫束损伤

髂胫束损伤是指暴力作用于大腿外侧,或慢性劳损引起髂胫束出现无菌性炎症、充血、肿胀等病理改变,以髂胫束部位疼痛、大腿内收受限为主要临床表现的一种病症。因在屈伸髋关节时会发出响声,故又称"弹响髋"。好发于频繁屈伸髋膝运动者。属中医学"筋伤"

范畴。

**【解剖】**

髂胫束 起点:髂嵴缘前部外侧
经过:股骨大转子
附着:胫骨外侧髁、腓骨头
功能:防止髋关节过度内收

**【病因病理】**

因跌仆闪挫、慢性劳损,损伤筋束,气血瘀滞,津液输布不畅则肿胀,经筋黏涩则屈伸受限。

现代医学认为本病与下列因素有关:

1. 急性外伤　因跌仆暴力直接作用于大腿的外侧面,引起髂胫束损伤,出现局部充血、炎性渗出等病理表现,日久则可使其增厚变粗或者出现挛缩,重者可影响髋关节的内收运动。

2. 慢性劳损　髋膝关节频繁屈伸运动,髂胫束与股骨大转子过多摩擦,组织液渗出水肿,出现肿胀,以致髂胫束在股骨大转子往返滑动产生"弹响"。

**【临床表现】**

1. 髋部不适,大腿外侧酸痛或胀痛,大腿内收时症状加重。

2. 当患者做髋关节屈伸、内收、内旋时,可以听到弹响声。

3. 运动受限,尤以双膝并拢下蹲受限明显。

4. 膝关节外侧髁部上下疼痛或不适,尤其以屈膝 30° 最为明显。

**【检查】**

1. 股骨大转子触及增粗的髂胫束,随髋关节运动产生摩擦而发出弹响声。

2. 髂胫束紧张试验阳性。

**【诊断与鉴别诊断】**

(一)诊断依据

1. 有股骨大转子或大腿外侧损伤病史。

2. 股骨大转子弹响。

3. 髂胫束紧张试验阳性。

4. MRI 下髂胫束信号异常或有局限性积液。

(二)鉴别诊断

1. 股外侧皮神经炎　疼痛或麻木感局限于股外侧皮神经分布区域,可有广泛触痛。

2. 膝关节外侧半月板损伤　有跑跳摔等剧烈运动外伤史,膝周疼痛、屈伸膝关节时疼痛加重,可出现绞锁,麦氏征阳性。

**【推拿治疗】**

(一)治疗原则

以舒筋通络、活血化瘀为主。

(二)基本治疗

1. 取穴　阿是穴、居髎、风市等穴。

2. 主要手法　㨰、点、按、拿、揉、弹拨、推、擦等手法。

3. 操作方法

（1）损伤初期

1）滚揉舒筋法：患者侧卧位。医生用滚法、揉法施术于阔筋膜张肌，沿髂胫束至膝关节，往返操作 10 遍。

2）按拨止痛法：在股骨大转子部按揉并配合弹拨法操作 3 分钟。

3）揉推通络法：揉捻大腿外侧的髂胫束 5 遍，用掌根推法沿髂胫束推 10 次。

4）结束手法：沿髂胫束走行方向用掌擦法治疗，以透热为度。

（2）损伤后期

1）拿揉舒筋法：患者取侧卧位，健肢在下伸直，患肢屈膝、屈髋尽量让膝关节放于床面。医生拿揉髂胫束反复 10 遍。

2）弹拨解痉法：在髂胫束部使用弹拨法，以酸胀为度，时间约 2 分钟。

3）点穴止痛法：用拇指点揉风市、居髎、阿是穴共 3 分钟，以局部酸胀为度。

4）结束手法：用手掌沿紧张的髂胫束从上至下推擦，用力由轻到重，反复 7~10 遍。

【其他疗法】

1. 针刺治疗　以阿是穴、环跳、居髎、风市、中渎、伏兔等穴为主，随症加减，可加用电针，留针 20 分钟。

2. 物理治疗　用红外线局部照射，时间 30 分钟。

【预防与调护】

注意局部保暖，急性期避免过度屈伸髋、膝关节的运动。

【按语】

本病疼痛并不明显，而髋部弹响声会使患者产生困扰感，因此应对患者阐述清楚病情，有利于治疗开展，推拿对本病治疗效果良好。

# 第三十二节　退行性髋关节炎

退行性髋关节炎是指髋部因急性损伤与慢性劳损等因素，导致髋关节的关节面发生退行性改变，引起髋关节疼痛、僵硬及运动功能受限等临床表现的一种慢性炎症，又称"髋关节骨性关节炎"。多见于 50 岁以上中老年人，男性发病率为女性的 50%。临床可分为原发性和继发性两大类。属中医学"骨痹病"范畴。

【解剖】

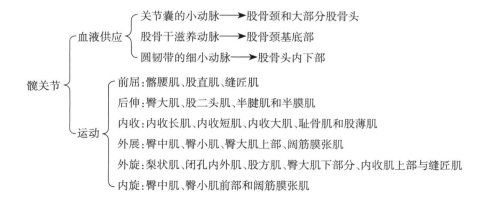

髋关节由股骨头和髋臼构成,为杵臼关节。髋臼由髂骨、坐骨和耻骨连结而成,开口斜向前、外、下,其软骨面边缘部分较厚。髋臼缘上有纤维软骨形成的关节盂,可加深髋臼深度,以便容纳 2/3 的股骨头,同时髋臼与股骨头之间的真空吸引作用则可加强髋关节的稳定性。股骨头呈半圆球状,以股骨颈和股骨干相连,使股骨干远离髋臼,以适应髋关节大幅度的运动。髋关节外包关节囊,周围有韧带固定。髋关节的主要功能是负重和运动。

【病因病理】

本病由退变、慢性损伤引起,亦可因外伤后导致关节损伤,继而引起关节退变。由于此处关节软骨本身缺少血液供应,为了维持软骨的液体交换与代谢,则需要间歇性压迫以吸收营养及维持其完整。如果局部血运变差,或软骨代谢异常,关节软骨发生变性。严重的外伤或反复多次的轻度外伤,都可引起关节软骨损伤而变性,日久关节软骨则可逐渐钙化、增生,形成骨赘。关节软骨损伤以后,关节的负重受压区则呈现凹陷性畸形,日久可出现股骨头坏死。软骨损伤后,刺激关节囊增生,加速其纤维化及瘢痕形成。软骨损坏后的绒毛样增生可引起髋关节粘连,关节腔减小或消失,关节可呈挛缩和内收屈曲畸形。滑膜充血,关节囊变厚,关节囊因高度纤维化而短缩,关节运动时则刺激囊内神经而引起疼痛。

【临床表现】

原发性和继发性髋关节炎在症状及体征方面无明显差异,主要表现为疼痛、僵硬、功能受限。

1. 疼痛　髋关节骨性关节炎的早期疼痛症状并不严重,可由于寒冷、潮湿等因素影响而加重。疼痛部位可在髋关节前面或侧方及大腿内侧,也可放射至肢体其他部位。当关节囊短缩后由于在步行时可刺激囊内神经,故可发生持续性疼痛,常伴有跛行,长期髋关节疼痛及活动能力降低会导致关节周围附着的肌肉出现萎缩、无力。

2. 晨僵　常在清晨起床后或白天长时间保持同一姿势后出现僵硬,持续时间短,一般不超过 15 分钟,运动后可减轻。

3. 骨质增生　髋关节骨质增生早期患者一般无明显症状,但若过度运动,受轻微外伤或局部感受寒冷等刺激,引起周围组织无菌性炎性改变,从而引起关节疼痛、运动受限等症状。严重的患者会出现屈曲、外旋和内收畸形。

【检查】

1. 腹股沟处压痛明显。

2. 髋关节运动障碍,以屈伸、外展及内外旋转运动受限明显。

3. 髋关节呈内收屈曲畸形。

【诊断与鉴别诊断】

(一) 诊断依据

1. 中老年发病,髋部疼痛、僵硬、功能受限。

2. 髋关节呈内收屈曲畸形。

3. X 线片显示髋关节模糊,髋臼骨赘增生,关节间隙狭窄或消失;晚期股骨头变形,骨质密度增加、变硬,骨小梁增粗。MRI 扫描可发现早期髋关节周围软骨病变,如软骨缺损、软骨下骨髓水肿、盂唇撕脱等。

(二) 鉴别诊断

1. 髋关节扭伤　有髋关节扭伤史,患侧腹股沟和髂前上棘后缘有明显压痛,患侧髋关节外展外旋屈曲,不能伸直,髋关节外展、内收和内外旋受限明显。

2. 强直性脊柱炎 好发于 16~30 岁青壮年男性,主要表现以骶髂关节病变为主,出现关节面模糊、变窄,逐渐出现关节融合,也累及椎体间小关节,产生严重的骨化性骨桥表现,即"竹节样脊柱",晚期会累积髋关节发生骨性强直。血清 HLA-B27 多为阳性。

【推拿治疗】

(一)治疗原则

以活血化瘀、通络止痛、滑利关节为主。

(二)基本治疗

1. 取穴 环跳、风市、秩边、阿是穴等穴。

2. 主要手法 㨰、按、揉、擦、点、运动关节等手法。

3. 操作方法

(1)㨰揉舒筋法:患者俯卧位。医生用掌根在髋部做按揉法、㨰法,力量应深沉有力。时间约 2 分钟。

(2)点按通络法:用双手拇指点按环跳,点按风市、秩边、阿是穴等,以有酸胀感为度。时间约 5 分钟。

(3)关节活动法:医生一手扶其髋部,另一手托住患侧膝部,做髋关节后伸和外展的被动运动 10 次。

(4)滑利关节法:患者仰卧位,屈膝屈髋,医生一手扶膝部,一手扶踝部做髋关节摇法,配合髋关节外展和内旋、外旋的被动运动,向内向外各摇转 3 次,幅度由小到大,以患者能忍受为度。

(5)结束手法:患者健侧卧位,医生在髋关节部位用掌擦法治疗,以透热为度。

【其他疗法】

1. 针刀治疗 常规消毒后,行髋关节针刀松解术。

2. 物理治疗 用红外线照射,时间 30 分钟。

【预防调护】

肥胖患者应控制及减轻体重。注意局部保暖,进行适当的体育锻炼。

【按语】

本病因髋关节退行性改变而引起的髋关节骨性关节炎,推拿手法可加快局部的血液循环,促进新陈代谢,具有延缓退变的作用。手法操作宜轻柔,以舒筋活血为主,运动关节类手法不可用蛮力。对髋关节功能严重障碍并影响日常生活者,建议手术治疗。

# 第三十三节 膝关节创伤性滑膜炎

膝关节创伤性滑膜炎又称急性损伤性膝关节滑膜炎,是指膝关节遭受撞击、扭挫等外伤或劳损,导致关节囊滑膜层损伤,发生充血、渗出,关节腔内大量积液积血等病理表现,临床以关节肿胀、疼痛、运动困难为主要表现的一种病症。可发生于任何年龄,属中医"膝痹"范畴。

【解剖】

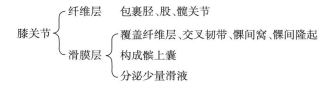

滑膜富有血管,血运丰富。滑膜层分泌的滑液可保持关节软骨面润滑,以增加关节的运动范围,并能营养无血管的关节软骨,散发关节运动时所产生的热量。

【病因病理】

中医学认为,膝为诸筋之会,多气多血之枢,机关之室。凡跌仆闪挫,伤及节窍;或过劳虚寒,窍隙受累,气血瘀滞,瘀阻于窍则节肿,筋络受损则痛,拘挛则屈而不能伸,伸而不能屈,久之则节黏不能用。

由于暴力打击、跌仆损伤、或过度跑、跳、起蹲等活动、过度劳损、关节内游离体、关节附近骨折或外科手术等因素,使关节囊滑膜层受损,出现充血、水肿、渗出等病理改变。关节腔内逐渐积聚大量液体,其中含有纤维素、血浆、白细胞等。关节内压力的增高,影响了淋巴系统的循环,进而引起疼痛、肿胀、功能受限。积液如不能及时吸收,或反复多次损伤,病程迁延,则转为慢性滑膜炎。

当滑膜受到外伤后,其分泌失调则使滑膜腔内产生积液,而滑膜在长期炎症的刺激下逐渐肥厚,纤维素沉着、机化,导致关节粘连、运动受限。久之可继发创伤性关节炎、股四头肌萎缩,使关节不稳,严重影响膝关节的功能。

【临床表现】

1. 膝关节有明显的外伤史或慢性劳损史。

2. 膝关节弥漫性肿胀、疼痛或胀痛,运动后症状加重。

3. 急性损伤者,一般伤后 5~6 小时出现髌上囊处饱满膨隆。

4. 慢性损伤者常见膝关节酸痛无力,屈伸受限,下蹲困难。

【检查】

1. 膝关节肿大,屈膝时两侧膝眼饱胀。

2. 局部皮温增高,关节间隙广泛压痛。

3. 膝关节屈伸受限,尤以膝关节过伸、过屈运动明显,抗阻力伸膝时疼痛加重。

4. 浮髌试验阳性。

5. 影像学检查　X 线摄片一般无明显异常,但可排除关节内骨折及骨性病变,MRI 检查可明确诊断。

6. 膝关节穿刺可抽出淡黄色或淡红色液体。

【诊断与鉴别诊断】

(一) 诊断依据

1. 有明显损伤史或慢性劳损史,膝关节肿胀,屈伸功能受限。

2. 浮髌试验阳性。

3. 膝关节穿刺可抽出淡黄色或淡红色液体。

4. 膝关节 MRI 检查可确诊。

(二) 鉴别诊断

1. 膝关节血肿　多见于骨折、韧带、半月板损伤等。疼痛剧烈、关节运动明显障碍,关节穿刺抽出血性液体。影像学检查可发现骨折、半月板损伤。交叉韧带断裂时抽屉试验阳性,半月板损伤时麦氏征、研磨试验阳性。

2. 慢性滑膜炎　多为急性创伤性滑膜炎失治转化而成,或由其他慢性劳损导致滑膜的炎症渗出,造成关节积液,表现为两膝沉重不适,膝部屈伸困难,但被动运动均无明显障碍,疼痛不剧烈,局部不红不肿,膝关节功能检查无明显阳性体征。关节积液如超过 30ml,则浮髌试验阳性。

【推拿治疗】

（一）治疗原则

以活血化瘀、消肿止痛、滑利关节为主。

（二）基本治法

1. 取穴　髀关、伏兔、梁丘、血海、膝眼、鹤顶、委中、阳陵泉、阴陵泉、足三里、三阴交等穴。

2. 主要手法　揉、㨰、拿、点、按、拔伸、搓、摇、摩、擦、运动关节等手法。

3. 操作方法

（1）㨰揉消肿法：患者仰卧位伸膝。医生用㨰法、揉法在患者膝关节周围治疗，先治疗肿胀周围，再治疗肿胀部位，并配合拿揉股四头肌，手法由轻到重，以患者能忍受为度。时间约5分钟。

（2）点按活血法：用拇指依次点按髀关、伏兔、梁丘、血海、膝眼、鹤顶、委中、阳陵泉、阴陵泉、足三里、三阴交等穴，以局部酸胀为度。时间约5分钟。

（3）关节活动法：医生将患肢屈膝屈髋，一手扶腘窝部，另一手握踝上，在适当的向下牵引下，左右摇膝关节各6~7次，然后将膝关节进行屈曲伸直活动，反复5次。动作要求轻柔缓和，以免再次损伤滑膜组织。

（4）结束手法：以手掌按于患侧膝部施行掌摩法，其后在髌骨周围及膝关节两侧用擦法治疗，以透热为度。最后用双手掌搓揉膝关节两侧，局部可加用湿热敷。

【其他疗法】

1. 针刺治疗　根据针刺治疗原则，选择膝关节周围穴位进行针刺治疗，并随症加减。

2. 封闭治疗　先用12号针头抽出渗出液，然后行封闭治疗。可取0.2%利多卡因3ml、泼尼松龙1ml配制混悬液，适量注射。

【预防调护】

本病急性期卧床休息，避免患肢负重而引起渗出增多。应注意膝关节保暖，必要时可戴护膝保护。急性期后应嘱患者做股四头肌自主收缩和直腿抬高动作，以防肌肉萎缩。后期主动做膝关节屈伸锻炼，增强股四头肌肌力。

【按语】

本病治疗的关键是减少渗出，促进吸收。急性期手法宜轻柔，主要在肿胀周围施以手法，不做剧烈的膝关节被动运动，防止关节内积液增多，忌用暴力按压髌上囊。后期增加运动关节类手法操作，防止关节粘连和肌肉萎缩的发生。对严重积液、膝关节肿痛明显者采用关节穿刺法，将液体抽出以减压。

# 第三十四节　膝关节侧副韧带损伤

膝关节侧副韧带损伤是指膝关节遭受暴力打击，膝关节过度内翻或外翻，引起关节外侧或内侧副韧带损伤。临床以膝关节内侧或外侧疼痛、肿胀、关节运动受限为主要特征。可发生于任何年龄，以运动损伤居多。属中医学"筋伤"范畴。

【解剖】

膝关节韧带 { 内侧副韧带:位于股骨髁与胫骨髁之间,防止膝关节外翻
外侧副韧带:起于股骨外上髁,止于腓骨小头,限制膝关节内翻
前交叉韧带:胫骨髁间隆起前方,止于股骨外髁内下方
后交叉韧带:胫骨髁间隆起后方,止于股骨内髁外侧方

当膝关节处于半屈曲位时韧带松弛,关节不稳,易受损伤。

【病因病理】

膝为诸筋之会,内侧为足三阴经筋所结聚之处,外侧为足少阳经筋、足阳明经筋所络之处。凡膝部急、慢性损伤必伤筋脉,经筋受损,气滞血瘀,导致筋脉拘挛,牵掣筋络,屈伸不利,肿胀疼痛。

（一）内侧副韧带损伤

膝关节生理上呈轻度外翻。当膝关节屈曲 130°~150° 时,膝关节的稳定性相对较差,此时,如果遇外力作用使小腿骤然外展、外旋,牵拉内侧副韧带造成损伤;或半屈曲位时大腿突然内收、内旋,或膝关节伸直位时,膝或腿部外侧受到暴力打击或重物挤压,促使膝关节过度外翻,即可造成内侧副韧带扭伤。若损伤作用机制进一步加大,则造成韧带部分撕裂或完全断裂,严重时可合并半月板或交叉韧带的损伤。

（二）外侧副韧带损伤

外侧副韧带坚韧,又有髂胫束支持,共同限制了膝关节内翻和胫骨旋转,再则膝关节外侧受暴力作用的机会比内侧多。凡暴力致膝关节内翻时即可引起膝外侧副韧带损伤。损伤多见于腓骨小头附着部断裂,严重者可伴有外侧关节囊、腘肌肌腱撕裂,腓总神经损伤;甚者合并腓骨小头撕脱骨折。

临床上根据韧带损伤程度,可分为部分断裂、完全断裂、合并半月板软骨损伤三种类型。韧带损伤后引起局部出血、肿胀、疼痛,日久血肿机化,局部组织粘连,进一步可导致膝关节屈伸运动受限。

【临床表现】

1. 有明显的膝关节外翻或内翻损伤史。

2. 患侧膝关节内侧或外侧疼痛、肿胀,可见皮下瘀血。

3. 患侧膝关节屈伸运动受限,跛行或不能行走。

【检查】

1. 患处肿胀,皮下瘀血,初期青紫色,后逐渐转为紫黄相兼。

2. 压痛点在侧副韧带的起止点。内侧副韧带损伤压痛点局限于内侧副韧带的起止部;外侧副韧带损伤时,压痛点常位于股骨外侧髁,或腓骨小头处。韧带完全断裂时,则损伤处呈凹陷。

3. 内侧副韧带损伤,疼痛可放射到大腿和小腿内侧肌群;外侧副韧带损伤,疼痛则向髂胫束、股二头肌和小腿外侧放散,伴有肌肉紧张或痉挛。

4. 侧副韧带损伤试验阳性。

5. 合并半月板或交叉韧带损伤者,可出现关节内积血。麦氏征阳性、抽屉试验阳性等。

6. 影像学检查　外翻位 X 线片检查　韧带完全断裂者则膝关节内、外侧间隙明显增宽,若有撕脱骨折者,损伤部位可见条状或小片状游离骨块。MRI 检查　可显示韧带损伤的程度。

【诊断与鉴别诊断】

（一）诊断依据

1. 有膝关节内、外翻损伤史。

2. 韧带损伤侧局部疼痛、肿胀、瘀血明显。

3. 侧副韧带损伤试验阳性。

（二）鉴别诊断

1. 内侧半月板损伤　有典型的膝外翻损伤史，可见膝关节明显肿胀，运动障碍，后期膝关节有交锁现象、关节弹响，股四头肌萎缩，麦氏征阳性。

2. 交叉韧带损伤　有严重的膝关节前后错移损伤史，膝关节肿胀严重，疼痛剧烈，抽屉试验阳性，常合并有胫骨髁间棘的撕脱骨折。

【推拿治疗】

（一）治疗原则

以活血化瘀、消肿止痛、理筋通络为主。

（二）基本治法

1. 取穴　内侧副韧带损伤取血海、曲泉、内膝眼、阴陵泉等穴。外侧副韧带损伤取梁丘、膝阳关、犊鼻、阳陵泉等穴。

2. 主要手法　㨰、按、揉、摇、弹拨、搓、擦、摩等手法。

3. 操作方法

（1）内侧副韧带损伤

1）消肿止痛法：患者仰卧位，伤肢外旋伸直。医生首先在膝内侧损伤部位周围用揉法、㨰法治疗，然后在损伤处用轻柔的摩法，沿股骨内侧髁至胫骨内侧髁施按揉法，上下往返治疗。手法宜轻柔，切忌粗暴。时间约 5 分钟。

2）活血通络法：用拇指按揉血海、曲泉、内膝眼、阴陵泉等穴，以酸胀为度；然后医生用拇指拨揉膝关节内侧韧带和肌腱，以患者能忍受为度。时间约 5 分钟。

3）关节活动法：医生一手扶其膝关节外侧，一手握其踝关节，做膝关节的屈伸法、摇法操作 5 次，幅度要由小到大，以患者能忍受为度。

4）结束手法：沿膝关节内侧与韧带纤维平行方向施擦法，以透热为度。最后搓揉膝部结束治疗。

（2）外侧副韧带损伤

1）消肿止痛法：患者健侧卧位，医生在其大腿外侧至小腿前用㨰法治疗，放松紧张的肌肉，重点在膝关节周围。然后用按揉法自股骨外侧髁至腓骨小头处往返治疗。时间约 5 分钟。

2）理筋通络法：用拇指按揉梁丘、膝阳关、犊鼻、阳陵泉等穴，以酸胀为度；然后医生用拇指拨揉膝关节外侧韧带和肌腱，以患者能忍受为度。时间约 5 分钟。

3）关节活动法：医生一手扶其膝关节外侧，一手握其踝关节，做膝关节的屈伸法、摇法，各操作 5 次，幅度要由小到大，以患者能忍受为度。

4）结束手法：沿膝关节外侧与韧带纤维平行方向施擦法，以透热为度。最后搓揉膝部结束治疗。

【其他疗法】

1. 中药外敷　早期可用消瘀止痛膏外敷，待肿消退后可用活血化瘀中药熏洗。

2. 物理治疗　用红外线局部照射，时间 30 分钟。或微波治疗，时间 20 分钟。或超声波治疗,时间 15 分钟。

【预防调护】

急性损伤期严格制动,卧床休息,避免患肢负重以促进吸收。急性损伤有内出血者,视出血程度在伤后 24~48 小时才能推拿治疗。注意患膝保暖,护膝固定保护。损伤早期患者做股四头肌收缩和直腿抬高练习,以防肌肉萎缩;后期主动做膝关节屈伸锻炼,增强股四头肌肌力。

【按语】

本病治疗的关键是祛瘀消肿。损伤初期肿胀、疼痛明显,手法宜轻柔,以活血化瘀,促进瘀肿消散为主;后期以理筋为主,手法宜深沉,以促进损伤韧带由内至外修复。对韧带完全断裂或膝关节损伤三联征(半月板损伤合并交叉韧带损伤、侧副韧带损伤)者,应及时行手术治疗。

# 第三十五节　膝关节半月板损伤

膝关节半月板损伤是指因外伤、久行或高空跳落失稳,或负重情况下膝关节扭转导致半月板的损伤,引起膝关节肿胀、疼痛、关节交锁等临床症状的一种病症,多发生于运动过程中,以青壮年多见。本病属中医学“筋伤”范畴。

【解剖】

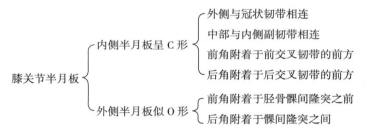

半月板填充于膝关节的股骨髁与胫骨平台之间,有负重、传递膝关节负荷、缓冲震荡、分泌滑液和润滑关节、增强膝关节稳定的作用,可避免周围软组织挤入关节内。半月板的下面紧贴于胫骨平台。当膝关节伸直时,半月板被股骨髁推挤向前;膝关节屈曲时,半月板则被推挤向后。膝关节半屈曲位时,膝内外翻与扭转活动较大,因此临床上以外侧半月板损伤最多见(图 5-33)。

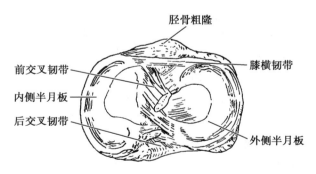

图 5-33　膝关节半月板

【病因病理】

在下肢负重,足部固定,膝关节略屈时,突然过度内旋、伸膝,或外旋伸膝,半月板卡于股骨髁与胫骨平台之间被挤压,导致内侧半月板或外侧半月板撕裂。严重者,可造成半月板、交叉韧带和侧副韧带同时损伤。

由于半月板缺乏血供,只在边缘有少量血供,因此除边缘撕裂外很难修复。破裂的半月板不但失去了稳定膝关节的作用,而且影响膝关节运动功能,甚至造成关节交锁。临床报道半月板损伤以外侧撕裂最为多见,撕裂类型有纵行撕裂、横行撕裂、水平撕裂、边缘撕裂。其中纵行撕裂、边缘撕裂是发生交锁的主要原因,而横行撕裂多位于半月板中央部,不易发生交锁。同时破裂的半月板与股骨髁、胫骨髁之间长期磨损,是导致创伤性膝关节炎的主要原因。

【临床表现】

1. 有膝关节急性旋转暴力动作或跳跃落地扭伤史。

2. 膝关节扭伤时自觉关节内有撕裂感及响声,随即出现剧痛,关节肿胀,屈伸功能受限等。

3. 患者在屈伸膝关节时,膝部有弹响声。

4. 患膝关节运动时疼痛,以行走和上下楼时明显。部分患者可出现膝部发软,常出现膝关节突然被卡住,即交锁现象,膝关节稍事活动,交锁又能自行解脱。

【检查】

1. 压痛多局限于半月板损伤侧相应的膝关节间隙,尤其在两侧膝眼及腘窝的内、外侧易被触及。

2. 关节内肿胀。急性期常为出血所致,后期常为关节内积液所致。

3. 麦氏征阳性,研磨试验阳性,回旋挤压试验阳性。

4. 如病程长者,后期可见股四头肌萎缩。

5. 其他检查

(1) X 线片:不能显示半月板损伤,但可排除骨折及骨性病变。

(2) 关节镜检查:关节镜检查能直接观察到半月板损伤的程度。

(3) MRI 检查:MRI 能明确半月板损伤,可清楚显示半月板损伤的程度和撕裂类型。

【诊断与鉴别诊断】

(一) 诊断依据

1. 多数患者有典型的膝关节损伤病史。

2. 膝关节内或外侧间隙疼痛、压痛,有交锁现象。

3. 麦氏征、研磨试验阳性。

4. 病程长者,后期可见股四头肌萎缩。

5. 影像学检查明确半月板损伤。

(二) 鉴别诊断

1. 膝关节内游离体　关节交锁时有时无,当游离体受卡压时则交锁。X 线片可见关节内游离体(又称关节鼠)。

2. 创伤性滑膜炎　膝关节肿胀明显,浮髌试验阳性,膝关节穿刺可抽出淡黄色或淡红色液体。

【推拿治疗】

(一) 治疗原则

以活血化瘀、消肿止痛、舒筋通络为主。

(二) 基本治法

1. 取穴　环跳、风市、血海、委中、阴陵泉、阳陵泉、膝眼等穴。

2. 主要手法　㨰、按、揉、摇、擦、拔伸、运动关节等手法。

3. 操作方法

（1）关节解锁法：患者坐位，屈膝屈髋90°。一助手用双手固定大腿下端。医生握其踝部，与助手相对牵引；医生轻轻向内、向外旋转小腿数次，然后使小腿尽量屈曲，再伸直下肢，交锁即可解除。

（2）摖揉舒筋法：患者仰卧位。患肢放松，医生用摖法、揉法于膝关节及周围施术，重点在髌骨上、下缘及股四头肌部位，时间约5分钟。

（3）推揉通络法：半月板前角损伤时患者仰卧位，患膝屈曲，腘窝部垫枕。医生在损伤侧膝眼处用一指禅或按揉法治疗。半月板后角损伤时患者俯卧位，患膝屈曲。医生在损伤侧腘窝部用一指禅或按揉法治疗，时间约5分钟。

（4）按揉止痛法：用拇指按揉风市、血海、委中、阴陵泉、阳陵泉、膝眼等穴，以酸胀为度，时间约5分钟。

（5）关节活动法：医生一手扶患膝，一手握其踝，做膝关节摇法3~5次，再拔伸膝关节，持续半分钟放松，重复操作3~5次。

（6）结束手法：在损伤侧膝关节沿关节间隙施掌擦法，以透热为度。

【其他疗法】

1. 针刺治疗　以阿是穴、犊鼻、膝阳关、梁丘为主，随症加减，针用泻法，留针20分钟。

2. 物理治疗　用红外线局部照射，每次30分钟。或超声波治疗，时间15分钟。

【预防调护】

急性损伤时局部冰敷止血，但不宜超过8分钟；用弹性绷带或棉垫加压包扎，抬高患肢，防止肿胀。关节肿胀明显者，可行关节穿刺术，抽出液体，并加压包扎。患膝制动休息，应积极配合股四头肌收缩活动，以防肌肉萎缩。后期避免在行走时或半蹲位时突然转膝，以防发生新伤。

【按语】

半月板损伤早期应以制动、止血为治疗原则。前、后角撕裂伤，因可以通过旋转小腿使前后角暴露，有利于手法作用于损伤部位，故临床疗效较好，但其他部位损伤则效果较差。患者应积极进行股四头肌收缩活动，以防肌肉萎缩；关节积液吸收后，可进行膝关节屈伸运动，防止软组织粘连。保守疗法无效，或反复出现膝关节交锁，可考虑在膝关节镜下行半月板切除术或清理术。

# 第三十六节　髌下脂肪垫劳损

髌下脂肪垫劳损是指由膝关节急、慢性损伤引起脂肪垫的无菌性炎症，又称"髌下脂肪垫损伤""脂肪垫炎"。好发于运动员、肥胖者、运动过多的人群，属中医学"筋伤""痹证"范畴。

【解剖】

髌下脂肪垫位于胫股骨关节间隙，以髌韧带为界左右各一个，呈三角形（图5-34）。在伸膝时脂肪垫进入关节间隙，屈膝时脂肪垫被挤到髌韧带两侧的关节间隙。脂肪垫有稳定膝关节、吸收震荡和减少对髌韧带摩擦的作用。

【病因病理】

膝关节为连接胫骨与股骨的枢纽，两者的间隙处为脂肪垫所衬，起到稳定关节的作用。

膝关节过度屈伸挤压脂肪垫造成损伤,或积劳而伤,以致气血瘀滞,不通则痛,甚至导致关节屈伸不利。

引起本病的原因主要有急性损伤、慢性劳损和继发性损伤。急性损伤多因膝关节的极度过伸或直接遭受外力的撞击,使髌下脂肪垫受到挤压,引起充血、水肿等无菌性炎性改变。慢性损伤是因为过度屈伸运动,脂肪垫嵌于胫股关节之间,反复受到挤压、摩擦,形成慢性劳损。继发性损伤是由于膝部其他疾病如髌骨软骨炎、创伤性滑膜炎、半月板损伤等所诱发。

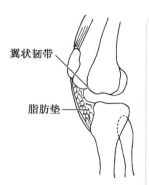

图 5-34 翼状韧带及髌下脂肪垫

病理表现为脂肪垫增厚、充血、水肿、无菌性炎症等,刺激神经末梢出现疼痛。无菌性炎症反应促使渗出液增多,导致两膝眼饱满。损伤日久或反复损伤则引起脂肪垫肥厚,并与髌韧带发生粘连,从而影响膝关节的屈伸运动。

【临床表现】

1. 常见于中青年人,有经常步行、登山、骑自行车等运动,或者膝关节外伤史。

2. 患侧膝眼肿胀、疼痛或酸痛无力,站立、运动或膝关节过伸时,症状加重,疼痛可放散至小腿或踝部。

3. 膝关节屈伸运动不利。

【检查】

1. 膝眼肿胀、压痛。

2. 脂肪垫挤压试验阳性。

3. 影像学检查 X线片可排除骨与关节病变。MRI检查有诊断意义。

【诊断与鉴别诊断】

(一)诊断依据

1. 有膝关节急性损伤或慢性劳损史。

2. 两膝眼饱满、肿胀,膝关节屈伸不利。

3. 脂肪垫挤压试验阳性。

(二)鉴别诊断

1. 髌腱周围炎 髌腱周围疼痛,膝关节屈伸运动时加重,髌腱压痛,可有髌腱捻发感,抗阻力伸膝时疼痛加重。

2. 髌腱末端病 髌骨下髌韧带起点疼痛、压痛,两膝眼无肿胀,髌骨下端可触及摩擦音。

【推拿治疗】

(一)治疗原则

以舒筋活血、滑利关节、通络止痛为主。

(二)基本治法

1. 取穴 梁丘、血海、膝眼、阴陵泉、阳陵泉、足三里、伏兔、犊鼻等穴。

2. 主要手法 㨰、按、揉、弹拨、一指禅推、摇、擦、运动关节等手法。

3. 操作方法

(1)㨰揉舒筋法:患者仰卧位,患膝微屈曲,膝下垫枕。医生用㨰法、揉法在患膝周围往返治疗,重点在髌骨下缘部。时间约5分钟。

（2）按揉止痛法：用拇指按揉梁丘、血海、膝眼、阴陵泉、阳陵泉、足三里、伏兔、犊鼻等穴，以酸胀为度。时间约 5 分钟。

（3）推揉通络法：患膝屈曲约 60°，膝下用枕垫实。医生用一指禅推法或按揉法在两侧膝眼做重点操作，然后弹拨髌韧带，用力由轻到重。时间约 5 分钟。

（4）关节活动法：将患侧髋、膝关节各屈曲 90°，医生一手扶膝，另一手握踝部，在牵引下环转摇晃小腿 6 次，然后做膝关节屈伸运动 3 次。

（5）结束手法：沿内、外侧膝眼用掌擦法治疗，以透热为度。

**【其他疗法】**

1. 针刺治疗　以膝眼、梁丘、阳陵泉、丰隆为主，随症加减。留针 20 分钟。

2. 封闭治疗　在两侧膝眼行封闭治疗。可取 0.2% 利多卡因 6ml、泼尼松龙 2ml 配制混悬液，适量注射。

**【预防调护】**

急性期注意休息，以利炎症消退、水肿吸收。注意局部保暖，避免膝部负荷过重、运动时间过长。后期加强膝关节功能锻炼，每日做屈伸膝关节动作 30 次。

**【按语】**

推拿治疗通过舒筋活血，促进炎症消退、水肿吸收，达到消除或缓解症状的目的。掌握患膝正确的治疗体位，使脂肪垫充分暴露，有利于手法力达病所，是治疗的关键。手法治疗无效者，可行手术切除肥厚的脂肪垫。

# 第三十七节　膝关节骨性关节炎

膝关节骨性关节炎是指由于膝关节的退行性改变和慢性积累性损伤，引起的膝部关节软骨变性、关节增生、骨刺形成等病理改变，以膝关节疼痛、关节形变和运动受限为主要特征的临床病症。又称"退行性膝关节炎""增生性膝关节炎""老年性关节炎""肥大性膝关节炎"。50 岁以上中老年人为好发人群，女性发病率高于男性，肥胖人群、体力劳动者、运动员多见。属中医学"骨痹""膝痹病"范畴。

**【解剖】**

膝关节由胫股关节和髌股关节构成，是人体中结构最复杂的关节。胫骨平台髁间突是膝交叉韧带的起止点，以此维系胫股关节稳定，有防止胫骨前后滑移的作用。关节间隙两侧分别由半月板衬垫，以增加膝关节的稳定性；髌股关节借关节囊维系，正常情况下该囊分泌少量滑液以润滑关节。特点是位置表浅，负重大，运动量大，关节稳定性差，在运动过程中容易损伤，也是骨质增生的好发部位。

**【病因病理】**

膝关节乃胫股之枢纽，机关之室，诸筋之会，多气多血之节。由于年老体弱，肝肾亏损，气血不足，筋骨失养，出现肝亏则筋弛，肾虚则骨疏，动之不慎则伤节，或者复感风寒湿邪，气血滞留节窍，不通则痛。骨质稀疏，骨赘形成，筋脉拘挛，屈伸不利而发生本病。

现代医学认为本病与下列因素有关：

1. 年龄　随着年龄的增长，关节内软骨及关节面的退变不断加重，关节稳定性下降，在这种情况下，增生的骨质起着代偿作用。

2. 职业 容易使膝关节遭受创伤的职业如工人、运动员,发病率高且发病早。创伤可使原有退变和症状提前或加重。

3. 畸形 膝关节的内翻、外翻畸形、足部畸形、髋关节畸形、脊柱畸形均可导致膝关节骨性关节炎过早出现且较重。

4. 体重 肥胖患者较体型偏瘦的人发病率高。

5. 生活环境 久居寒冷潮湿之地的人发病率高。

【临床表现】

1. 发病缓慢,多见于中老年肥胖女性,往往有创伤史或劳累史。

2. 膝关节初期仅感无力,逐渐出现活动时疼痛,后为持续性,劳累或夜间加重。

3. 上下楼梯时疼痛明显,甚则跛行,跑跳跪蹲时膝关节运动受限。严重时出现关节交锁现象或关节积液。

4. 股四头肌及胫前肌萎缩。

5. 因增生致膝关节呈假性肥大性改变。

【检查】

1. 膝关节周围有压痛,关节间隙有深压痛。

2. 膝关节屈伸运动受限,关节内有游离体时可在行走时突然出现交锁现象,稍活动后又可消失。

3. 关节活动时可有弹响摩擦音,部分患者可出现关节肿胀。

4. 膝关节内翻、外翻畸形。后期膝内翻,形成典型的 O 形腿。

5. 影像学检查 膝关节正、侧位 X 线片可见关节间隙变窄,关节边缘骨赘形成、胫骨髁间嵴变尖,髌股关节间隙变窄,髌骨边缘骨质增生。有时可见关节内游离体。CT 及 MRI 均有诊断意义。

【诊断与鉴别诊断】

(一) 诊断依据

1. 发病缓慢,有膝关节慢性劳损病史。

2. 膝关节疼痛,用力时疼痛明显,甚则跛行。

3. 膝关节运动受限。

4. 膝关节内翻、外翻畸形。

5. 股四头肌轻度萎缩。

6. X 线片 可见关节间隙变窄,关节边缘骨赘形成、胫骨髁间嵴变尖,髌股关节间隙变窄,髌骨边缘骨质增生。

(二) 鉴别诊断

1. 风湿性关节炎 为多发性膝、踝、肩、肘、腕等大关节的红、肿、热、痛,运动障碍,具有游走性的特点。实验室检查血沉加快,抗链球菌溶血素 O 增高。

2. 膝关节半月板损伤 见本章第三十五节膝关节半月板损伤。

【推拿治疗】

(一) 治疗原则

以舒筋通络、活血止痛、滑利关节为主。

(二) 基本治法

1. 取穴 鹤顶、膝眼、梁丘、血海、阴陵泉、阳陵泉、足三里、委中、承山等穴。

2. 主要手法　㨰、按、揉、弹拨、点、拿、推、擦、运动关节等手法。

3. 操作方法

(1) 舒筋通络法:患者仰卧位。患肢腘窝部垫枕,医生立于患侧,沿股四头肌、髌骨两侧及小腿前外侧用㨰法治疗。时间约 5 分钟。

(2) 髌骨松动法:用拇指在髌骨周围及膝关节间隙施以按揉法,在髌骨上施以掌揉法,并配合髌韧带的弹拨法,然后五指提拿并上下左右推动髌骨。时间约 5 分钟。

(3) 点按止痛法:仰卧位时点按膝眼、梁丘、血海、阴陵泉、阳陵泉、足三里,以酸胀为度;患膝屈曲 90° 时点按委中、承山,以酸胀为度。时间共 5 分钟。

(4) 关节活动法:屈伸膝关节,并在拔伸下行膝关节内旋和外旋,重复操作 10 次。

(5) 结束手法:在膝关节周围用掌擦法治疗,以透热为度。

【其他疗法】

1. 针刺治疗　以膝眼、鹤顶、阳陵泉、足三里穴为主,随症加减,平补平泻,留针 20 分钟。

2. 物理治疗　用红外线、超声波、微波等治疗,每次 20 分钟。

【预防调护】

应控制体重防止肥胖,减轻膝关节受累。避免长时间站立及长距离行走,减轻关节负重。注意膝部保暖,必要时戴护膝保护,严重膝关节退行性改变者,建议使用拐杖或助行器,以防止摔倒。患者应适当做膝关节主动锻炼,加强膝部肌肉力量,改善膝关节活动度。

【按语】

推拿治疗并非针对骨质增生,研究显示推拿可改善膝关节周围软组织的微循环,降低骨内压,松解关节周围肌肉痉挛,提高股四头肌肌力,增加关节活动度,改善关节软骨的营养和关节的润滑度。推拿治疗对于早期和中期的膝关节骨性关节炎患者疗效较好,而晚期患者出现膝关节变形、功能障碍严重者则需行人工膝关节置换术。

# 第三十八节　腓肠肌损伤

腓肠肌损伤是指小腿后侧肌群因急、慢性劳损,或受风寒湿邪侵袭,导致腓肠肌痉挛、抽搐、疼痛、运动受限为主要表现的病证。又称"损伤性腓肠肌炎""腓肠肌痉挛"。多见于运动员或长时间站立者。属中医学"伤筋"范畴。

【解剖】

腓肠肌 { 内侧头:起于股骨内髁的后面,止于跟骨结节
外侧头:起于股骨外髁的后面,止于跟骨结节

腓肠肌的作用为屈小腿、提足跟、固定踝关节,防止身体前倾。

【病因病理】

小腿部为足太阳经筋所过,踯躅牵伸过度,或直接挫伤经筋,使筋络拘挛,气血瘀滞而致肿痛。瘀肿久之不除,经筋失荣,则筋僵硬结。

腓肠肌损伤,常因跑跳时用力过猛,或激烈运动使足踝过度背伸牵拉,腓肠肌强力收缩所致;准备活动不充分或长时期紧张训练,则导致腓肠肌慢性劳损。此外,小腿部直接撞击、运动中、睡眠中也可发生腓肠肌痉挛。损伤分为腓肠肌起点处损伤和肌肉与肌腱移行部的损伤,前者多见于慢性劳损,而后者多为急性损伤。

【临床表现】

1. 急性损伤　多数患者有急性损伤病史,伤后数小时局部肿胀、疼痛明显,压痛、提足跟痛,疼痛的部位常在小腿中段肌腹与肌腱交接处附近,部分发生在肌腹处疼痛。患者多以足尖着地走路,而不敢用全足行走,严重者丧失走路的功能。若肌腱断裂,可见有弥漫性的皮下出血,可触及断裂处的间隙,即空虚感。

2. 慢性劳损　多数患者有慢性损伤病史或小腿受凉史,多发生于腓肠肌起点附着处或跟腱的部位,局部疼痛、肌肉萎缩,但肿胀不明显。被动牵拉或主动收缩小腿后部肌肉可致疼痛加重。

【检查】

1. 腓肠肌痉挛,明显压痛,局部肿胀可有硬结。

2. 压痛点常位于股骨内、外侧髁肌腱附着处,或肌肉与肌腱移行部。

3. 踝关节主动跖屈或被动背伸时,伤处疼痛加重。

4. X线检查一般无明显异常。超声或磁共振检查,急性损伤期在肌肉损伤区可出现水肿、出血或肌腱断裂等影像学改变。

【诊断与鉴别诊断】

(一)诊断依据

1. 有急、慢性损伤史。

2. 腓肠肌痉挛、肿胀,明显压痛。

3. 踝关节主动跖屈或被动背伸时,伤处疼痛加重。

(二)鉴别诊断

1. 腰椎间盘突出症　有腰痛伴下肢放射性疼痛、麻木症状,脊柱旁有压痛点,直腿抬高试验及加强试验、屈颈试验阳性,影像学检查可明确腰椎间盘突出。

2. 跟腱周围炎　多见于运动员,疼痛、压痛部位局限在跟腱周围,触诊可有跟腱捻发音,无腓肠肌痉挛症状。

【推拿治疗】

(一)治疗原则

以活血化瘀、消肿止痛为主。

(二)基本治疗

1. 取穴　委中、承山、承筋、足三里、昆仑等穴。

2. 主要手法　滚、揉、点、按、击、推、擦、拿等手法。

3. 操作方法

(1)滚揉消肿法:患者俯卧位。医生自患侧腘窝部至足跟施以滚法、揉法以放松肌肉。时间约5分钟。

(2)点揉止痛法:用拇指点揉委中、承山、足三里、昆仑等穴,手法宜轻柔,以局部酸胀为度。时间约5分钟。

(3)理筋通络法:用一手拇指沿腓肠肌肌纤维及肌腱走行方向施以推、擦法,反复操作5次。

(4)牵拉侧击法:医生将患者的患肢屈曲90°,一手按于足跖部位,将足背伸,使跟腱处于紧张状态,然后用一手小鱼际部,侧击跟腱及腓肠肌肌腱的联合部。时间约3分钟。

(5)结束手法:用拇、食二指在小腿及膝、大腿后侧用拿揉法,反复操作5次;然后在腓肠肌部位用掌擦法治疗,以透热为度。

【其他疗法】

1. 针刺治疗　以委中、承山、承筋、足三里、昆仑穴为主,随症加减,留针 20 分钟。

2. 物理治疗　红外线照射、超声治疗,激光照射治疗,湿热敷、中药热罨包、烫熨治疗均有较好疗效。

【预防调护】

急性期应注意休息,对小腿进行自我推拿,促进渗出液的吸收。急性损伤有内出血者,视出血程度在伤后 24~48 小时才能推拿。注意下肢保暖,促进局部血液循环。

【按语】

对腓肠肌完全断裂者,应尽早行手术治疗;部分断裂或肌肉牵拉、慢性劳损者,应当视损伤情况行手法治疗。

# 第三十九节　踝关节扭伤

踝关节扭伤是指踝关节足跖屈落地,足部受力不均,足过度内翻或外翻引起踝部韧带、肌腱、关节囊等软组织损伤。以踝部肿胀、疼痛、瘀血及运动功能受限为主要特征。任何年龄均可发病,尤以青壮年更多见。属中医"筋骨损伤"范畴。

【解剖】

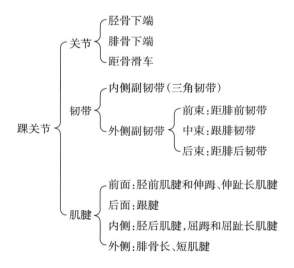

踝关节的功能主要是载重和背伸、跖屈活动。当踝关节背伸时,腓骨外旋上升并向后移动,踝穴相应增宽 1.5~2mm,以容纳较宽的距骨体前部,同时下胫腓韧带相应紧张,距骨关节面与内、外踝关节面紧密相贴,踝关节较稳定。当足跖屈时,距骨体较窄部分进入到踝穴,腓骨内旋下降并向前移动,踝穴变窄,距骨与两踝关节面虽然相接触,但此时下胫腓韧带松弛,踝关节相对不稳定,则易发生踝部韧带扭伤(图 5-35)。

【病因病理】

踝为足之枢纽,足三阴、三阳经筋所络。足踝用力不当,经筋牵掁损伤,气血离经,血瘀经筋则瘀肿,阳筋弛长、阴筋拘挛则牵掣,关节运动受限,伤处作痛。

踝关节过度内翻或外翻造成踝关节的扭伤。根据踝部扭伤时足所处位置的不同,可分

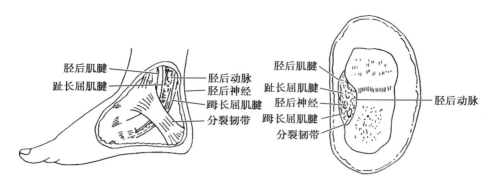

图 5-35 跗管解剖

为内翻损伤和外翻损伤两种,尤以跖屈内翻位损伤最多见。

跖屈内翻位时,由于距腓前韧带最短,最先造成损伤,占外踝损伤的 75% 以上,其次是跟腓韧带损伤,而距腓后韧带损伤则少见。外翻位扭伤多作用于内侧的三角韧带,由于三角韧带较坚韧不易损伤,因此常发生内踝的撕脱骨折。

当踝关节的内、外翻及旋转活动超过了踝关节的应变能力时,则首先造成韧带的撕裂伤或韧带附着部位的撕脱骨折,韧带完全断裂时可合并踝关节的脱位。

【临床表现】

1. 有足踝急性内翻位或外翻位损伤史。

2. 损伤后疼痛。外踝扭伤疼痛常在外踝前下方,内踝扭伤疼痛常在内踝下方。

3. 行走跛行或不能行走。

4. 扭伤部位瘀肿明显,轻者局部肿胀,重者当即出现皮下瘀肿;伤后 2~3 天皮下瘀血青紫更为明显,重者可波及整个踝关节。

【检查】

1. 外侧副韧带损伤轻者肿胀瘀血局限于外踝前下方,重者可扩散到足背或整个踝部;内侧副韧带损伤轻者则局限于内踝下方,重者可扩散到内踝后侧和足弓处。

2. 外侧副韧带损伤压痛位于距腓前韧带、跟腓韧带;内侧副韧带损伤则位于内踝下方;胫腓下联合韧带损伤时则在胫腓下关节处有明显压痛。

3. 功能受限 外侧韧带损伤内翻受限,内侧韧带损伤外翻受限。内外翻运动幅度超过健侧时,考虑韧带完全断裂。

4. 影像学检查 X 线片可排除撕脱骨折、脱位等;强力足内翻或外翻位片,可见踝关节间隙明显不等宽或距骨脱位的征象,提示韧带完全断裂。CT 检查具有诊断意义。

【诊断与鉴别诊断】

(一) 诊断依据

1. 有明显的足内翻或外翻损伤史。

2. 疼痛局限在内踝或外踝处。

3. 伤处肿胀,皮下瘀血明显。

4. 运动功能受限,跛行。

5. 影像学检查可排除骨折。

(二) 鉴别诊断

1. 踝部骨折 踝部有严重扭伤史,局部肿胀严重,疼痛剧烈,踝关节功能活动丧失。压痛可能位于内踝、外踝、内踝尖、外踝尖,有时可触及异常活动或骨擦音。X 线片检查可确诊。

2. 第五跖骨基底部撕脱骨折 踝关节有扭伤史,疼痛及压痛部位在第 5 跖骨基底部。X 线片可确诊。

【推拿治疗】

(一)治疗原则

以活血化瘀、消肿止痛、理筋通络为主。

(二)基本治疗

1. 取穴 足三里、阳陵泉、解溪、丘墟、申脉、金门、商丘、照海、太溪等穴。

2. 主要手法 滚、按、揉、摇、摩、拔伸、擦等手法。

3. 操作方法 急性损伤期需在伤后 24~48 小时才能推拿治疗,此期间可做冰敷,每日 2 次,冰敷时间不宜超过 8 分钟。

(1)外侧副韧带扭伤

1)滚揉活血法:患者取仰卧位,患肢伸直。医生沿小腿前外侧至踝外侧用滚法、按揉法上下往返治疗,并配合按揉足三里、阳陵泉穴。时间约 5 分钟。

2)揉摩消肿法:医生在外踝部先揉损伤周围,待疼痛稍缓解后再在损伤处揉摩,手法宜轻柔缓和。时间约 5 分钟。

3)关节活动法:医生施拔伸摇法。以一手托住患肢足跟部,另一手握住其足趾部做牵引拔伸约 1 分钟,在拔伸基础上轻轻摇动踝关节,并配合足部逐渐向内翻牵拉,然后再外翻足部,重复操作 3 次。

4)按揉止痛法:医生用拇指按揉解溪、丘墟、申脉、金门等穴。时间约 3 分钟。

5)结束手法:医生在外踝损伤局部施擦法,以透热为度,并自下向上施理筋手法。局部可加用湿热敷。

(2)内侧副韧带损伤

1)揉摩消肿法:患者取患侧卧位,健肢屈曲,患肢伸直。医生自内踝后侧经内踝下至内足弓施揉摩法,重点在内踝下,手法宜轻柔。时间约 5 分钟。

2)按揉止痛法:医生在内踝下用掌根揉法,配合按揉商丘、照海、太溪等穴。时间约 5 分钟。

3)关节活动法:医生施拔伸摇法。以一手托住患肢足跟部,另一手握住其足趾部做牵引拔伸约 1 分钟,在拔伸基础上轻轻摇动踝关节,并配合足部逐渐外翻牵拉,然后再内翻足部,重复操作 3 次。

4)结束手法:医生在内踝下施擦法,以透热为度,并自下向上施理筋手法。局部可加用湿热敷。

【其他疗法】

1. 冰敷或加压包扎 急性损伤初期,出血、肿胀明显,宜用冰敷法,冰敷时间不超过 8 分钟。或在损伤局部用加压包扎,防止过多出血。

2. 中药外敷 急性期可选用大黄、黄连、黄柏、栀子,上述诸药研磨为粉,用凡士林调成糊状外敷患处,每日 1 次。

【预防调护】

急性损伤用冰敷时,注意掌握冰敷的时间。急性期以制动为原则,避免重复扭伤,患肢抬高以利消肿。踝关节韧带损伤轻者可用绷带或护具将踝关节固定于韧带松弛位,即外侧副韧带损伤时将足外翻位固定,内侧副韧带损伤时将足内翻位固定。韧带撕裂严重者,也可采用石膏托固定,约3周拆除外固定即可。外固定期间,应练习足趾的屈伸运动和小腿肌肉收缩。恢复期主动练习踝关节的内、外翻及跖屈、背伸运动,促进关节运动功能恢复。

【按语】

急性损伤应先排除骨折、脱位及韧带断裂的可能。急性期肿胀严重者应以制动为原则,24~48小时后才能行推拿治疗。推拿以促进瘀肿吸收为主,以揉法、摩法为主,不宜用重手法操作,不做踝关节被动运动,以免加重损伤。恢复期手法宜深沉,使之由内而外的修复,并采用踝关节拔伸法、摇法等滑利关节,恢复关节功能。

# 第四十节　跟腱周围炎

跟腱周围炎指因外伤或劳损引起跟腱周围的脂肪组织、腱膜和跟腱下滑囊的急、慢性无菌性炎症。临床以跟腱周围疼痛、腱周肌紧张及有摩擦感为特征的一种病症。多见于青壮年。

【解剖】

跟腱
- 起始:起于小腿中部,由小腿三头肌肌腱合并而成,止于跟骨结节
- 构成:外侧鞘由小腿的深筋膜形成,内侧鞘则直接贴附于跟骨上
- 支配神经:胫神经
- 作用:屈小腿,提跟骨,使足跖屈
- 特点:人体中最长和最强大的肌腱

当踝关节屈伸时,跟腱在内、外侧鞘之间互相滑动摩擦而发生运动。

【病因病理】

跟腱为足太阳经筋所结,上系承山,结于腘。因足跗用力不当,伤及经筋所结之处,撕掠损伤,气血瘀滞,气不行则滞,瘀不散则肿,筋拘黏结而痛。

现代医学认为本病与下列因素有关:

1. 急性损伤　跟腱部遭受牵拉损伤或局部受到摩擦挤压导致跟腱及其周围出现充血、水肿等炎性改变。

2. 慢性损伤　由于跑跳或提足跟动作过多,使跟腱与内、外侧鞘反复摩擦而形成慢性炎症。局部慢性炎症导致的小腿部肌筋膜高张力状态常是小腿后部不适感的主要原因。

急、慢性损伤均可引起肌腱的变性、肌腱周围组织充血、渗出、增生、粘连而发生本病。

【临床表现】

1. 患者多有过度运动跟腱牵拉损伤史。

2. 跟腱及小腿部疼痛,尤在弹跳、久行、用力提足跟时明显。

3. 跟腱部肿胀,有牵掣感,足背伸跖屈运动受限,跟腱用力时有摩擦感。

【检查】

1. 跟腱周围压痛,可触及硬结或条索状肌束,过度足背伸跖屈时有跟腱捻发音。

2. 跟腱增粗或呈梭形肿胀,韧性减退,挤捏时缺乏弹性。

3. 小腿三头肌抗阻力试验阳性。

4. 影像学无异常,MRI检查可有一定的诊断意义。

笔记栏

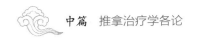

**【诊断与鉴别诊断】**

（一）诊断依据

1. 有过度运动跟腱牵拉损伤史。

2. 跟腱部摩擦感。

3. 小腿三头肌抗阻力试验阳性。

（二）鉴别诊断

闭合性跟腱断裂　有跟腱部位突然受到沉重打击感、撕裂感，断裂处可触及凹陷，足跖屈功能丧失。

**【推拿治疗】**

（一）治疗原则

以活血化瘀、消肿止痛为主。

（二）基本治疗

1. 取穴　昆仑、太溪、仆参、丘墟、大钟等穴。

2. 主要手法　揉、点、按、推、擦、拿、击、摇等手法。

3. 操作方法

（1）揉筋法：患者俯卧位，足踝部垫起。医生施拿揉法，自小腿向下至跟腱往返操作。时间约 5 分钟。

（2）侧击法：患者俯卧位，膝、踝关节各屈曲 90°。医生用一手按于足前部，使跟腱处于紧张状态，另一手用小鱼际在跟腱附着处用侧击法击约 15 次。

（3）理筋法：用拇、食二指沿跟腱周围用推、擦法往返操作。时间约 3 分钟。

（4）活动法：患者屈膝 90°。医生缓慢摇转踝关节 3~5 遍，然后做踝关节跖屈、背伸运动，反复操作 5 次。

（5）结束手法：在跟腱及其周围用擦法，以透热为度。

**【其他疗法】**

1. 物理治疗　红外线照射、超声波治疗、激光照射治疗、中药热罨包，烫熨治疗均有良好的疗效。

2. 封闭治疗　在跟腱疼痛处行封闭治疗，可取 0.2% 利多卡因 6ml、泼尼松龙 2ml 配制混悬液注射，适量注射。

**【预防调护】**

穿宽松的鞋，避免鞋与跟腱之间的摩擦。急性期应卧床休息，抬高患肢，避免做踝关节的负重运动。急性期可制动休息。急性期过后逐渐进行足的跖屈背伸运动，防止跟腱粘连。

**【按语】**

跟腱周围炎早期推拿效果满意。推拿对本病的治疗作用是促进局部血液循环，加速修复创伤组织，防止粘连。推拿治疗的同时应注意休息，有利于提高疗效。

# 第四十一节　跟　痛　症

跟痛症是指跟骨结节周围因急性损伤、慢性劳损所引起的以疼痛、行走困难为主要特征的临床病症。中老年及肥胖者以及中长跑、跳跃、体操、篮球等运动员为高发人群。属中医学"骨痹"范畴。本节主要讨论跟骨结节部骨刺。

【解剖】

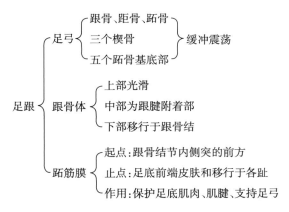

足跟部皮肤是人体中最厚的部位,其皮下组织由弹力纤维和致密而发达的脂肪构成,又称脂肪垫。

【病因病理】

足底为足太阳经筋所结,因足底着力不当,跟骨受损,牵掣经筋,气血瘀滞,筋膜挛急故痛甚,行走不便。或年老体衰,肝肾亏虚,肝主筋,肾主骨,久虚入骨,以致骨赘形成而为骨痹。

跑跳过度,路面过硬,局部硌伤,引起脂肪垫、滑液囊损伤,表现为脂肪垫充血肿胀,滑液渗出增多,囊壁增厚,跟骨骨膜增厚等病理改变,导致跟底疼痛。腰椎生理曲度消失、扁平足弓,使人体重心移至足跟,或由于过度运动牵张足踇展肌、趾短屈肌及跖腱膜,使跟骨结节附着部反复受到牵拉,引起炎症,形成骨刺,产生跟痛。

跟腱止点滑囊炎常与穿鞋摩擦有关,引起跟腱附着部慢性无菌性炎症而疼痛。

【临床表现】

1. 有急、慢性足踝损伤史,或促进骨刺形成的基础性病症。

2. 足跟部疼痛,开始运动、运动后、开始休息时疼痛加重。

3. 站立、行走,跑跳时,足跟不敢着地,甚者跛行。

【检查】

1. 足跟部肿胀,局部皮肤增厚,但部分患者肿胀不明显。

2. 压痛 跟骨骨刺症压痛点(图 5-36)位于跖腱膜附着处并可触及骨性隆起;跖筋膜炎压痛点在跖腱膜附着处前方;脂肪垫炎压痛点在跟中部或偏内侧。

3. 影像学检查 X 线片可见跟骨骨刺。CT、MRI 检查有一定的诊断意义。

【诊断与鉴别诊断】

(一)诊断依据

1. 有足跟急、慢性损伤史。

2. 足跟部疼痛。

3. 足跟不敢着地,甚者跛行。

4. 影像学检查 X 线片可见跟骨骨刺。

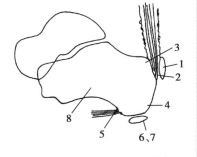

图 5-36 跟痛症常见压痛点示意图

1. 跟后滑囊炎;2. 跟腱止点撕裂伤;3. 痹证性跟痛证;4. 跟骨骨骺炎;5. 跖腱起点筋膜炎;6. 跟下滑囊炎;7. 跟骨下脂肪垫炎;8. 肾虚性跟痛证

（二）鉴别诊断

1. 跟骨骨髓炎 局都有明显的红、肿、热、痛等急性感染的征象,严重者伴有高热等全身症状。化验和 X 线片检查可明确诊断。

2. 跟骨骨骺炎 多见于少年儿童,常因骨骺损伤所致。

**【推拿治疗】**

（一）治疗原则

以舒筋通络、活血止痛为主。

（二）基本治疗

1. 取穴 太溪、照海、然谷、昆仑、仆参、涌泉等穴。

2. 主要手法 㨰、点、按、揉、擦、击等手法。

3. 操作方法

（1）㨰揉舒筋法:患者取俯卧位。医生自患侧足跟至跖腱膜用㨰法往返操作,在小腿后侧用按揉法放松小腿肌肉及跟腱,手法宜深沉缓和。时间 5 分钟。

（2）按揉止痛法:用拇指重点按揉跟骨结节部,以深部有温热感为度,并按揉太溪、照海、然谷、昆仑、仆参、涌泉等穴。时间 5 分钟。

（3）跟骨击法:患者屈膝 90°,膝关节屈曲,足底朝上。医生施跟骨骨刺击法。以一手握其足部以固定踝关节,另一手持敲击槌,对准骨刺部位敲击数十次。要求用腕力,频率要快,要有节奏感,似蜻蜓点水状,不能用蛮力。敲击完毕,在足跟部施用揉法。

（4）结束手法:医生自足跟沿跖腱膜方向施擦法,以透热为度。

跟骨脂肪垫炎、跖筋膜炎等病症可参照本法治疗,但不用敲击法。

**【其他疗法】**

1. 物理治疗 超短波治疗、激光照射治疗、超声波治疗,每次 10 分钟。

2. 湿热敷 对骨刺部位进行敲击,配合湿热敷,每日 1~2 次,促进局部血液循环。

**【预防调护】**

避免足跟部受刺激。如穿软底鞋,或在鞋内足跟部垫一块海绵。或用生物力学矫形鞋垫,急性期应注意适当休息,减少负重,控制剧烈运动。肥胖者建议减肥,以减少足跟负重。

**【按语】**

引起跟痛症的原因较多,本节主要介绍跟骨骨刺症的治疗方法,其他原因引起的跟痛症可参照本症治疗。通过推拿可使局部血供增加,促进炎症水肿吸收,减轻炎症刺激而使疼痛缓解。跟骨骨刺引起的跟痛症,采用敲击法可局部活血,缓解疼痛。

（潘军英 林志刚 何育风 蒋 涛 牛红社 吴兴全）

## 复习思考题

1. 简述颈椎病的分型、临床表现及推拿治疗。

2. 简述落枕的临床表现及推拿治疗落枕的操作方法。

3. 简述推拿如何治疗寰枢关节半脱位。

4. 胸胁屏伤的临床表现及推拿如何治疗?

5. 急性腰部软组织损伤的推拿治疗原则及推拿如何治疗?

6. 简述慢性腰部软组织的推拿治疗及注意事项。

7. 退行性脊柱炎如何推拿治疗?

8. 简述腰椎间盘突出症的临床表现及诊断要点。

9. 简述腰椎间盘突出症的推拿治疗方法及注意事项。

10. 简述腰椎滑脱的推拿治疗。

11. 腰椎管狭窄症的临床表现及诊断要点是什么？

12. 简述脊柱裂的诊断及鉴别诊断。

13. 简述肩关节周围炎的治疗原则、选穴部位和主要手法。

14. 简述推拿治疗肱骨外上髁炎的操作方法。

15. 简述推拿治疗桡骨茎突部狭窄性腱鞘炎的治疗原则、取穴部位及主要手法。

16. 简述推拿治疗梨状肌综合征的操作方法。

17. 简述推拿治疗退行性髋关节炎的操作方法。

18. 膝关节创伤性滑膜炎的诊断依据及鉴别诊断是什么？

19. 简述推拿治疗膝关节创伤性滑膜炎的操作方法。

20. 简述膝关节内、外侧副韧带损伤如何推拿治疗。

21. 简述推拿治疗膝关节髌下脂肪垫劳损的操作方法。

22. 简述膝关节骨性关节炎的诊断依据。

23. 简述膝关节骨性关节炎的推拿治疗。

24. 简述腓肠肌损伤的临床表现。

25. 简述腓肠肌损伤的推拿操作方法。

26. 简述踝关节扭伤的推拿操作方法。

27. 简述推拿治疗跟腱周围炎的治疗原则、取穴和主要手法。

◇◇◇ **第六章** ◇◇◇

# 内 科 病 症

📝 **学习目标**

掌握内科病症临床表现、诊断、推拿治疗、预防调护。熟悉内科病症的病因、解剖与其他疗法。了解内科病症发病规律等相关知识。

## 第一节 感 冒

感冒是指以发热、恶寒、头身疼痛、鼻塞、喷嚏、咽喉痛痒、咳嗽等为特征的临床病症。一年四季皆可发生,以冬、春季节为多见。

西医学中普通感冒、急性上呼吸道感染属于本病范畴,可参照本节辨证治疗。

【病因病机】

感冒与六淫、时行之邪相关。

1. 六淫病邪　六淫之邪可单独致病,但往往以风邪为先导,夹带其他病邪相兼为病。临床上以冬、春两季发病率较高,夹寒、夹热多见而成风寒、风热之证。

2. 时行疫毒　若非其时而有其气,一般较感受当令之气发病者为重。若时行疫毒伤人,则病情重而多变,往往相互传染,造成广泛流行,且不限于季节性。

感冒病位在肺卫,基本病机是外邪侵袭。肺卫功能失调,导致卫表不和,肺失宣肃,尤以卫表不和为主要方面。

【临床表现】

感冒初起,多见鼻塞、流涕、喷嚏、声重,或头痛、畏寒,继则引起发热、咳嗽、喉痒或咽痛等症状。重则出现恶寒高热、头痛、周身酸痛、疲乏、纳差等症状。就临床所见,一般可分为以下四种证型:

1. 风寒束表　恶寒重、发热轻,头项强痛,全身肌肉、筋骨酸楚或拘痛,鼻不闻香臭,语声重浊,甚或嘶哑,舌淡红,苔白,脉浮或弦紧。

2. 风热犯表　发热、微恶风寒,汗出、口渴,鼻塞、涕浊,头痛,肢体酸楚,咽喉肿痛,舌尖红,舌苔薄黄,脉浮数。

3. 暑湿袭表　发热,微恶风寒,鼻塞、流涕,头晕胀痛,或伴见皮肤疮疖,肌肉肿痛,骨节酸痛,舌质红,舌苔黄腻,脉濡数。

4. 阳气不足　畏寒、肢冷,神疲、乏力,动辄汗出,面色淡白,口淡、不渴,或喜热饮,小便清长,大便溏薄,舌质淡胖,舌苔白,脉沉迟无力。

【诊断与鉴别诊断】

(一) 诊断依据

以发热、恶寒,头身疼痛,鼻塞、喷嚏,咽喉痛痒,咳嗽为诊断要点。

(二) 鉴别诊断

1. 风温　以突然发热,微恶风寒,咳嗽,痰黄,或咯唾痰血,咽痛,继而高热不已,汗出、烦渴,胸闷、喘急,甚或伴见神昏、谵语、抽搐等为特征。而感冒虽有发热,但一般发热不高,病势轻,不传变,多能汗出热退,脉静身凉,病程短,预后良好。

2. 鼻渊　以鼻流浊涕,量多不止,鼻塞,嗅觉减退,或鼻道有脓,可伴见头晕胀闷等为特征。一般无恶寒发热,病程漫长,反复发作,不易痊愈。而感冒多流清涕,并无腥臭味,头痛范围不局限,愈后症状消失。

【推拿治疗】

(一) 治疗原则

以疏经通络、祛风解表为主。

(二) 基本治法

1. 取穴　印堂、太阳、迎香、攒竹、中府、云门、风池、大椎、肩井、风门、肺俞等。

2. 主要手法　推、按、揉、拿、擦、拍等手法。

3. 操作方法

患者仰卧位。医生坐于患者头顶一侧,拇指推印堂-神庭8~10遍,分推前额、眉弓、两侧鼻翼,各8~10遍;按揉太阳、攒竹、迎香、中府、云门等穴,每穴1分钟,以酸胀为度;双掌分推胸胁部5~8遍;小鱼际擦双侧锁骨下缘,以透热为度。

患者俯卧位。医生立于患者一侧,拿风池1分钟,拿颈项两侧5~8遍;按揉风池、大椎、肩井、风门、肺俞等穴,每穴1分钟,以酸胀为度;掌擦大椎穴,以透热为度;拿肩井1分钟,以酸胀为度;双掌拍背部,以局部皮肤潮红为度。

(三) 辨证加减

1. 风寒束表

(1) 重点按揉风府、风门、合谷,以项背部有轻松感为度。

(2) 推、擦背部膀胱经3分钟,以透热为度。

2. 风热犯表

(1) 加用一指禅推法自印堂推至上星,反复操作5分钟。

(2) 按揉百会、大椎、曲池、外关、合谷,每穴1分钟,以酸胀为度。

3. 暑湿袭表

(1) 加用按揉心俞、脾俞、胃俞、阴陵泉、丰隆、地机,每穴1分钟,以酸胀为度。

(2) 掌摩腹部2分钟,掌揉腹部3分钟,拿三阴交1分钟。

4. 阳气不足

(1) 加用按揉肾俞、命门、腰阳关,每穴1分钟,以酸胀为度。

(2) 拇指重按太阳、肺俞、合谷,每穴1分钟,以酸胀为度。

【其他疗法】

1. 针刺疗法　以风池、大椎、外关、列缺、合谷为主穴,随症加减。

2. 拔罐疗法　取大椎、肩井、风门、身柱、肺俞等穴,留罐10分钟,或沿背部督脉、膀胱

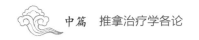

经走罐,以皮肤潮红为度。

【预防调护】

加强身体锻炼,规律作息,可提高对气候变化的适应能力以及机体抗病能力,减少疾病的发生。

【按语】

感冒发病率极高,为临床常见的外感疾病,只要能及时、恰当地治疗,即可较快痊愈。感冒患者应适当休息,多饮温开水,饮食宜清淡,忌吃肥甘厚味和辛辣酒食之品。生活上应起居有常,加强体育锻炼,气候突变适时增减衣物,注意防寒保暖。

# 第二节　咳　　嗽

咳嗽是以咳嗽、咯痰为特征的一类肺系病。有声无痰为咳,有痰无声为嗽,临床上多表现为痰声并见,难以截然分开,故以咳嗽并称。

西医学的急性气管支气管炎、慢性支气管炎、咳嗽变异型哮喘等以咳嗽为主症的疾病,均属于本病范畴,可参照本节辨证论治。

【病因病机】

咳嗽按病因分外感咳嗽和内伤咳嗽两大类。

1. 外感六淫　六淫之邪犯肺,或温邪上受,侵袭肺系,肺卫失宣,肺气上逆所致。风为六淫之首,其他外邪多随风邪侵袭人体,所以外感咳嗽常以风为先导,或夹寒,或夹热,或夹燥,其中尤以风邪夹寒者居多。

2. 内伤咳嗽　因久咳伤肺,肺虚气弱,或由脏腑内伤,脾失健运,痰湿中阻,或肝火乘肺,或肾虚水泛,气阴两虚等所致。

总之,无论外感与内伤,均可累及肺脏受病,致肺气不清,失于宣肃,迫气上逆而作咳。

【临床表现】

(一)外感咳嗽

1. 风寒袭肺　咳声重浊,喉痒,气急,咯痰稀薄色白,咯吐不畅,伴有鼻塞流涕,头痛,恶寒发热,肢体酸楚,无汗,舌苔薄白,脉浮紧。

2. 风热犯肺　咳嗽频作,气粗,喉燥、咽痛口干,咯痰不爽,痰黄质黏,伴有鼻流黄涕,口渴,头身疼痛,身热恶风,有汗不畅,舌尖红苔薄黄,脉浮数或浮滑。

(二)内伤咳嗽

1. 痰湿蕴肺　咳嗽反复发作,尤以晨起咳甚,咳声重浊,痰出则咳缓,痰多色白,黏腻或稠厚成块,胸闷脘痞,腹胀,纳差乏力,大便时溏,舌苔白腻,脉濡滑。

2. 痰热郁肺　痰滞咽喉,咯之难出,量少质黏,或痰如絮状,咳时胸胁引痛,症状可随情绪波动而增减,面赤咽干,口苦,舌红或舌边尖红,舌苔薄黄少津,脉弦数。

【诊断与鉴别诊断】

(一)诊断依据

以咳嗽、咯痰为主要临床表现。外感咳嗽,多起病急、病程短,常伴恶寒发热等表证;内伤咳嗽多起病慢,但病程较长,每因外感而反复发作,常咳而伴喘。

（二）鉴别诊断

1. 肺胀　有咳嗽症状，但肺胀多有哮证、喘证等病史，还伴有胸廓膨胀，憋闷喘息，痰多，动辄气促，面色晦暗，唇舌发绀，甚或喘脱，咯血，神昏等特征。

2. 肺痨　有咳嗽症状，还伴有咯血，午后潮热、盗汗，消瘦、乏力等特征，具有传染性，胸部 X 线检查或痰培养有助于鉴别诊断。

【推拿治疗】

（一）治疗原则

外感咳嗽以宣肺祛邪为主；内伤咳嗽治以祛湿化痰、扶正补虚为主。

（二）基本治法

1. 取穴　天突、中府、膻中、肩井、风门、肺俞、尺泽、外关、列缺、合谷等。

2. 主要手法　㨰、按、揉、推、搓、拍等手法。

3. 操作方法　患者取坐位。医生立于患者一侧，㨰项背部 3 分钟；按揉天突、膻中、中府等穴，每穴 1 分钟，以酸胀为度；两拇指分推胸胁部 5~8 遍；搓胁肋部 5~8 遍；按揉风门、肺俞、尺泽、外关、列缺、合谷等穴位，每穴 1 分钟，以酸胀为度；拿肩井 2 分钟，以酸胀为度；双掌拍上背部 2 分钟，以局部皮肤潮红为度。

（三）辨证加减

1. 风寒袭肺

（1）重点点按风池、风府各 1 分钟，以局部酸胀为度。

（2）掌擦背部膀胱经 3 分钟，以透热为度。

2. 风热犯肺

（1）小鱼际推、横擦大椎、肺俞各 1 分钟。

（2）按揉曲池 1 分钟，以酸胀为度。

3. 痰湿蕴肺

（1）按揉章门、足三里、丰隆，每穴 1 分钟，以酸胀为度。

（2）掌推抹前胸部及胁肋部 2 分钟，以呼吸道通畅，咳出黏痰为度。

4. 痰热郁肺

（1）一指禅推天柱、肩井，每穴 1 分钟。

（2）按揉三阴交、太冲、行间，使酸胀感沿经脉向上扩散，每穴 1 分钟。

【其他疗法】

1. 针刺疗法　以肺俞、膻中、天突、列缺为主穴，随症加减，每日或隔日 1 次，10 次为 1 个疗程。

2. 耳穴疗法　取神门、肺、气管、交感，采用毫针刺法，用中等刺激；或用王不留行籽压贴耳部诸穴，嘱患者可多次按压，双耳交替进行。

【预防调护】

注意四时调摄，积极锻炼，提高机体卫外功能，增强皮毛腠理御邪抗病能力。咳嗽的预防应注意气候的变化，做到防寒保暖；饮食不宜肥甘厚味，或辛辣过咸，戒除烟酒等不良嗜好。

【按语】

外感咳嗽起病急，病位浅，病情轻，推拿取穴以肺经为主，手法宜重，治疗得当较易治愈；内伤咳嗽病程较长，病情复杂，除选肺经穴位外，还应随证选取脾、肝、肾经之穴，非急性期手法宜轻,从缓图治。

# 第三节 哮 喘

哮喘是指以发作性咳喘、气促,胸廓胀满,端坐呼吸,喉中哮鸣有声,甚则喘息不得平卧等为特征的肺系病。"哮"为喉中痰鸣有声,"喘"为气短不足以息。可发生于任何年龄和任何季节,尤以寒冷季节和气候骤变时多发。

西医学中支气管哮喘、喘息性支气管炎和慢性阻塞性肺疾病等可参照本节辨证治疗。

【病因病机】

正常情况下肺、肾两脏调理人体的呼吸功能。若肺不能布散津液,肾不能蒸化水液,以致津液凝聚成痰,伏藏于肺,可影响正常呼吸功能,主要有以下几个方面:

1. 外邪侵袭 外感风寒,侵袭于肺,内则肺气壅塞,外则腠理郁闭,致使肺气失于宣降,上逆为喘;或因风热之邪,自口鼻入肺,或风寒郁而化热,热不得泄,则肺气塞实,清肃失司,导致肺气上逆而喘。

2. 痰浊内盛 饮食不节,恣食肥甘厚味、生冷,或嗜酒伤中,脾失健运,痰湿骤生;或素体痰湿偏盛,日渐积累,由中焦而上犯于肺,肺为痰壅,不得宣畅,气机失利,难以下降,导致呼吸促迫而成喘。若湿痰久郁化热,或肺火素盛,蒸液成痰,则痰火交阻于肺,于是胀满而为喘。

3. 肺肾虚弱 久咳或平素汗出过多,导致肺之气阴不足,气失所主,肺气肃降功能下降,而致气短而喘。年老体弱,肾气不足或劳欲伤肾,精气内夺,导致肾气摄纳无权,出现少气而喘。

本证分为虚实两类。实者为外邪、痰浊等壅阻肺气;虚者则为精气不足,肺失宣降,肾摄纳失常所致。故实喘在肺,虚喘当责之肺、肾二脏。本病至后期,则肺肾两虚,元气虚损,心阳亦同时受累,从而发生心阳欲脱的危候。

【临床表现】

临床常表现为发作性带有哮鸣音的呼吸困难,持续数分钟至数小时,可自行缓解或经治疗后缓解,严重可延续数日至数周。

(一) 实证

1. 风寒袭肺 喘急胸闷,伴有咳嗽,痰白清稀,初起多兼恶寒发热、头痛、肢体酸痛等表证,舌淡苔薄白,脉浮或浮紧。

2. 风热犯肺 喘促气粗,甚至鼻翼煽动,胸膈烦闷,呛咳阵作,痰黏或黄,咽痛,口渴,鼻流浊涕,伴有发热、恶风,头痛等,舌质红,舌苔薄黄,脉浮数或浮滑。

3. 痰浊阻肺 气喘咳嗽,痰多而黏,咯出不爽。甚则痰鸣,胸中满闷,或不得平卧,舌苔白滑或厚腻,脉弦滑。

(二) 虚证

1. 肺气虚 喘促气短,咳嗽无力,动辄尤甚,咯痰清稀,语声低微,面白,自汗,或伴见神疲、乏力、畏风、怯冷等,舌质淡,舌苔白,脉弱。

2. 肾气虚 喘促日久,呼多吸少,咳嗽无力,动则尤甚,吐痰清稀,声低,自汗,或尿随咳出,舌质淡紫,脉弱。

**【诊断与鉴别诊断】**

（一）诊断依据

1. 反复发作的喘息、呼吸困难、胸闷或咳嗽,常因气候突变、饮食不当、情志失调、劳累等因素而诱发,发作前多有鼻痒、喷嚏、咳嗽、胸闷等症状。

2. 发作时呼气相延长,可闻及双肺满布以呼气相为主的哮鸣音。

3. 有过敏史或家族史。血常规、胸部影像、心电图、血气分析、肺功能测定等辅助检查,有助于本病的诊断。

（二）鉴别诊断

1. 心痹 可出现喘促、短气、动则尤甚、咳嗽、心悸等临床表现。但心痹以心悸为突出表现。

2. 肺痨 重症肺痨有咳嗽、咳痰、喘息,甚则胸闷、发绀等临床表现。但肺痨多见咳血、潮热、盗汗、身体消瘦等,病程较长,具有传染性,胸部 X 线检查或痰培养有助于鉴别诊断。

**【推拿治疗】**

（一）治疗原则

以肃肺、降气、平喘为主。

（二）基本治法

1. 取穴 桥弓、天突、膻中、中脘、天枢、太渊、偏历、足三里、丰隆、风池、肩井、定喘、大椎、肺俞、脾俞、肾俞等。

2. 主要手法 推、一指禅推、按、揉、拿、擦等手法。

3. 操作方法

（1）患者仰卧位。医生立于患者一侧,食、中二指依次推两侧桥弓 20 次;一指禅推天突 - 神阙,操作 5~8 遍;按揉天突、膻中、中脘、天枢等穴,每穴 1 分钟,以酸胀为度;双掌分推胸胁部 2 分钟;小鱼际横擦胸胁部,以透热为度。拿双上肢内外两侧 2 分钟;按揉太渊、偏历等穴,每穴 1 分钟,以酸胀为度;拿双下肢内外两侧 2 分钟;按揉足三里、丰隆等穴,每穴 1 分钟,以酸胀为度。

（2）患者俯卧位。医生立于患者一侧,拿五经 3~5 遍,拿风池、肩井各 1 分钟,拿项部 1 分钟;按揉定喘、大椎、肺俞、脾俞、肾俞等穴位,每穴 1 分钟,以酸胀为度;掌横擦肩背部、腰骶部,直擦督脉,均以透热为度;双掌拍腰背部 2 分钟,以皮肤潮红为度。

（三）辨证加减

1. 风寒袭肺

（1）掌直擦背部膀胱经 3 分钟,以透热为度。

（2）重点按揉肺俞、膈俞,每穴 1 分钟,以酸胀为宜。

2. 风热犯肺

（1）掌直擦背部膀胱经 3 分钟,以温热为度。

（2）拿、按揉项部 3 分钟;按揉大椎、风门,拿合谷、曲池,时间约 5 分钟。

3. 痰浊阻肺

（1）按揉上脘、中脘、气海,每穴 1 分钟,配合掌擦上脘、中脘,每穴 1 分钟,以透热为度。

（2）按揉两侧尺泽、内关、足三里、丰隆各 1 分钟,以酸胀为宜。

4. 肺气虚

（1）重点掌横擦心俞、肺俞、膈俞,以透热为度。

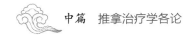

（2）按揉肺俞、脾俞、肾俞，每穴 1 分钟。

5. 肾气虚

（1）掌直擦背部督脉 3 分钟，小鱼际横擦肾俞、命门 3 分钟，均以透热为度。

（2）按揉两侧肾俞、肺俞、太溪，每穴 1 分钟，以酸胀为度。

**【其他疗法】**

1. 针刺疗法　取天突、定喘、内关、列缺为主穴，随症加减，每日或隔日 1 次，10 次为 1 个疗程。实证多针少灸；虚证以灸为主。

2. 耳穴疗法　可选用双侧平喘、肾上腺、肺、神门、交感等穴，缓解期加肾，每次交替选用 2~4 穴，用王不留行籽贴耳按压。

**【预防调护】**

季节交替时注意冷热变化，平时适当进行户外活动。忌烟酒及辛辣之品，避免接触过敏原。

**【按语】**

哮喘发作，多为外邪引动伏痰，阻塞肺道所致，其病程较长，反复发作，顽固难愈。采用推拿治疗，对轻、中型哮喘疗效较好，可以达到平喘、化痰、利肺之效，对重型哮喘合并感染，应综合治疗，以防止病情恶化。

# 第四节　心　　悸

心悸是指以自觉心搏异常跳动，心慌不安，或时作时止等为特征的症状。临床多呈反复发作性，每因情志刺激或劳累而发作，且常伴胸闷、气短、失眠、健忘、眩晕、耳鸣等症。病情较轻者为惊悸，病情较重者为怔忡，可呈持续性。

西医学中各种原因引起的心律失常以及心功能不全等，以心悸为主症者，可参照本节辨证论治。对于器质性疾病引起的心悸，仅作为辅助治疗。

**【病因病机】**

1. 体质虚弱　禀赋不足，素体虚弱，或久病失养，劳欲过度，气血阴阳亏虚，以致心失所养，发为心悸。

2. 饮食劳倦　嗜食肥甘厚腻，煎炸炙烤之品，蕴热化火生痰，或伤脾滋生痰浊，痰火扰心而致心悸；或劳倦太过，气阴暗耗，心神失养而心悸。

3. 七情所伤　平素心虚胆怯，突遇惊恐，侵扰心神，心神动摇，不能自主而心悸；或长期忧思不解，肝气郁结，化火生痰，痰火扰心，心神不宁而心悸；此外，如大怒伤肝，大恐伤肾，怒则气逆，恐则精却，阴虚于下，火逆于上，动撼心神而发惊悸。

4. 感受外邪　风、寒、湿三气杂至，合而为痹，痹证日久，复感外邪，内舍于心，痹阻心脉，心之气血运行受阻，而发心悸；风、寒、湿、热之邪，由血脉内侵于心，耗伤心之气血阴阳，亦可引起心悸。如温病、疫毒均可灼伤营阴，心失所养而发心悸。或邪毒内扰心神，心神不安，也可发为心悸。如春温、风温、暑温、白喉、梅毒等病，往往伴见心悸。

**【临床表现】**

心悸的基本证候特点是自觉发作性心中悸动，惊惕不安，心跳剧烈，不能自主，或一过性、阵发性，或持续时间较长，或一日数次发作，或数日一次发作。就临床表现不同，可分为以下几型：

1. 心胆虚怯　平素恶闻声响,善惊、易恐,突遇惊吓,心旌动摇,惊悸不宁,坐卧不安,伴见少寐、多梦,梦中惊惕,心悸、自汗,乏力等,舌质淡或胖,舌苔薄白,脉细弱或数促。

2. 心血不足　心悸、易惊,头晕,少寐、多梦,面色淡白或萎黄,舌质淡,脉细。

3. 阴虚火旺　心悸不宁,眩晕、耳鸣,五心烦热,少寐、多梦,甚或不寐,可伴见潮热、盗汗,颜面颧红,舌质红或绛,舌苔干而少津,脉细数。

4. 心阳不振　心悸不安,胸闷气短,面色苍白,大汗淋漓,形寒肢冷,舌质淡白,脉弱或结代。

5. 水气凌心　心悸眩晕,胸脘痞满,不得平卧,肢体浮肿,按之没指,小便短少,可伴见唇甲青紫,畏冷、肢凉,乏力,舌质淡胖,舌苔白滑,脉沉迟或细促结代。

6. 心血瘀阻　心悸不安,胸闷不舒,心痛时作,或见唇甲青紫,舌质紫暗,或有瘀点、瘀斑,舌苔薄白,脉细涩或结代。

心悸多为本虚标实证,其本为气血不足,阴阳亏损,其标是气滞、血瘀、痰浊、水饮,临床表现多为虚实夹杂。

【诊断与鉴别诊断】

(一)诊断依据

常因情志刺激、惊恐、紧张、劳倦过度等发病。以自觉心慌不安,心跳剧烈,神情紧张,不能自主,心跳不规律,呈阵发性或持续性发作为主症。兼见胸闷不舒,易激动,心烦,少寐多汗,颤动,头晕乏力。脉数、缓、促、结、代、沉、迟等。

(二)鉴别诊断

1. 真心痛　临床以猝发心胸剧痛,甚或持续不解为主要特征,可伴见面白,汗出、唇甲青紫或手足青冷至节,呼吸急促,大汗淋漓直至晕厥,病情危重。

2. 奔豚　发作之时,自觉有气从少腹上冲心胸、咽喉,发作欲死,复还止,或伴见腹痛,脐下动悸,喘逆、少气,往来寒热等;心悸为心中剧烈跳动,发自于心;奔豚乃上下冲逆,发自少腹。

【推拿治疗】

(一)治疗原则

以养心、安神、定悸为主。

(二)基本治法

1. 取穴　百会、印堂、桥弓、内关、神门、中府、云门、巨阙、璇玑、膻中、肺俞、心俞、膈俞、内关、神门等。

2. 主要手法　推、按、揉、擦、拿等手法。

3. 操作方法

(1)患者仰卧位。医生坐于患者头顶侧。拇指推印堂-神庭8~10遍;食、中二指依次推两侧桥弓20次;按揉百会、印堂、中府、云门、璇玑、膻中、巨阙等穴,每穴1分钟,以酸胀为度;双掌分推胸胁部5~8遍;掌擦胸胁部3分钟,以透热为度。

(2)患者俯卧位。医生立于患者一侧。全掌按揉背部2分钟;按揉肺俞、心俞、膈俞等穴,每穴1分钟,以酸胀为度;两掌分推背部5~8遍;拿双上肢3分钟;按揉内关、神门等穴,每穴1分钟,以酸胀为度。

（三）辨证加减

1. 心胆虚怯

（1）延长按揉神门时间,继而按巨阙、少海、劳宫、玉枕,每穴 1 分钟,以酸胀为度,拿风池 1 分钟。

（2）小鱼际推运胁肋部 3 分钟,以心悸减轻为度。

2. 心血不足

（1）按揉中脘,拿血海、足三里,每穴 1 分钟,延长推揉脾俞、胃俞时间。

（2）叠掌按揉或用一指禅推心俞、肝俞、夹脊穴,时间 5 分钟。

3. 阴虚火旺

（1）拇指推肾俞、太溪、太阳、听宫、听会、耳门,按揉太冲、行间,每穴 1 分钟,以酸胀为度。

（2）按揉翳风、哑门、风池,每穴 1 分钟,以酸胀为度。

4. 心阳不振

（1）掌摩小腹 2 分钟,按揉中极、关元、气海,每穴 1 分钟,以酸胀为度。

（2）小鱼际横擦八髎、肾俞、命门 3 分钟,以透热为度,拿三阴交 2 分钟,以酸胀为度。

5. 水气凌心

（1）按揉水道、阴陵泉,每穴 1 分钟,以酸胀为度。搓两胁 3 分钟,以微热为度。

（2）按揉中府、膻中各 1 分钟,掌运腹部约 3 分钟。

6. 心血瘀阻 按揉大包、京门、膈俞、三阴交,每穴 1 分钟,以酸胀为度。

【其他疗法】

1. 针刺疗法 以内关、神门、心俞、巨阙为主穴,并随症加减,用平补平泻法。每日或隔日 1 次,10 次为 1 个疗程。

2. 耳穴疗法 取心、皮质下、交感、神门等。每次毫针刺 2~3 穴,捻转轻刺激,留针 15 分钟。也可用王不留行籽贴于穴位,每日多次按压。

【预防调护】

应做到生活有规律,起居有时。同时要注意气候的变化,避免风、寒、湿、热等外邪侵袭。低脂饮食,少进咸、辣饮食,少饮浓茶及咖啡,忌烟、酒等。

【按语】

心悸常见于多种心系疾病中,首先分清疾病的性质,找出发病原因。若是功能性的疾病,呈阵发性,经推拿治疗很快缓解,预后良好;若是器质性病变所致的心悸,在推拿治疗的同时应积极配合药物治疗,以免贻误病情。

# 第五节 中 风

中风是指以突然昏仆,或半身不遂,口眼㖞斜,肢体麻木,舌謇难言等主要临床表现的一种病证。本病多见于中老年人,大多数有高血压史。四季皆可发病,但以冬春两季最为多见。因其发病突然,亦称为"卒中"。

西医学的缺血性脑血管病和出血性脑血管病,如脑出血、脑血栓形成、脑栓塞、蛛网膜下腔出血等脑血管意外所出现的各种症状,均可参照本节辨证治疗。

**【病因病机】**

中风的发生主要因内伤积损、情志过极、饮食不节、体态肥盛等,引起虚气留滞,或肝阳暴张,或痰热内生,或气虚痰湿,引起内风旋动,气血逆乱,横窜经脉,直冲犯脑,导致血瘀脑脉或血溢脉外,发为中风。

1. 内伤积损 年老体弱,或久病迁延,或恣情纵欲,或劳逸失度,损伤五脏之气阴。气虚则无力运血,脑脉瘀滞;阴虚则不能制阳,内风动越,夹痰浊、瘀血上扰清窍,突发本病。

2. 劳倦内伤 "阳气者,烦劳则张"。烦劳过度,阴不制阳,易使阳气升张,引动风阳,内风扰动,则气火俱浮,或兼夹痰浊、瘀血上壅清窍脉络。因肝阳暴动,血气上涌骤然而中风者,病情多重。

3. 脾失健运 过食肥甘醇酒,致使脾胃受损,脾失运化,痰浊内生,郁久化热,痰热互结,壅滞经脉,上蒙清窍;或素体肝旺,气机郁结,克伐脾土,痰浊内生;或肝郁化火,烁津成痰,痰郁互结,夹风阳之邪,窜扰经脉,发为本病。即《丹溪心法·中风》所谓"湿土生痰,痰生热,热生风也"。

4. 情志过极 七情失调,肝失条达,气机郁滞,血行不畅,瘀结脑脉;暴怒伤肝,则肝阳暴张,或心火暴盛,风火相煽,血随气逆,上冲犯脑。凡此种种,均易引起气血逆乱,上扰脑窍而发为中风。尤以暴怒引发本病者最为多见。

本病病位在脑,与心、肾、肝、脾密切相关。其病机有虚(阴虚、气虚)、火(肝火、心火)、风(肝风、外风)、痰(风痰、湿痰)、气(气逆)、血(血瘀)六端,并多在一定条件下相互影响,相互作用。病性多为本虚标实,上盛下虚。在本为肝肾阴虚,气血衰少,在标为风火相煽,痰湿壅盛,瘀血阻滞,气血逆乱。基本病机为气血逆乱,上犯于脑。

**【临床表现】**

临床根据有无神志昏蒙分为中经络与中脏腑两大类型。

(一)中经络

1. 风阳上扰 骤然头痛如裂,眩晕、昏仆,或口眼㖞斜,舌强语謇,半身不遂,每因情绪激动、恼怒而诱发或加重,可伴见心烦、失眠、面红、目赤、耳鸣如蝉,舌质红,脉弦有力。

2. 风痰阻络 半身不遂,手脚拘挛或震颤、搐动,口舌㖞斜,口角流涎,言语謇涩,舌强或短,可伴见眩晕、肢麻等症,舌苔白腻或黄腻,脉弦滑。

3. 痰热腑实 半身不遂,口眼㖞斜,食入易呛,口涎不收,言语謇涩,感觉减退或消失,腹胀,大便硬或秘结,头痛、目眩,咳嗽痰多、色黄,舌体歪或短缩,舌质暗红,舌苔黄腻,脉弦滑。

4. 气虚血瘀 半身不遂,肌肤不仁,口舌歪斜;言语不利,或謇涩或不语;面色无华,气短乏力;口角流涎,自汗,心悸,便溏;手足或偏身肿胀,舌质暗淡或瘀斑,舌苔薄白或腻,脉沉细、细缓或细弦。

5. 阴虚风动 眩晕欲仆,肢体麻木,手足颤动或瘛疭,口眼抽动,伴见形体消瘦,五心烦热,口燥,咽干等,舌质红,舌面光滑如镜,或有裂纹,脉细数或弦。

(二)中脏腑

阳闭 突然昏仆,不省人事,牙关紧闭,两手握固,或循衣摸床,撮空理线,二便不通,伴见面赤、身热、气粗、口臭、躁扰不宁等症,舌质红或绛,舌苔黄,脉弦滑而数。

**【诊断与鉴别诊断】**

(一)诊断依据

1. 起病急,发病迅速,具有突发半身不遂、肌肤不仁、口舌歪斜、言语謇涩、神志昏蒙等主症。

2. 具备主症中 2 项，或主症 1 项加次症 2 项，如头晕、目眩、头痛、行走不稳、呛水呛食、目偏不瞬。

3. 症状和体征持续 24 小时以上。

4. 多发于年龄在 40 岁以上者。

头颅 MRI 或 CT 扫描发现责任病灶，有助于本病的诊断。根据病灶性质可分为缺血性中风和出血性中风；根据病情程度，可分为中经络和中脏腑；根据病程时间，可分为急性期（发病 2 周以内，中脏腑可至 1 个月）、恢复期（2 周至 6 个月内）和后遗症期（6 个月以上）。

（二）鉴别诊断

1. 厥证　有突然昏仆、不省人事等临床表现，但厥证神昏时间短暂，发作时常伴有四肢逆冷，移时多可自行苏醒，醒后无半身不遂、口眼歪斜、言语不利等表现。

2. 痉证　以四肢抽搐，颈背强直，甚至角弓反张为主症，发病时可伴有神昏，多出现在抽搐之后，持续时间长，无半身不遂、口眼歪斜等表现；中风患者多在起病时即有神昏，而后可以出现抽搐，持续时间短，有半身不遂、口眼歪斜等表现。

【推拿治疗】

（一）治疗原则

以疏通经脉、调和气血为主。

（二）基本治法

1. 取穴　风池、风市、肩髃、臂臑、曲池、手三里、合谷、髀关、伏兔、梁丘、血海、足三里、三阴交、解溪、太冲、肝俞、脾俞、肾俞、命门、大肠俞、八髎、环跳、承扶、委中、承山、涌泉等。

2. 主要手法　按、拿、揉、㨰、捻、弹拨、摇、擦、拍等手法。

3. 操作方法

（1）患者仰卧位。医生立于患侧。在患侧肩关节施以拿揉、㨰、弹拨等手法；再移至上肢，自肩关节至腕关节拿揉桡侧、尺侧各 5~8 遍；然后做肩、肘、腕关节的被动摇法；拿肩井 5~8 次；按揉肩髃、臂臑、曲池、手三里、合谷等穴，每穴 1 分钟；对肩关节施以摇法；抖动患侧上肢；对五指施以捻法。沿患侧下肢外侧及前侧施以㨰法、拿揉法；按揉髀关、伏兔、风市、梁丘、血海、足三里、三阴交、解溪、太冲等穴，每穴 1 分钟；再对髋关节、膝关节、踝关节施以被动摇法；

（2）患者俯卧位或侧卧。医生立于患者一侧，拿风池 1 分钟，拿颈项两侧 5~8 遍；㨰腰背部至下肢后侧 5 分钟；按揉肝俞、脾俞、肾俞、大肠俞等穴，每穴 1 分钟，以酸胀为度；全掌按揉腰背部及下肢后侧 3 分钟；小鱼际横擦肾俞—命门—肾俞、八髎 2 分钟，以透热为度；按揉患侧环跳、承扶、委中、承山等穴，每穴 1 分钟，以酸胀为度；拍腰背部及下肢后侧 3 分钟。

（三）辨证加减

1. 风阳上扰

（1）加推抹桥弓穴，自上而下，双侧交替进行，约 3 分钟。

（2）重点按揉角孙、风府、风池、风门、太冲、行间穴，每穴 1 分钟。

（3）擦涌泉，以透热为度。

2. 风痰阻络

（1）加用摩腹 3 分钟。

（2）重点按揉足三里、丰隆、脾俞、胃俞穴，每穴 1 分钟。

3. 痰热腑实

（1）加用摩腹约 3 分钟。

（2）掌振腹部约 1 分钟。

（3）重点按揉丰隆,足三里、内庭穴各 1 分钟。

4. 气虚血瘀

（1）掌振气海、关元,每穴 1 分钟。

（2）重点按揉脾俞、胃俞、膈俞、足三里、血海、阿是穴,每穴 1 分钟。

5. 阴虚风动

（1）加用推桥弓,自上而下,双侧交替,推约 3 分钟。

（2）重点按揉风府、风池、风门、肝俞、胆俞、脾俞、肾俞、太溪、涌泉穴,每穴约 1 分钟。

（3）横擦腰骶部,以透热为度。

6. 阳闭

（1）加摩腹 3 分钟。

（2）掌振气海、关元,每穴 1 分钟。

（3）擦涌泉穴,以透热为度。

【其他疗法】

1. 穴位注射 取曲池、手三里、足三里、丰隆等穴。每次选用 2~4 穴,用复方当归注射液合维生素 $B_{12}$ 混合液 3ml 进行注射,每穴注入 1~2ml,适用于中经络证。

2. 现代康复疗法 可配合现代康复疗法,以循序渐进方式进行康复训练,由床上正确体位摆放→床上运动→坐起训练→坐位平衡训练→站立平衡训练→步行训练的顺序进行,并配合运动治疗、作业治疗。

【预防调护】

控制高血压、心脏病、糖尿病、短暂性脑缺血等内科疾病是预防中风的重点;保持情绪平稳,少做或不做易引起情绪激动的事;清淡饮食,戒烟酒,适度运动,保持大便通畅;注意防治褥疮,保持呼吸道通畅。中风中脏腑者,应采取综合治疗措施,待病情稳定后才可以进行推拿治疗。病情好转后,嘱患者适当进行功能锻炼。

【按语】

早期干预有利于本病的恢复,待病情基本稳定后 48~72 小时便可接受推拿治疗及康复治疗。本病的治疗重点在手、足阳明经,其次是膀胱经、厥阴经。恢复期间,可根据患者病情,进行综合评估,结合现代康复疗法进行临床恢复性治疗。

# 第六节 眩 晕

眩晕是指以自觉头晕眼花,视物旋转动摇为特征的临床病症。眩是指眼花或眼前发黑,晕是指感觉自身或外界景物旋转。两者常同时并见,故统称为眩晕。多见于中老年人。

西医学中脑动脉硬化、脑震荡后遗症以及某些脑部疾患等,均可参照本节辨证治疗。

【病因病机】

眩晕发生的原因有肝阳上亢、痰浊中阻、肾精不足、气血亏虚、瘀血内阻。尤以肝阳上亢、气血亏虚多见。

1. 肝阳上亢 平素阳盛之体,恼怒过度,肝阳上亢,阳升风动;或因情志不舒,长期忧郁恼怒,气郁化火,使肝阴暗耗,风阳升动,上扰清窍;或肾阴不足,不能养肝,水不涵木,阴不制阳,肝阳上亢,发为眩晕。

2. 痰浊中阻　嗜食肥甘厚味,伤于脾胃,健运失司,以致水谷精微不化,聚湿生痰,痰湿交阻,致清阳不升,浊阴不降,发为眩晕。

3. 肾精不足　先天不足,或劳伤过度,致肾精亏耗,生髓不足,而脑为髓之海,髓海不足,不能上充于脑,致髓海不足而发为眩晕。

4. 气血亏虚　久病不愈,耗损气血,或失血之后,虚而不复,或脾胃虚弱,不能健运水谷而生化气血,以致气血两虚,气虚则清阳不展,血虚则脑失所养,皆能发生眩晕。

5. 瘀血内阻　跌仆坠损,头脑部外伤,瘀血内留,阻于脑脉,以致气血不能荣于头目;或瘀停胸中,迷闭心窍,心神飘摇不定;或妇人产时感寒,恶露不下,血瘀气逆,并走于上,扰乱心神,干扰清窍,皆可发为眩晕。

眩晕的病机概括起来主要有风、痰、虚、瘀诸端,以内伤为主。本病病位在清窍,与肝、脾、肾三脏关系密切。发病过程中,各种病因相互影响,相互转化,形成虚实夹杂;或阴损及阳,阴阳两虚。

【临床表现】

1. 肝阳上亢　眩晕,耳鸣,头目胀痛,颜面潮红,口苦,咽干,急躁,易怒,烦劳郁怒则加重,甚则不寐,项强,足软,容易仆倒,舌质红,苔黄,脉弦。

2. 痰浊中阻　头重昏蒙,视物旋转,胸闷恶心,呕吐痰涎,食少嗜睡,乏力,小便不利。舌质淡,舌苔白厚或腻垢,脉濡滑。

3. 肾精亏虚　眩晕眼花,神疲健忘,腰酸骨痿,遗精耳鸣,失眠多梦,毛发稀疏,齿浮松动,舌质淡,脉细弱,尺部无力。

4. 气血亏虚　眩晕,动则加剧,劳累即发,气短懒言,面色淡白或萎黄,唇甲不华,可伴见心悸,失眠,健忘,舌淡苔薄白,脉细弱。

5. 瘀血内阻　眩晕,头痛,或兼见健忘,失眠,心悸,精神不振,耳鸣耳聋,面或唇色紫暗,舌有紫斑或瘀点,脉弦涩。

【诊断与鉴别诊断】

(一)诊断依据

1. 头晕目眩,视物旋转,轻者闭目即止,重者如坐车船,甚则仆倒。可伴有恶心呕吐,耳鸣耳聋,眼球震颤,汗出,面色苍白等症状。

2. 颈椎 X 线片、经颅多普勒、颅脑 CT、MRI 扫描、血常规及血液系统检查等有助于对本病病因的诊断。

(二)鉴别诊断

1. 中风　眩晕重证的仆倒与中风昏仆相似,但眩晕无半身不遂、不省人事、口舌歪斜等症,也有部分中风患者,以眩晕、头痛为先兆表现。

2. 厥证　以突然昏仆,不省人事,或伴见四肢厥冷为特征,一般可在短时间内苏醒,严重者亦可一厥不复甚至死亡。眩晕发作严重者也有头眩欲仆或晕旋仆倒的表现,虽与厥证相似,但无昏迷、不省人事等症,也无四肢厥冷表现。

【推拿治疗】

(一)治疗原则

以补虚泻实、调整阴阳为主。

笔记栏

（二）基本治法

1. 取穴 印堂、神庭、百会、太阳、睛明、四白、风池、风府、内关、肩井、神门、阳陵泉、足三里、涌泉、肝俞、脾俞、肾俞等。

2. 主要手法 抹、推、按、揉、拿、擦等手法。

3. 操作方法

（1）患者仰卧位。医生坐于患者头顶侧，拇指推印堂 - 神庭 8~10 遍，分推前额、眉弓，各 8~10 遍；食、中二指依次推两侧桥弓 20 次；按揉百会、印堂、太阳、睛明、四白等穴，每穴半分钟，以酸胀为度；拿五经 5~8 遍；按揉内关、神门、阳陵泉、足三里、涌泉等穴，每穴 1 分钟，以酸胀为度。

（2）患者俯卧位。医生立于患者一侧。拿风池、肩井各 1 分钟，拿颈项两侧 5~8 遍；拇指揉颈项部 2 分钟；按揉风府，肝俞、脾俞、肾俞等穴，每穴 1 分钟，以酸胀为度；掌直推背部督脉、膀胱经 5~8 遍；小鱼际横擦五脏俞 2 分钟，均以透热为度。

（三）辨证加减

1. 肝阳上亢

（1）重点推心俞、肝俞、肾俞、命门，每穴 1 分钟。

（2）拿曲池，按揉三阴交，时间 2 分钟。

（3）推桥弓，先左侧后右侧，各 10~20 遍。

2. 痰浊中阻

（1）重点按揉膻中、中府、云门，每穴 1 分钟。

（2）重点按揉中脘、足三里、丰隆、脾俞、胃俞。

3. 肾精不足

（1）按揉翳风、大椎，每穴 2 分钟，以酸胀为度。

（2）一指禅推肾俞、命门，拿承山，每穴 1 分钟。

4. 气血亏虚

（1）一指禅推中脘，摩腹，时间 5 分钟。

（2）按揉血海、足三里，每穴 1 分钟，以酸胀为度。

5. 瘀血内阻

（1）按揉中脘、章门、期门、云门，每穴 2 分钟。

（2）拿承山 2 分钟。

【其他疗法】

1. 针刺疗法 以百会、风池、头维、太阳、悬钟为主穴，并随症加减，用平补平泻法。每日或隔日 1 次，10 次为 1 个疗程。

2. 耳穴疗法 取肾上腺、皮质下、枕、脑、神门、额、内耳，每次取一侧 3~5 穴，可行毫针中等刺激，留针 20~30 分钟；或用王不留行籽贴压，每日可多次按压刺激。

【预防调护】

要注意劳逸结合，坚持适度的体育锻炼；饮食有节，慎食肥甘厚味及过咸伤肾之品；尽量戒除烟酒。发病后要及时治疗，注意休息；避免突然、剧烈的体位改变和头颈部运动，以防眩晕症状的加重，或发生昏仆。

【按语】

头部推拿治疗时，应固定患者头部，不使晃动，防止头晕加重。临床上有应用颈部扳法治疗眩晕而引起昏厥的报道，因此使用颈部扳法前要明确诊断，排除禁忌证后再行治疗。

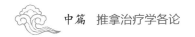

# 附：高血压

高血压是指以体循环动脉压升高为主要表现的一种病证。与"眩晕""耳鸣""头痛"等所描述临床症状相似。本节所讨论的高血压属原发性高血压范畴。

【病因病机】

中医学认为高血压的病因以内伤为主,与情志失调、饮食不节、劳倦过度等关系密切。

1. 情志内伤　长期抑郁恼怒,肝气郁结,气郁化火,火邪伤阴耗液,即可出现本虚标实的阴虚阳亢证;若肝阳升动无制,即可发生肝风内动;若肝肾阴虚,失于调治,日久伤气,气损伤阳,可致气阴两虚、阴阳两虚及脾肾阳虚证。这一系列病理变化,均可导致以头痛、眩晕为主症的高血压。此外,肝气郁结,木不疏土,脾失健运,痰湿内生,阻塞中焦,使清阳不升,浊阴不降,或气郁日久,影响血分,瘀血内停,也可导致本病。

2. 饮食失节　平素过食肥甘,脾胃失运,聚湿生痰,痰浊中阻,上蒙清窍,可致本病。过食寒凉,或久服苦寒泻火之品,使脾肾阳虚,清阳不展,或阳虚水泛,上凌清窍,也可导致本病。

3. 劳倦过度　房室过度,耗伤肾阴,或年老体衰,肾水不足,木少滋荣,可致阴虚阳亢型高血压。若水亏不能济火,致心火上炎,或劳心过度,耗伤阴血,心火炽盛,下汲肾水,均可导致以失眠、多梦为主的心肾不交型高血压。

【临床表现】

1. 肝阳上亢　头晕目眩,头痛且胀,耳鸣,面赤,急躁易怒,夜寐不宁,每因烦劳、恼怒而诱发或加剧,伴胁胀,口苦,舌苔薄黄,脉弦有力。

2. 痰浊壅盛　头昏头痛,沉重如蒙,胸闷脘痞,呕恶痰涎,食少多寐,舌苔白腻,脉濡滑或弦滑。

3. 阴阳两虚　眩晕头痛,心悸耳鸣,动则加重,失眠多梦,夜间尿频,筋惕肉瞤,舌淡或红,脉弦细。

4. 阴虚阳亢　头晕头痛,头重脚轻,健忘耳鸣,心悸失眠,五心烦热,舌质红,苔薄白,脉弦细而数。

【诊断与鉴别诊断】

(一) 诊断依据

以头晕、头痛为主要临床表现,血压持续升高,排除继发性高血压。

(二) 鉴别诊断

1. 肾脏疾病　血压升高是临床症状之一。常继发于急、慢性肾小球肾炎,肾动脉狭窄、先天性肾脏畸形等疾病之后,除有细菌感染史外,通过尿细菌培养、静脉肾盂造影、MRI 检查等有助于鉴别诊断。

2. 动脉病变　青少年多发,临床上主要表现为上肢血压升高而下肢血压不高或下降,并有桡动脉搏动有力,下肢股动脉及足背动脉搏动减弱或消失及下肢乏力、易疲劳、发冷感等下肢血液循环障碍表现。血管多普勒超声及主动脉造影检查有助于鉴别诊断。

【推拿治疗】

(一) 治疗原则

急则治其标,缓则治其本。

（二）基本治法

1. 取穴　印堂、神庭、太阳、涌泉等。

2. 主要手法　抹、推、按、揉、拿等手法。

3. 操作方法　患者仰卧位。拇指轻抹印堂至神庭 20 次；以拇指桡侧缘，分推自前额中线向两侧太阳并点揉太阳穴，操作 20 次。两手十指屈曲，从前至后依次点按，操作 30 次；两侧交替推桥弓，时间 1 分钟；顺时针摩腹 3 分钟；擦涌泉，每侧 1 分钟。

（三）辨证加减

1. 肝阳上亢

（1）拿风池，重点按揉肝俞、胆俞、肾俞、命门穴，每穴 1 分钟。

（2）掐太冲、行间穴，以产生酸胀感为宜。

（3）自上而下掌推脊，5~8 遍。

2. 痰浊壅盛

（1）重点按揉丰隆、解溪、脾俞穴，每穴 1 分钟。

（2）勾揉天突穴，以产生呕呃感为宜。

（3）顺时针摩腹 3 分钟。

3. 阴阳两虚

（1）一指禅推关元、气海穴，每穴 1 分钟。

（2）顺时针摩腹 3 分钟。

（3）重点按揉血海、三阴交、足三里、涌泉穴，每穴 1 分钟。

（4）小鱼际擦脾俞、肾俞、命门穴，以透热为度。

4. 阴虚阳亢

（1）重点按揉气海、关元、太溪、涌泉穴，每穴 1 分钟。

（2）顺时针摩腹 3 分钟。

【其他疗法】

1. 针刺疗法　以合谷、内关、太冲、三阴交、风池、印堂为主穴，并随症加减，用平补平泻法。每日或隔日 1 次，10 次为 1 个疗程。

2. 耳穴疗法　取耳背沟、角窝上、神门、心、肝、肾上腺、枕、缘中，每次交替选用 2~4 穴，用王不留行籽贴耳按压；或毫针中等强度刺激，每日 1 次，10 次为 1 疗程。

【预防调护】

合理安排生活，注意劳逸结合，适当进行体育锻炼；保持乐观心态，戒除烟酒，控制食盐、动物脂肪、高胆固醇的摄入量。

【按语】

临床研究表明，肌肉的收缩与舒张，其血液灌注量可相差数十倍，高血压的患者大都有交感神经兴奋性增高，情绪紧张，肌肉痉挛等现象。推拿手法操作可放松肌肉，舒缓情绪，使肌肉的血液灌注量增加，从而影响循环血量控制血压。

# 第七节　胃　　痛

胃痛是指以自觉剑突下的上腹部疼痛，或切按则痛等为特征的临床病症。又称"胃脘痛""脘痛"。中老年人发病率较高。

西医学中急性胃炎、慢性胃炎、胃溃疡、十二指肠溃疡等病以上腹部疼痛为主要症状者,属于中医学胃痛范畴,均可参考本节进行辨证论治。

**【病因病机】**

胃痛的发生,主要由外邪犯胃、饮食伤胃、情志不畅和脾胃素虚等,导致胃气郁滞,胃失和降,而发生胃痛。

1. 寒邪犯胃　寒性凝滞收引,若气候寒冷,寒邪由口吸入,则胃感寒而痛;或脘腹受凉,寒邪直中,内客于胃,发为胃痛;或服药苦寒太过,或过食生冷,寒积于中,导致寒凝气滞,胃气失和,胃气阻滞,不通则痛。

2. 饮食伤胃　饮食不节,或过饥过饱,损伤脾胃,胃气壅滞,致胃失和降,不通则痛。五味过极,辛辣无度,肥甘厚腻,饮酒如浆,则蕴湿生热,伤脾碍胃,气机壅滞,不通则痛。

3. 肝气郁结　忧郁、恼怒伤肝,肝气失于疏泄,横逆犯胃而致胃痛。肝气郁结化火,火邪又可伤阴,均可使疼痛加重或使病程缠绵。

4. 脾胃虚寒　脾主升,胃主降,胃之受纳腐熟,全赖脾之运化升清,所以胃病常累及于脾,脾病常累及于胃。脾阳衰微,或劳倦过度,饥饱失常,损伤脾胃,使中气虚寒而发为胃痛。

**【临床表现】**

1. 寒邪犯胃　胃痛暴作,恶寒喜暖,得温痛减,遇寒加重,口淡不渴,或喜热饮,舌淡苔薄白,脉弦紧。

2. 饮食伤胃　胃脘疼痛,胀满拒按,嗳腐吞酸,或呕吐不消化食物,其味腐臭,吐后痛减,不思饮食,大便不爽,得矢气及便后稍舒,舌苔厚腻,脉滑。

3. 肝气犯胃　胃脘胀满,连及两胁,胸闷嗳气,喜长叹息,遇烦恼郁怒则痛,大便不畅,苔薄白,脉弦。

4. 脾胃虚寒　胃痛隐隐,绵绵不休,喜温喜按,空腹痛甚,得食则缓,劳累或受凉后发作或加重,泛吐清水,神疲纳呆,四肢倦怠,手足不温,大便溏薄,舌淡苔白,脉虚弱或迟缓。

**【诊断与鉴别诊断】**

(一) 诊断依据

1. 上腹近心窝处胃脘部发生疼痛为特征,其疼痛有胀痛、刺痛、隐痛、钝痛等不同的性质。

2. 常伴食欲不振,恶心呕吐,嘈杂泛酸,嗳气吞腐等上消化道症状。

3. 以中青年居多,多有反复发作病史,发病前多有明显的诱因。

4. 电子胃镜、上消化道造影等有助于本病的诊断。

(二) 鉴别诊断

1. 真心痛　以猝发心胸剧痛,甚或持续不解,可伴见汗出、肢冷、面白、唇青,手足青至节,脉微欲绝或结代等为特征,为心经病变所引,多见于老年人。其病变部位、疼痛程度与特征、伴有症状及预后等方面,与胃痛有明显区别。

2. 腹痛　以胃脘部以下,耻骨毛际以上整个位置疼痛为主症。而胃痛是以上腹胃脘部近心窝处疼痛为主症,两者仅就疼痛部位有所区别。需要以疼痛的主要部位和发病原因来加以辨别。

**【推拿治疗】**

(一) 治疗原则

以理气止痛为主。

（二）基本治法

1. 取穴　中脘、天枢、气海、肩井、手三里、内关、合谷、足三里、膈俞、肝俞、脾俞、胃俞、三焦俞等。

2. 主要手法　一指禅推、摩、按、揉、推、擦、擦等手法。

3. 操作方法

（1）患者仰卧位，双下肢微屈曲。医生坐于患者一侧，一指禅推上腹部任脉，往返操作5~8遍；掌摩胃脘部3分钟；按揉中脘、气海、天枢等穴，每穴1分钟，以酸胀为度；两掌分推胃脘部2分钟；按揉手三里、内关、合谷、足三里等穴，每穴1分钟，以酸胀为度。

（2）患者俯卧位。擦膀胱经（膈俞-三焦俞之间），往返4~5遍；按揉膈俞、肝俞、脾俞、胃俞、三焦俞等穴，每穴1分钟，以酸胀为度；掌擦背部左侧膀胱经3分钟，以透热为度。

（三）辨证加减

1. 寒邪犯胃

（1）拇指重按揉脾俞、胃俞，每穴1分钟，以酸胀为度。

（2）掌横擦左侧背部（$T_{7~12}$）3分钟，以透热为度。

2. 饮食伤胃

（1）顺时针摩腹3分钟；掌振中脘、天枢穴，每穴1分钟。

（2）重点按揉脾俞、胃俞、大肠俞、八髎、足三里，每穴1分钟，以酸胀为度。

3. 肝气郁结

（1）一指禅推天突至中脘，重点在膻中，然后按揉章门、期门及太冲，时间约3分钟。

（2）重点按揉肝俞、胆俞、膈俞，每穴1分钟，刺激量宜重。

4. 脾胃虚寒

（1）重点按揉气海、关元、足三里，刺激宜轻，每穴1分钟。

（2）掌直擦背部督脉、横擦左侧背部（$T_{7~12}$）及肾俞、命门，时间约3分钟，以透热为度。

【其他疗法】

1. 针刺疗法　以中脘、足三里为主穴。配穴为胃俞、脾俞、合谷、太冲、三阴交、建里等，每日或隔日1次，10次为1个疗程。

2. 艾灸疗法　取中脘、神阙、天枢施以悬艾灸疗法或隔姜灸、隔附子灸，适用于胃痛属寒证者。

【预防调护】

饮食定时定量以减轻胃的负担，宜软、温、暖；烹调宜用蒸、煮、熬、烩，少吃坚硬、粗糙的食物；进食时不急不躁，使食物在口腔中充分咀嚼。患病后忌食加避免情志刺激与过度疲劳，嘱患者保持心情舒畅。

【按语】

推拿治疗应根据辨证采用补泻手法，一指禅推、摩胃脘部，为缓解胃脘痛之要法，且能宽胸利膈，理气止痛；摩腹可温中补虚，配合按揉足三里则其效更佳；按揉背部诸穴则有较好的止痛之功；拿肩井可通调周身气血，对缓解胃脘痛亦有较好的效果。

# 第八节 呕 吐

呕吐是指以胃内容物从口中吐出,或恶心作哕等为特征的临床病症。有声有物谓之呕,有物无声谓之吐,无物有声谓之干呕。呕与吐常同时发生,很难截然分开,故统称呕吐。

西医学中神经性呕吐、急性胃肠炎、幽门疼挛、幽门梗阻、胃黏膜脱垂、十二指肠壅积症、胃神经官能症、胆囊炎、胰腺炎等以呕吐为主要临床表现者,均可参照本节辨证治疗。

## 【病因病机】

呕吐的病因是多方面的,且相互影响,夹杂致病。其基本病机为胃失和降,胃气上逆。

1. 外邪犯胃 外感风、寒、暑、湿之邪及秽浊之气,内犯胃腑,以致气机不利,胃失和降,水谷随逆气上冲,发生呕吐,尤以寒邪凝闭中阻,扰动胃肠而多见。

2. 饮食内伤 暴饮暴食,或过食生冷、油腻、不洁食物,停积不化,伤及胃气,升降失常,致气逆于上而发为呕吐。

3. 肝胃不和 恼怒伤肝,肝失条达,横逆犯胃;或忧思伤脾,情志不遂,脾失健运,食停难化,致胃腑失于和降,胃气上逆,发为呕吐。

4. 脾胃虚弱 脾胃素虚,禀赋不足;或劳倦内伤;或久病不愈,中阳不振;或饮食失调,损伤脾胃;或大汗、大病之后,津液耗损,均可使脾胃虚弱,胃腑失养,升降无序,发为呕吐。

## 【临床表现】

1. 外邪犯胃 突然呕吐,呕吐量多,急骤剧烈,有六淫之邪感受史,伴发热、恶寒、身痛,呕吐前胸脘满闷,嘈杂泛酸,恶心,吐后诸症减轻,舌苔白腻,脉滑。

2. 饮食内伤 嗳腐吞酸,或吐出未消化的食物,其味腐臭,嗳气厌食,脘腹胀满,得食更甚,吐后反快,大便秘结或溏泄,气味臭秽,舌苔厚腻,脉滑实有力。

3. 肝胃不和 呕吐清水痰涎或食物,每因情志刺激而呕吐,胸胁胀满,攻撑作痛,嗳气吞酸,烦闷易怒,舌红苔薄,脉滑或弦。

4. 脾胃虚弱 素来脾虚胃弱,呕吐反复发作,饮食不慎即恶心欲吐,时作时止,呕而无力,脘痞纳呆,面色苍白,四肢不温,口干,饥而不欲饮食,大便溏薄,舌淡苔薄白,脉濡弱无力。

## 【诊断与鉴别诊断】

(一)诊断依据

1. 以呕吐食物、痰涎、水液诸物,或干呕无物为主症,一日次数不等,持续或反复发作。

2. 常伴有脘腹不适、恶心纳呆、泛酸嘈杂等症。起病或急或缓,多由气味、饮食、情志、冷热等因素而诱发。

3. 体格检查依据疾病不同,可出现上腹部或中上腹压痛阳性,胃肠型、蠕动波及震水音,肠鸣音亢进或减弱等体征。

(二)鉴别诊断

1. 反胃 为胃之下口障碍,幽门不放,多系脾胃虚寒所致。特点是食停胃中,经久复出,朝食暮吐,暮食朝吐,宿谷不化,食后或吐前胃脘胀满,吐后转舒,呕吐与进食时间相距较长,吐出量一般较多。

2. 噎膈 有呕吐症状,但为因气、痰、瘀交结,阻隔于食管所致。特点是进食哽噎或食不得入,或食入即吐,甚至因噎废食。噎膈病情较重,病程较长,治疗困难,预后不良。

【推拿治疗】

(一) 治疗原则

以降逆止呕为主。

(二) 基本治法

1. 取穴 中脘、天枢、神阙、内关、足三里、脾俞、胃俞、膈俞等穴。

2. 主要手法 一指禅推、摩、推、按、揉、擦等手法。

3. 操作方法

(1) 患者仰卧位,双下肢微屈曲。医生立于患者一侧,一指禅推上腹部任脉,自上而下操作 3 分钟;顺时针摩腹 3 分钟;两掌分推胃脘部 2 分钟;按揉中脘、天枢、内关、足三里等穴,每穴 1 分钟,以酸胀为度。

(2) 患者俯卧位。医生立于一侧,擦背部 3 分钟;自上而下掌推背部膀胱经 5~8 遍;按揉脾俞、胃俞、膈俞等穴,每穴 1 分钟,以酸胀为度;横擦脾俞、胃俞,约 2 分钟,以透热为度。

(三) 辨证加减

1. 外邪犯胃

(1) 重点按揉风池、肺俞、大椎、曲池、合谷,每穴 1 分钟,以酸胀为度。

(2) 掌擦背部 2 分钟,以透热为度。

2. 饮食内伤

(1) 掌推上腹部 8~10 次,掌分推胃脘部 8~10 次。

(2) 重点按揉足三里、丰隆、解溪,每穴 1 分钟。

3. 肝胃不和

(1) 用手掌沿胸骨分推至胁肋部,自上而下操作 3 分钟;按揉章门 1 分钟,以酸胀为度。

(2) 重点按揉肝俞、太冲,每穴 1 分钟,以酸胀为度。

4. 脾胃虚弱

(1) 重点按揉关元、气海,每穴 1 分钟,以酸胀为度。

(2) 重点按揉三焦俞、脾俞、胃俞,每穴 1 分钟,以酸胀为度。

【其他疗法】

1. 针刺疗法 以天枢、中脘、足三里、合谷、内关、脾俞、胃俞为主穴,随症加减。

2. 耳穴疗法 取胃、肝、脾、神门等穴,用王不留行籽贴耳按压,或毫针中等强度刺激,每日 1 次,10 次为 1 疗程。

【预防调护】

清淡饮食,忌食生冷、辛辣、香燥之品;避免精神刺激,保持心情舒畅。呕吐剧烈者,应及时补充体液,卧床休息。

【按语】

呕吐为消化系统的常见症状,轻者仅是胃肠黏膜自我保护的一种生理功能,如咽喉部异物刺激等,重者可提示为某些凶险急症的预兆,如脑血管疾病、恶性肿瘤等。推拿治疗呕吐具有较好的治疗效果,可单独或联合针灸应用,治疗过程中注意补泻手法要得当。

# 第九节 呃 逆

呃逆是指以喉间频发短促呃呃声响、不能自制为特征的临床病症。又称"打嗝""哕""咳逆"。

西医学的单纯性膈肌痉挛、胃肠神经官能症、胃扩张以及胸腹手术后等引起的膈肌痉挛出现呃逆,均可参考本节辨证论治。

【病因病机】

呃逆的发生多由外邪犯胃、饮食不节、情志不和、正气亏虚等,导致胃失和降、胃气上逆、动膈冲喉而发病。

1. 外邪犯胃 外感寒凉之邪,内客脾胃,寒遏中阳,胃气失和,寒气上逆动膈可导致呃逆之证。

2. 饮食上犯 过食生冷,或过用寒凉药物,寒气客于胃,循手太阴肺经犯膈,膈间不利,胃气不降,肺失宣肃,气逆上冲咽喉而呃;过食辛热厚味,滥用温补之剂,燥热内盛,或进食太快太饱,致气不顺行,气逆动膈,发生呃逆。

3. 情志郁结 恼怒伤肝,肝失疏泄,横逆犯胃;忧思伤脾或肝郁克脾,脾失健运,聚生痰湿,或素有痰湿,或肝火炼津化痰等,均可形成痰湿夹肝逆之气或肝郁之火致胃失和降,动膈而呃逆。

4. 正虚邪衰 因大病久病、失治误治,或素体衰弱、产后体虚,而有胃阴耗伤,脾胃俱虚,若复加各种内伤外感因素触动,可使胃失和降;亦或病深及肾,肾元耗损,胃气衰败,肾不固摄,浊气上乘动膈则呃。

呃逆病位以胃、膈为主,与肝、脾、肺、肾密切相关。其病性有虚有实,且虚实寒热之间可相互兼夹或转化。一般偶然发作或属单纯性的呃逆,预后良好;若伴发于久病、重病之时,常属胃气衰败之候。

【临床表现】

1. 胃中寒冷 呃声沉缓有力,胸膈及胃脘不舒,遇寒加重,得温稍舒,纳差,渴喜热饮,口淡不渴,舌苔白,脉弦紧或迟。

2. 胃火上逆 呃声洪亮,连续有力,冲逆而出,伴见口臭,烦渴、喜冷饮,面赤,大便秘结,小便短赤,舌质红,舌苔黄燥,脉滑数。

3. 气郁痰结 呃逆连声,胸胁满闷,常因情志不畅、抑郁恼怒而发作,情志转舒则稍缓,或得太息、嗳气、肠鸣、矢气而减轻,舌苔薄腻,脉弦。

4. 正虚邪衰 呃声低沉无力,气不得续,面色苍白,手足不温,喜暖喜按,食少困怠,大便溏薄,舌淡苔白,脉细弱无力。

【诊断与鉴别诊断】

(一)诊断依据

1. 以气逆上冲,喉间呃呃连声,声短而频为主要临床表现。

2. 常伴有胸膈满闷,胃脘部嘈杂灼热、嗳气、情绪不安等。多有饮食不节、情志不遂、感寒着凉等诱发因素,起病较急。

(二)鉴别诊断

1. 干呕 干呕乃胃气上逆发出呕声,无物吐出,其声长短不一,呈不规则性发作。呃逆则气从膈间上逆,气冲喉间,呃呃连声,声短而频,不能自止。

2. 嗳气 嗳气乃胃气阻郁,气逆于上,冲咽而出,发出沉缓的嗳气声,多伴酸腐气味,食后多发,张景岳称之为"饱食之息"。与呃逆频频发出的呃呃响声有显著区别。

【推拿治疗】

(一)治疗原则

以和胃降逆为主。

(二)基本治法

1. 取穴 缺盆、膻中、天枢、中脘、脾俞、胃俞、膈俞等。

2. 主要手法 一指禅推、摩、点、按、揉、搓等手法。

3. 操作方法

(1)患者仰卧位。医生坐于患者一侧。按揉缺盆、膻中穴,每穴1分钟,以酸胀为度;顺时针摩腹3分钟;点按天枢、中脘,每穴1分钟。

(2)患者俯卧位。医生立于患者一侧。用一指禅推法,自上而下在背部膀胱经治疗3~4遍,重点在膈俞、胃俞,时间约6分钟;按揉膈俞、胃俞,以酸胀为度;搓背部及两胁,使之有温热感。

(三)辨证加减

1. 胃中寒冷

(1)掌摩腹后重点按揉气海,时间2分钟。

(2)小鱼际擦左侧背部3分钟。

2. 胃火上逆

(1)拇指点按内庭1分钟,以酸胀为度。

(2)重点按揉足三里、大肠俞,每穴1分钟,以酸胀为度。

3. 气郁痰结

(1)重点按揉中府、云门、章门、期门、内关、足三里、丰隆、肺俞、肝俞,每穴1分钟,以酸胀为度。

(2)横擦胸上部2分钟,以透热为度;

(3)斜擦两胁肋2分钟,以微有热感为度。

4. 正虚邪衰

(1)掌横擦左侧背部脾胃体表投影区,掌直擦督脉,时间约5分钟,以透热为度。

(2)按揉足三里、内关,每穴1分钟,以酸胀为度。

【其他疗法】

1. 针刺疗法 以膈俞、内关、膻中、中脘、攒竹等穴为主穴,随症加减,每日1次或隔日1次。

2. 耳穴疗法 取耳中、胃、神门、肝、膈等穴,每次交替选用2~4穴,用王不留行籽贴耳按压;或毫针强刺激,每日1次,10次为1疗程。

【预防调护】

养成良好的饮食习惯,不过食生冷及辛燥之物;保持心情舒畅,避免强烈情志刺激,注意保暖;患病后,应进食易消化食物。

【按语】

呃逆一证,病因较为复杂,疗效差异很大。轻者不治自愈,若呃呃连声,不能自制者,可先以简易止呃法试治。无效者,可用推拿疗法辨证施治,疗效的关键在于泻邪补虚手法的准确运用。若见危重疾病出现频频呃逆,推拿效果不佳,预后亦较差,必须配合现代医学的急救措施。

# 第十节 泄 泻

泄泻是指以大便次数增多,粪质稀薄,或完谷不化,甚至泻出如水样便等为特征的病证。大便溏薄而势缓者为泄,大便如水样而势急者为泻,临床一般统称为泄泻。

西医学中慢性肠炎、肠易激综合征、吸收不良综合征等疾病出现泄泻的症状时,均可参照本节辨证治疗。

【病因病机】

泄泻的病因主要为感受外邪,饮食所伤,情志不调,禀赋不足及年老体弱、大病久病之后脏腑虚弱。病机为脾虚湿盛,脾失健运,水湿不化,肠道清浊不分,传化失司。病位在脾胃与大小肠,也与肝、肾密切相关。基本病机如下:

1. 感受外邪 外感寒湿暑热之邪伤及脾胃,使脾胃升降失司,脾不升清;或直接损伤脾胃,导致脾失健运,水湿不化,引起泄泻。因湿邪易困脾土,以湿邪最为多见,故有"湿多成五泄""无湿不成泻"之说。

2. 饮食所伤 饮食不洁,使脾胃受伤,或饮食不节,暴饮暴食或恣食生冷辛辣肥甘,使脾失健运,脾不升清,小肠清浊不分,大肠传导失司,发生泄泻。

3. 情志失调 抑郁恼怒,易致肝失调达,肝气郁结,横逆克脾,或忧思伤脾,均可致脾失健运,水湿不化,发生泄泻。

4. 病后体虚 久病之后,脾胃受损,脾失温煦,运化失职,水谷不化,积谷为滞,湿滞内生,清浊不分,混杂而下,遂成泄泻。

【临床表现】

(一)暴泻

1. 寒湿内盛 发病急骤,大便稀薄或夹黏液,每日数次或者十余次,腹痛肠鸣,肢体酸痛,苔白腻或黄腻,脉濡或滑数。

2. 食滞胃热 有暴饮暴食史。发病急骤,腹痛肠鸣,便臭如败卵,伴有未消化的食物残渣,泻后痛减,嗳腐吞酸,舌质红,舌苔厚腻或黄,脉滑数。

(二)久泻

1. 脾胃虚弱 大便时溏时泻,迁延反复,稍进油腻食物,则大便溏稀,次数增加,或完谷不化,伴食少纳呆,脘闷不舒,面色萎黄,倦怠乏力,舌质淡,苔白,脉细弱。

2. 脾肾阳虚 脐腹冷痛,得温稍缓,久泄不止,或五更即泻,完谷不化,并伴有腹部畏寒,腰酸肢冷,舌质淡胖,舌苔白滑,脉迟缓。

3. 肝气乘脾 脾气急躁、易怒,胸胁胀痛,或腹胀痛泻,泻后痛缓,伴见食少,纳呆,舌苔白,脉弦缓。

【诊断与鉴别诊断】

(一)诊断依据

1. 以大便粪质稀溏,大便次数增多为主要临床表现。

2. 常伴有腹胀、腹痛、肠鸣、纳呆。

3. 起病或急或缓。暴泻者多有感寒受凉、暴饮暴食或误食不洁之物的病史。久泄者起病缓,病程长,时发时止,多为禀赋不足,或由急性泄泻失治误治,迁延日久而成,常因受凉、饮食生冷或情志不畅而诱发。

4. 粪便常规、粪便培养、X 线钡剂灌肠、肠道内镜、腹部 B 超及 CT 有助于临床明确诊断。

（二）鉴别诊断

1. 痢疾　痢疾以腹痛,里急后重,便下赤白脓血为主症,而泄泻以大便次数增多,粪质稀薄,甚至泻出如水样为主症,其大便中无脓血,也无里急后重,腹痛也或有或无。

2. 霍乱　霍乱是一种上吐下泻同时并作的病症,来势急骤,变化迅速,病情凶险,起病时先突然腹痛,继则吐泻交作,所吐之物均为未消化食物,气味酸腐热臭;所泻之物多为黄色粪水如米泔,常伴恶寒、发热,部分患者在吐泻之后,津液耗伤,迅速消瘦,或发生转筋,腹中绞痛。若吐泻剧烈,可致面色苍白,目眶凹陷,汗出肢冷等津竭阳衰之危候。

**【推拿治疗】**

（一）治疗原则

以健脾和胃、温肾壮阳、疏肝理气为主。

（二）基本治法

1. 取穴　中脘、天枢、气海、关元、足三里、脾俞、胃俞、肾俞、大肠俞等。

2. 主要手法　一指禅推、按、揉、摩、滚、擦等手法。

3. 操作方法

（1）患者取仰卧位。医生立于患者一侧。一指禅推中脘缓慢向下移至气海、关元,往返5~8 遍;按揉天枢、足三里等穴,每穴 2 分钟,以酸胀为度;逆时针掌摩腹部 3 分钟。

（2）患者取俯卧位。医生立于患者一侧,沿脊柱从脾俞到大肠俞施以滚法 2 分钟;按揉脾俞、胃俞、大肠俞、长强等穴,每穴 1 分钟,以酸胀为度;掌横擦肾俞、大肠俞等穴 3 分钟,以透热为度。

（三）辨证加减

（一）暴泻

1. 寒湿内盛

（1）按揉阴陵泉、丰隆、三阴交、水道、归来、风池,每穴 1 分钟,刺激量宜轻。

（2）外感症状较重者,按揉风池、风府,每穴 1 分钟,以酸胀为度。

2. 食滞胃热

按揉内关、上巨虚、冲阳、大巨、外陵,每穴 1 分钟,以酸胀为度。

（二）久泄

1. 脾胃虚弱

（1）逆时针掌摩腹部,重点在胃脘部;至下腹部时,则按顺时针方向进行,时间 5 分钟。

（2）按揉气海、关元、足三里,每穴 1 分钟,刺激量宜轻,可适当延长气海刺激时间。

2. 脾肾阳虚

（1）按揉气海、关元、涌泉,刺激量宜轻柔,每穴 2 分钟,以酸胀为度。

（2）掌擦背部督脉,小鱼际横擦肾俞、命门及八髎,掌擦涌泉,约 5 分钟,以透热为度。

3. 肝气乘脾

（1）按揉章门、期门、太冲、行间、太溪,每穴 1 分钟,以酸胀为度。

（2）斜擦两胁 3 分钟,以两胁微热为度。

（3）按揉肝俞、胆俞、膈俞,每穴 1 分钟。

**【其他疗法】**

1. 针刺疗法　以上巨虚、天枢、足三里为主穴,随症加减,适用于急性泄泻。

2. 艾灸疗法　取上脘、天枢、关元、足三里为主穴,施以悬艾灸疗法。适用于慢性泄泻。

**【预防调护】**

养成饭前便后洗手的良好习惯;适当运动,增强体质;加强食品安全意识,慎食生冷之品。患病后要流质或半流质饮食,忌食辛辣刺激及肥甘厚味之品。

**【按语】**

病程短、病情轻的患者治疗 3~5 次即可显效,治疗 10 次为 1 个疗程,可基本治愈;病程较长的见效稍慢,要取得明显效果则需治疗 2~3 个疗程。病情严重者,应综合调治。脾胃虚弱、脾肾阳虚型以补法为主,肝气乘脾型应补泻兼施。

# 第十一节　便　　秘

便秘是指以排便困难,3 天以上不排便,大便质硬,或怒挣难下等为特征的病症。

西医学中的功能性便秘、直肠及肛门疾病所致之便秘、药物性便秘等,均可参照本节辨证治疗。

**【病因病机】**

便秘多由饮食不节、情志失调、外邪犯胃、禀赋不足等。其他病理因素如热结、气滞、寒凝、气血阴阳亏虚等亦可导致邪滞胃肠、壅塞不通;肠失温润,推动无力,糟粕内停,大便排出困难,发为便秘。

1. 饮食不节　过食辛辣及肥甘厚味之品,导致胃肠积热,大便干结,或嗜食生冷,致阴寒凝滞,胃肠传导失司,发为便秘。

2. 情志失调　思虑过度,或久坐少动,致气机郁滞,通降失常,传导失职,糟粕内停,不得下行,发为便秘。

3. 年老体虚　年老体虚、素体虚弱,或久病、产后,气血两亏,则大肠传送无力,津枯肠道失润,甚则致阴阳俱虚,阴虚则肠道失荣,导致大便干结,便下困难,阳虚则肠道失于温煦,阴寒内结,导致便下无力,大便艰涩。

4. 感受外邪　外感寒邪,伤及胃肠,则阴寒内盛,凝滞胃肠,失于传导,糟粕不行而成冷秘。若热病之后,肠胃燥热,耗伤津液,大肠失润,亦可致大便干燥,排便困难。

**【临床表现】**

大便干燥,排便困难,排便间隔 3 天以上;或大便次数正常但粪质干燥,坚硬难排;或时有便意,粪质不干,但排出艰难。便秘日久,可引起腹胀,甚至腹痛,头晕头胀,食欲减退,睡眠不安等症状。

（一）实秘

1. 热秘　大便干结,腹胀或痛,口干口臭,面红心烦,或有身热,小便短赤,舌质红,苔黄燥,脉滑数。

2. 气秘　大便干结,或不甚干结,欲便不得出,或便后不爽,肠鸣矢气,嗳气频作,胁腹痞满胀痛,舌苔薄腻,脉弦。

（二）虚秘

1. 气虚秘　大便干或不干,虽有便意,但排出困难,用力努挣则汗出短气,便后乏力,面白神疲,肢倦懒言,舌淡苔白,脉弱。

2. 阳虚秘　大便干或不干,排出困难,小便清长,面色白,四肢不温,腹中冷痛,腰膝酸冷,舌淡苔白,脉沉迟。

3. 阴虚秘　大便干结,状如羊粪,口干少津,神疲纳差,舌红苔少,脉细数。

【诊断与鉴别诊断】

（一）诊断依据

排便次数减少,排便周期延长;或粪质坚硬,便下困难;或排出无力,出而不畅。粪便的望诊及腹部触诊、大便常规、潜血试验、肛门指诊、钡灌肠或气钡造影、纤维结肠镜检查等有助于便秘的诊断。

（二）鉴别诊断

1. 肠结　发病较急,以腹部阵发性绞痛,腹胀,频繁呕吐,无肠鸣、矢气,大便闭结等为临床表现。腹部平片显示阶梯状液平面征,对鉴别诊断有重要意义。

2. 癥积　有腹胀、腹痛症状,但痛有定处,形状不定,多与肠形不一致,与排便无关。

【推拿治疗】

（一）治疗原则

以通便为主。

（二）基本治法

1. 取穴　中脘、天枢、大横、肝俞、脾俞、胃俞、肾俞、大肠俞、八髎、长强等。

2. 主要手法　一指禅推、摩、按、揉等手法。

3. 操作方法

（1）患者仰卧位。医生立于患者一侧,一指禅推或按揉中脘、天枢、大横等穴,刺激量宜轻,每穴1分钟;顺时针全掌摩腹,时间约3分钟。

（2）患者取俯卧位。医生站于患者一侧,一指禅推或按揉肝俞、脾俞、胃俞、肾俞、大肠俞、八髎、长强,手法宜轻,每穴1分钟。

（三）辨证加减

1. 热秘

（1）按揉足三里、丰隆、大肠俞、支沟、曲池等穴,每穴1分钟,以酸胀为度。

（2）掌推足阳明胃经,从足三里向下推至下巨虚,时间约3分钟。

2. 气秘

（1）按揉中府、云门、膻中、章门、期门、气海等穴,每穴1分钟,以酸胀为度。

（2）掌横擦胸上部3分钟,以透热为度;掌斜擦两胁3分钟,以微有热感为度。

3. 气虚秘

（1）小鱼际横擦左侧背部及八髎3分钟,以透热为度,可配合捏脊3~5遍,以皮肤潮红为度。

（2）按揉足三里、脾俞、三阴交等穴,每穴1分钟,以酸胀为度。

4. 阳虚秘

（1）小鱼际横擦肩背部及肾俞、命门、八髎等穴3分钟,以透热为度。

（2）掌直擦背部督脉 5 分钟,以透热为度。

5. 阴虚秘

（1）按揉足三里、三阴交、太冲等穴,每穴 1 分钟,以酸胀为度;

（2）掌按腹部、掌揉关元,配合患者呼吸,即呼气时下按,吸气时轻轻上抬,操作向耻骨联合方向按压,掌揉应缓缓轻揉,以腹部透热为度。

（3）掌推任脉,自中脘推至神阙穴,操作 3~5 遍;医生两手掌相对搓热,以掌心熨热腹部。

【其他疗法】

1. 针刺疗法　可取天枢、上巨虚等穴位,随症加减。

2. 中药敷脐　可采用大承气加术散调醋敷脐,或采用大黄散外敷神阙穴治疗。

【预防调护】

对于习惯性便秘,应保持心情舒畅,增加膳食纤维摄入,加强体育锻炼,注重饮食调节,并按时如厕,嘱患者调情志,保持良好的情绪。

【按语】

推拿治疗应详细询问患者的饮食结构、生活习惯及工作情况,除仔细询问病史外,还需结合查体,必要时进行相应的诊断性检查,以便明确诊断,以免失治误治。

# 第十二节　郁　证

郁证是指以抑郁寡欢,情绪不宁,善悲易怒,焦虑多疑,强迫自责,兴趣索然,情感淡漠,甚则有消极避世,自虐、自杀意念,伴见胸胁痞满、胀痛,纳差不食,虚烦、失眠,健忘,消瘦等为特征的临床病症。

西医学中抑郁症、焦虑症、更年期综合征、反应性精神病等,均可参照本节辨证治疗。

【病因病机】

郁证多因郁怒、忧思、恐惧等七情内伤,使气机不畅,出现湿、痰、热、食、瘀等病理产物,进而损伤肝、心、脾、肾,致使脏腑功能失调,加之机体脏气易郁,最终发为本病。

1. 情志内伤　长期七情过极,超过机体调节能力,导致情志失调。尤其以悲忧恼怒最易致病。恼怒伤肝,肝失条达,气失疏泄,则肝气郁结。气郁日久则化火,发为火郁;气滞血瘀发为血郁;所思不遂或思虑过度,久郁伤脾,脾失健运,食滞不化,则酿湿、生痰、化热,发为食郁、湿郁、痰郁、热郁。

2. 体质因素　素体肝旺,或体质偏弱,复因情志刺激,肝郁抑脾,饮食渐减,生化乏源,日久气血不足,心脾失养,或郁火暗耗营阴,阴虚火旺,心病及肾,导致心肾阴虚。

总之,郁证的发生主要是由于郁怒、思虑、悲哀、忧愁等七情内伤,使肝失疏泄,脾失运化,心神失养,脏腑气血阴阳失调而成。

【临床表现】

患者多数有忧愁、焦虑、悲哀、恐惧、愤懑等情绪,并且郁证病情的反复常与情志因素密切相关。临床主要辨证分型如下。

1. 肝气郁结　情志抑郁,胸胁或少腹胀闷、窜痛,善太息,女性患者常有乳房胀痛,月经不调,病情随情绪变化而变化,舌质淡红,脉弦或弦细有力,关上尤甚。

2. 气郁化火　情绪抑郁,易怒,心胸烦热,胸胁胀闷或灼痛,小便赤涩灼痛,可伴有面红、目赤、口苦、口干等。舌质红,舌苔黄,脉弦。

3. 气滞痰郁　精神抑郁,咽喉似有梅核梗阻,咽之不下,咯之不出,随情志变动而加重或减轻,或忧虑多疑,独处不语,神情呆滞,反应迟钝,舌质淡,舌苔白腻,脉弦滑。

4. 忧郁伤神　情绪低落,神志恍惚,呵欠频作,独处不语,悲忧善哭,心悸,失眠,多梦,易醒,甚则彻夜不寐,哭笑无常,神情淡漠,疲乏,无力,舌质红,舌苔薄,脉弦细。

5. 心脾两虚　多思善疑,头晕神疲,心悸胆怯,失眠健忘,倦怠易汗,食少纳呆,面色少华,舌质淡或嫩,脉弱或细。

6. 阴虚火旺　烦躁、易怒、少寐多梦,口燥咽干,骨蒸潮热,低热或烘热,或遗精腰酸,妇女则月经不调,舌质红,脉弦细而数。

**【诊断与鉴别诊断】**

(一)诊断依据

1. 忧郁不畅,情绪不宁,胸胁胀满疼痛,或易怒易哭,或咽中如有炙脔为主症。

2. 有愤怒、忧愁、焦虑、恐惧、悲哀等情志内伤的病史。

3. 多发于中青年女性。无其他病证的症状及体征。

现代抑郁量表、焦虑量表测定有助于郁证的诊断及鉴别诊断。

(二)鉴别诊断

1. 喉痹　有咽部红肿疼痛,或干燥、咽痒及异物感不适,吞咽不利等特征。但咽部症状与情绪无关,过度辛劳或感受外邪则易加剧。

2. 噎膈　以吞咽困难为主,吞咽困难的程度日渐加重,且梗塞的感觉主要在胸骨后而不在咽部。

**【推拿治疗】**

(一)治疗原则

以疏通气机、解郁安神主。

(二)基本治法

1. 取穴　百会、印堂、太阳、率谷、角孙、风池、肩井、期门、章门、太冲、肝俞、脾俞、胃俞等。

2. 主要手法　推、按、揉、拿、擦、拍等手法。

3. 操作方法

(1)患者取仰卧位。医生坐于患者头顶侧,拇指推印堂—神庭8~10遍,分推前额、眉弓,各8~10遍;按揉百会2分钟;按揉太阳、率谷、角孙等穴,每穴半分钟,以酸胀为度;拿五经5~8遍。掌摩腹部3分钟;团揉腹部,20次/min,共5分钟;掌振腹部,频率100~150次/min,共1分钟;擦胁肋部3~5遍,按揉章门、期门,每穴1分钟;拇指分推胁肋部及上腹部2分钟。

(2)患者取俯卧位。医生立于患者一侧,拿风池、肩井各1分钟,拿颈项两侧5~8遍;擦两侧膀胱经3分钟;分推背部2分钟;按揉肝俞、脾俞、胃俞等穴,每穴1分钟,以酸胀为度。双掌拍背部,以局部皮肤潮红为度。

(三)辨证加减

1. 肝气郁结

(1)按揉太冲、行间、章门、期门,每穴1分钟,以酸胀为度。

(2)掌搓胁肋2分钟。

2. 气郁化火

(1) 按揉胆俞、三焦俞、行间、太溪,每穴 1 分钟,以酸胀为度。

(2) 推桥弓 20 次。搓摩胁肋,时间 3 分钟,以透热为度。

3. 气滞痰郁

(1) 掌摩腹部 3~5 分钟。

(2) 按揉天突、中府、中脘、气海,每穴 1 分钟,以酸胀为度,重按丰隆、太冲穴,每穴 1 分钟,以酸胀为度。

4. 忧郁伤神

(1) 指按揉心俞、肝俞、脾俞、太冲,每穴 1 分钟,以酸胀为度。

(2) 按揉神门、内关、三阴交,每穴 1 分钟,以酸胀为度。

5. 心脾两虚

(1) 掌揉中脘 3 分钟。

(2) 按揉巨阙、膻中、内关、足三里,每穴 1 分钟,以酸胀为度。

(3) 掌直擦背部膀胱经、督脉 3 分钟,小鱼际横擦肝俞、脾俞穴 3 分钟,均以透热为度。

6. 阴虚火旺

(1) 按揉三阴交、行间、太溪,每穴 1 分钟,以酸胀为度。

(2) 拇指按压太冲,同时以中指相对用力按压涌泉 1 分钟;掌擦涌泉 1 分钟,以透热为度。

【其他疗法】

1. 针灸疗法　以期门、内关、神门、心俞、合谷、太冲为主穴,随症加减治疗。

2. 耳穴疗法　可选取心、皮质下、枕、脑点、肝、内分泌、神门、交感,每次交替选用 2~4 穴,用王不留行籽贴耳按压;或毫针中等强度刺激,每日 1 次,10 次为 1 疗程。

【预防调护】

正确对待各种事物,调畅情志,保持乐观情绪;规律个人生活,注重饮食调养;保证充足的睡眠;适当参加体力劳动和体育活动,劳逸结合。

【按语】

本病精神治疗极为重要,《临证指南医案》指出:"郁症全在病者能够移情易性。"可见治疗的关键是要用诚恳、关怀、同情、耐心的态度对待患者,取得患者的充分信任,使患者能正确认识和对待疾病,增强治愈疾病的信心,解除情志致病的因素,以促进郁证的痊愈。

# 第十三节　不　寐

不寐指以经常不能获得正常睡眠,或不易入睡,睡眠短浅易醒,甚则彻夜不眠,白天困乏,精力不济等为特征的临床病症。轻者难以入寐,或睡中易醒,醒后不能再寐,或时寐时醒,多梦纷纭;重者可彻夜不能入寐。

临床中神经官能症、围绝经期综合征等引起的不寐,均可参照本节辨证治疗。

【病因病机】

《灵枢·邪客》:"今厥气客于五脏六腑,则卫气独行于外,行于阳,不得入于阴。行于阳则阳气盛,阳气盛则阳跷陷,不得入于阴,阴虚,故不瞑。"

1. 饮食不节　暴饮暴食或宿食停滞,致脾胃受损,酿热生痰,壅遏于中,痰热上扰,胃气失和,而不得入寐。浓茶、咖啡之类亦可引发不寐。

2. 情志失常 长期情志不遂,或暴怒伤肝,肝气郁结,肝郁化火,邪上扰心神,神不安而不能入寐;或由五志过极,心火内炽,扰动心神而不寐;或喜乐过度,神气涣散,神魂不安而不能入寐;或由暴受惊恐,导致心虚胆怯,神魂不安,夜不能寐。

3. 劳逸失调 劳倦太过或过逸少动致脾虚气弱,运化不足,气血化源不足,不能上奉于心,以致心神失养而不能入寐。或忧思过度,伤及心脾,心伤则阴血暗耗,神不守舍;脾伤则食少,纳呆,气血化源不足,营血亏虚,不能上奉于心,而致心神不安。

4. 病后体虚 久病体虚,心血不足,心失所养,心神不安而不能入寐。或年迈体虚,阴阳亏虚而致不能入寐。或素体阴虚,房劳过度,肾阴耗伤,阴衰于下,不能上奉于心,水火不济,心火独亢,火盛神动,心肾失交而不能入寐。

总之,脏腑阴阳失调,气血失和,或跷脉功能失调,阳跷脉亢盛,阴跷脉失于制约,阴不制阳,而致不能入寐。可见"阴阳失和、心神不安"是不寐病机关键所在。

【临床表现】

不寐的临床表现较多,根据辨证分型具体表现如下:

1. 心脾两虚 难以入睡,多梦易醒,面色不华,头晕目眩,心悸健忘,神疲肢倦,饮食无味,舌质淡,苔薄,脉细弱。

2. 心肾不交 心烦不寐,或时寐时醒,心悸不安,头晕耳鸣,五心烦热,潮热盗汗,口干津少,舌红苔少,脉细数。

3. 痰热内扰 不寐多梦,头重心烦,头晕目眩,口苦痰多,胸闷脘痞,不思饮食,舌质红,苔黄腻,脉滑或滑数。

4. 肝郁化火 烦躁不寐,噩梦纷纭,急躁易怒,胸闷胁痛,头痛面红,目赤口苦,不思饮食,口渴喜饮,便秘尿黄,舌质红,苔黄,脉弦数。

【诊断与鉴别诊断】

(一)诊断依据

以入睡困难或睡时易醒,醒后不寐连续 3 周以上,重者彻夜难眠为主要临床表现。

(二)鉴别诊断

1. 环境性失眠 因住所周围环境改变或者住处改变导致不寐,如睡眠环境中的温度、光线、噪声、气味等影响;或因出差外地、身处危险场所需要保持警惕等,往往精神紧张而致失眠。

2. 围绝经期失眠 因雌激素水平下降导致内分泌功能以及自主神经功能紊乱,主要表现为 49 岁左右的中年妇女,入睡困难,心烦意乱,脾气暴躁,面部烘热,早醒和睡眠浅等,并伴随月经失调、闭经等。

【推拿治疗】

(一)治疗原则

以调和阴阳、宁心安神为主。

(二)基本治法

1. 取穴 百会、印堂、神庭、太阳、睛明、安眠、风池、肩井、心俞、肝俞、脾俞、胃俞、肾俞等。

2. 主要手法 按、揉、一指禅推、摩、擦、擦、拍等手法。

3. 操作方法

(1)患者取仰卧位。医生坐于患者头顶一侧,按揉百会 2 分钟;一指禅推印堂至神庭,印

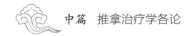

堂沿眉弓至太阳,往返 5~8 遍;按揉印堂、太阳、安眠等穴,每穴 1 分钟,以酸胀为度;拿五经 1 分钟;医生立于患者一侧,掌摩上腹部 3 分钟;按揉中脘、气海、关元等穴,每穴 1 分钟,以酸胀为度。

(2) 患者取俯卧位。医生立于患者一侧,擦腰背部 3 分钟;按揉心俞、肝俞、脾俞、胃俞、肾俞等穴位,每穴 1 分钟,以酸胀为度;掌横擦五脏俞,以透热为度;双掌拍背部,以局部皮肤潮红为度。

(三) 辨证加减

1. 心脾两虚

(1) 按揉神门、天枢、足三里、三阴交等穴,每穴 1 分钟,以酸胀为度。

(2) 掌直擦背部督脉,以透热为度。

2. 心肾不交

(1) 拇指推两侧桥弓各 1 分钟,以局部潮红为度。

(2) 掌擦涌泉,以透热为度。

3. 肝郁化火

(1) 拇指点揉肝俞、胆俞、期门、章门、太冲等穴,每穴 1 分钟,以酸胀为度。

(2) 搓揉两胁,以微微发热为度。

4. 痰热内扰

(1) 拇指点揉内关、神门、足三里、丰隆等穴,每穴 1 分钟,以酸胀为度。

(2) 小鱼际横擦脾俞、胃俞、八髎等穴,以透热为度。

【其他疗法】

1. 针刺疗法　取四神聪、安眠、神门、三阴交、太溪等穴。平补平泻,留针 30 分钟,每日 1 次,10 次为 1 个疗程。

2. 皮肤针疗法　自项部至腰部及膀胱经 1、2 侧线叩刺,刺激量中等,以皮肤潮红为度。

【预防调护】

规律的生活是防治本病的最佳方法。注意作息时间,睡前避免饮用浓茶、咖啡,避免情绪波动,保持情绪平和稳定,平时适当参加体育锻炼。

【按语】

本病治疗以午后为宜,尤以睡觉前几小时效佳,手法宜轻柔。治疗前应仔细询问病史,并对失眠的状况进行评估,在进行必要的辅助检查后,最终确立诊断。对重度失眠患者可酌情配合药物治疗。

# 第十四节　胁　　痛

胁痛是指以自觉一侧或两侧胁肋部疼痛,或切按则痛等为特征的临床病症。发病率女性多于男性。

临床中急、慢性肝炎,胆囊炎,肝硬化,胆石症,肋间神经痛,肋软骨炎,胸膜炎等以胁痛为主要临床表现的病症,均可适当参照本节辨证治疗。

【病因病机】

胁痛的发生主要由情志不遂、饮食不节、跌仆损伤、久病体虚等因素所致。

1. 情志不遂　暴怒伤肝,抑郁忧思,可致肝失条达,疏泄不利,气阻络痹,发为胁痛;或气郁日久,致血行不畅,瘀血渐生,阻于胁络,出现胁痛。

2. 跌仆损伤　跌仆外伤或因强力负重,使胁络受伤,瘀血阻塞,可发为胁痛。

3. 饮食不节　过食肥甘,脾失健运,湿热内生,进而致肝胆失于疏泄,可发为胁痛。

4. 外邪内侵　湿热之邪外袭,郁结少阳,枢机不利,肝胆经气失于疏泄,可致胁痛。

5. 劳欲久病　久病耗伤或劳欲过度,使精血亏虚,肝阴不足,血虚不能养肝,故脉络失养,拘急而痛。

综上,胁痛病因多样,主要在肝胆,亦与脾胃及肾有关。

【临床表现】

1. 肝气郁结　有生气郁怒病史,胁肋胀痛,走窜不定,疼痛每因情志变化而增减,胸闷气短,饮食减少,嗳气频作,苔薄,脉弦。

2. 瘀血阻滞　病程日久,或外伤之后,胁肋刺痛,痛有定处,入夜更甚,胁下或见癥块,舌质紫暗,脉沉涩。

3. 肝胆湿热　胁痛身黄,口苦黏腻,目赤或目黄,胸闷纳呆,恶心呕吐,小便黄赤,舌红苔黄腻,脉弦数或浮数。

4. 肝阴亏虚　胁肋隐痛或灼痛,绵绵不休,失眠多梦,遇劳加重,头晕目眩,口干咽燥,心中烦热,舌质红,少苔,脉细弦而数。

【诊断与鉴别诊断】

（一）诊断依据

以一侧或两侧胁肋部出现刺痛、胀痛、隐痛、闷痛或窜痛等为主要诊断要点。

（二）鉴别诊断

1. 胆胀　以右胁痞胀或隐痛,胁下或可触及痞块,嗳气,泛恶,口苦,纳差,厌油腻,时作时止或反复发作等为主要特征。

2. 胸痛　胸痛与胁痛均可表现有胸部的疼痛,但胁痛部位在胁肋部,常伴恶心、口苦等肝胆病症状,实验室检查多可查见肝胆疾病;而胸痛部位则在整个胸部,常伴有胸闷不舒、心悸短气、咳嗽喘息、痰多等心、肺病证候,心电图、胸部 X 线摄片等检查多可查见心肺疾病的证据。

【推拿治疗】

（一）治疗原则

以疏肝利胆、行气止痛为主。

（二）基本治法

1. 取穴　膻中、日月、期门、章门、内关、阳陵泉、胆囊、太冲、行间、膈俞、肝俞、胆俞等。

2. 主要手法　推、按、揉、擦、点、㨰等手法。

3. 操作方法

（1）患者仰卧位。医生立于患者一侧,分推胁肋部 2 分钟;按揉膻中、章门、期门等穴,每穴 1 分钟,以酸胀为度;掌擦胁肋部,以透热为度;按揉内关、阳陵泉、胆囊、太冲、行间等穴,每穴 1 分钟,以酸胀为度。

（2）患者取俯卧位。医生立于患者一侧,㨰背部膀胱经 2 分钟;分推背部及胁肋部 2 分钟;按揉膈俞、肝俞、胆俞等穴及压痛点,每穴 1 分钟,以酸胀为度;掌直擦背部膀胱经,以透热为度;双掌拍背部,以局部皮肤潮红为度。

（三）辨证加减

1. 肝气郁结

（1）按揉厥阴俞、脾俞等穴，每穴 1 分钟，以酸胀为度。

（2）掌搓两胁 1 分钟，以微微发热为度。

2. 瘀血阻滞

（1）掌摩胁肋部 2 分钟。

（2）指摩右上腹及剑突下 1 分钟。

3. 肝胆湿热

（1）点按脾俞、胃俞，每穴 1 分钟，以酸胀为度。

（2）按揉中脘、天枢、大横等穴，每穴 1 分钟，以酸胀为度。

4. 肝阴亏虚

（1）指摩气海俞、关元俞，每穴 1 分钟。

（2）按揉三阴交、太溪，每穴 1 分钟，以酸胀为度。

【其他疗法】

1. 皮肤针疗法　用梅花针轻轻叩击胁肋部疼痛部位及痛点相对应水平的背俞穴，并加火罐配合治疗。

2. 耳穴疗法　取患侧肝、胆、心、胸、交感等穴，用王不留行籽贴耳按压；或毫针中等强度刺激，每日 1 次，10 次为 1 疗程。

【预防调护】

保持心情舒畅，尽量避免抑郁、恼怒等不良精神刺激；节制饮食，避免暴饮暴食，忌食肥甘辛辣滋腻之品；养成良好的排便习惯，保持胃肠道的正常生理功能。

【按语】

单纯胁痛一般预后较好，也有部分患者因为治疗不当迁延不愈。胁痛为肝胆、胁肋部病变的常见症状之一，肝癌、肝痈、肝热病、肝着、臌胀、胆瘅、胆胀、悬饮、胁肋痛等疾病均可导致胁痛，故推拿治疗虽可使疼痛缓解，但必须积极治疗原发病。

# 第十五节　头　痛

头痛是指以反复发作性头痛为特征的临床病症。亦称"头风"。既可单独出现，亦可伴见于多种疾病的过程中。

临床中偏头痛、紧张性头痛、丛集性头痛及外伤性头痛等以头痛为主要表现者，均可酌情参考本节辨证治疗。

【病因病机】

头痛可分为外感、内伤两类。感受风、寒、湿、热等六淫之邪，上犯颠顶，阻遏清阳；或内伤诸疾，导致脏腑功能失调，气血逆乱，痰瘀阻窍；或外伤久病，导致气滞血瘀或气血亏虚，脑脉失养，皆可引发头痛。

1. 外感头痛　因坐卧当风，风夹他邪上犯颠顶，清阳之气受阻，络脉不畅；感受风寒，寒凝血滞，络道被阻，发为头痛；感受风热，风热上炎，侵扰清空，络脉受阻，发为头痛；感受湿邪，湿蒙清空，清阳不展，而致头痛。

2. 内伤头痛 饥饱劳倦,或病后体虚,脾胃虚弱,营血亏虚,髓海失养,而致头痛;或情志所伤,肝失疏泄,郁而化火,上扰清空,发为头痛;或因火盛伤阴,水不涵木,肝阳上亢,上扰清空而致头痛;或因禀赋不足,肾精亏虚,脑为髓海,髓海失充,发为头痛;或因嗜酒肥甘,饮食不节,脾失健运,痰湿内生,阻遏清窍,发为头痛。

另外,外伤跌仆,或久病入络,脉络瘀阻,不通则痛,亦可发为头痛。

【临床表现】

(一)外感头痛

1. 风寒束表 有外感史,起病较急,头痛头紧,连及项背,恶风畏寒,遇风尤剧,口不渴,舌红苔薄白,脉多浮紧。

2. 风热外袭 有受风史,头痛而胀,甚则头痛如裂,发热或恶风,口渴欲饮,面红目赤,便秘溲黄,舌红苔黄,脉浮数。

3. 风湿头痛 头痛如裹,肢体困重,胸闷纳呆,小便不利,大便溏,舌红苔白腻,脉濡滑。

(二)内伤头痛

1. 阴虚阳亢 头胀痛,目眩,心烦易怒,胁痛,夜眠不宁,口苦,舌红苔薄黄,脉沉弦有力。

2. 肾精亏损 头痛而空,常兼眩晕,腰痛酸软,神疲乏力,遗精,带下,耳鸣少寐,舌红少苔,脉沉细无力。

3. 血虚阳浮 头痛而晕,心悸不宁,遇劳则重,自汗,气短,畏风,神疲乏力,面色㿠白,舌淡苔薄白,脉沉细而弱。

4. 痰蒙清窍 头痛昏蒙,胸脘满闷,呕恶痰涎,舌胖大有齿痕,苔白腻,脉沉弦或沉滑。

5. 血瘀络滞 头痛经久不愈,其痛如刺,固定不移,或头部有外伤史者,舌紫或有瘀斑、瘀点,苔薄白,脉沉细或细涩。

【诊断及鉴别诊断】

(一)诊断依据

以头痛为主症,疼痛部位可以是前额、颞部、颠顶、顶枕部甚至全头部。头痛性质多为跳痛、刺痛、胀痛、昏痛、隐痛等。有突然而作,其痛如破而无休止者;也有反复发作,久治不愈,时痛时止者;头痛每次发作持续数分钟、数小时、数天或数周不等。

(二)鉴别诊断

1. 眩晕 头痛与眩晕可以单独或同时出现,头痛的病因有外感和内伤两方面,而眩晕以内伤为主。临床表现头痛以疼痛为主;眩晕以昏眩为主,患者主诉不同。

2. 真头痛 是头痛的特殊重症,其特点为起病急骤,头痛剧烈,持续不解,呈阵发性加重,手足逆冷至肘膝,甚至出现喷射状呕吐、抽搐、肢厥等危急证候。

【推拿治疗】

(一)治疗原则

以疏经通络、行气活血、镇静止痛为主。

(二)基本治法

1. 取穴 百会、四神聪、神庭、印堂、头维、太阳、鱼腰、攒竹、阳白、风池、风府、肩井等。

2. 主要手法 一指禅推、推、按、揉、击、拿、擦等手法。

3. 操作方法

(1)患者仰卧位。医生坐于患者头顶侧,一指禅推印堂推至神庭、太阳,往返5~8遍;拇指分推印堂经鱼腰、太阳至耳前,反复操作3~5遍;按揉百会、四神聪、攒竹、鱼腰、阳白、太阳

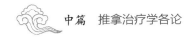

等穴,每穴 1 分钟,以酸胀为度;指尖击前额部及头部 2 分钟;拿五经 2 分钟。

（2）患者取坐位,医生站于患者一侧,擦颈项部 3 分钟;拿揉颈项部 2 分钟;拿风池、肩井各 1 分钟;掌擦颈项部,以局部透热为度。

（三）辨证加减

1. 风寒束表

（1）用擦法在项背部施术,约 2 分钟。

（2）按揉肺俞、风门,每穴 1 分钟,以酸胀为度。

（3）直擦背部两侧膀胱经,以透热为度。

2. 风热外袭

（1）按揉大椎、肺俞、风门等穴,每穴 1 分钟,以酸胀为度。

（2）拿曲池、合谷,每穴 1 分钟。

（3）拍击背部两侧膀胱经,以皮肤微红为度。

3. 风湿头痛

（1）按揉大椎、合谷,每穴 1 分钟,以酸胀为度。

（2）提捏印堂及项部皮肤,以皮肤潮红为度。

（3）拍击背部两侧膀胱经,以皮肤微红为度。

4. 阴虚阳亢

（1）按揉肝俞、阳陵泉、太冲、行间等穴,每穴 1 分钟,以酸胀为度。

（2）拇指推桥弓 30 次,两侧交替进行。

（3）扫散头两侧胆经循行部位 20 次,两侧交替进行。

5. 血虚阳浮

（1）按揉中脘、气海、关元、足三里、三阴交、膈俞等穴,每穴 1 分钟,以酸胀为度。

（2）掌摩腹部 3 分钟左右。

（3）直擦背部督脉,以透热为度。

6. 痰蒙清窍

（1）一指禅推中脘、天枢,每穴 1 分钟。

（2）掌摩腹部 3 分钟左右。

（3）按揉脾俞、胃俞、大肠俞、足三里、丰隆等穴,每穴 1 分钟。

7. 肾精亏损

（1）按揉肾俞、命门、腰阳关、气海、关元、太溪等穴,每穴 1 分钟,以酸胀为度。

（2）掌直擦背部督脉,横擦腰骶部,均以透热为度。

8. 血瘀络滞

（1）拇指分抹前额,时间为 1~2 分钟。

（2）按揉攒竹、太阳、合谷、血海、太冲等穴,每穴 1 分钟,以酸胀为度。

【其他疗法】

1. 针刺疗法　可按照头痛部位辨经选穴进行治疗。

2. 耳穴疗法　取耳穴枕、颞、额、皮质下、肝阳、神门等穴,毫针刺激或王不留行籽贴敷按压,左右耳交替治疗。

【预防调护】

头痛的发作期,应适当休息,禁食辛辣刺激食物,以防生热助火,同时限制烟酒。在头痛缓解期应注意情志、饮食及寒温等方面的调护,以防复发。

【按语】

推拿治疗头痛,必须明确病因,首先排除脑血管疾病急性期、颅内占位性病变、脑挫裂伤、外伤性颅内血肿等颅内器质性疾病。明确诊断后,施以手法治疗。对于外感或内伤引起头痛者,均能缓解,尤以偏头痛、紧张性头痛、感冒头痛、高血压头痛疗效显著。

# 第十六节　面　　瘫

面瘫指以突发一侧面部麻木、肌肉瘫痪,口眼向健侧歪斜,额纹消失,眼睑闭合不全,口角流涎,鼻唇沟平坦或消失,言语不利等为特征的临床病症。男女均可发病,多见于 20~40 岁年龄阶段。

临床中周围性面神经麻痹、三叉神经痛可参考本节内容辨证治疗。

【病因病机】

1. 正气不足　由于正气不足,络脉空虚,风寒之邪侵袭阳明、少阳之脉,以致气机阻滞,营血不荣于面,使经筋失养,肌肉纵缓不收而发病。

2. 气血亏虚　劳作过度,劳则气耗,正气损伤,正气不足,气血虚弱,或素体脾虚,气血化生不足,不能滋养筋脉,络脉空虚,面部失养,亦有肾气不足,不能温养于脾,脾虚化生气血不足,或肾阴不足,水不涵木,致肝阴不足,筋失所养而发病。

3. 外邪侵袭　风寒、风热乘虚入侵面部经络,气血阻滞,经脉失养,以致肌肉弛缓不收。

【临床表现】

起病突然,多在睡眠醒来时,一侧面部肌肉板滞、麻木、瘫痪,眼裂变大,露睛流泪,鼻唇沟变浅,口角下垂歪向健侧,病侧不能皱眉、蹙额、露齿、鼓颊;部分患者初起时有耳后疼痛,还可出现患侧舌前 2/3 味觉减退或消失等症。

1. 风寒　一侧面部肌肉板滞、麻木、瘫痪,见于发病初期,面部有受凉史,舌淡苔薄白,脉浮紧。

2. 风热　一侧面部肌肉板滞、麻木、瘫痪,见于发病初期,多继发于感冒发热,兼见舌红苔薄黄,脉浮数。

3. 气血不足　一侧面部肌肉板滞、麻木、瘫痪,多见于恢复期或病程较长的患者,兼见肢体困倦无力、面色淡白、头晕等症,舌淡苔薄,脉细。

【诊断与鉴别诊断】

(一)诊断依据

一侧面部口眼歪斜伴有面部板滞、麻木、瘫痪,不能皱眉、露齿、鼓颊、吹口哨等为诊断要点。

(二)鉴别诊断

1. 中枢性面瘫　伴随神志异常,病变对侧睑裂以下的颜面表情肌瘫痪,睑裂以上皱眉、提眉、闭眼、眉毛高度与睑裂大小均与对侧无异。额皱与对侧深度相等。常伴有面瘫同侧肢体瘫痪、腱反射异常、巴宾斯基征阳性等。无味觉、泪液、唾液分泌障碍,听力无明显改变。

2. 急性炎症性脱髓鞘性多发性神经病(格林 - 巴利综合征)可有周围性面瘫,多为双侧性,并伴有对称性的肢体瘫痪和脑脊液 - 蛋白分离现象。

**【推拿治疗】**

（一）治疗原则

以舒经通络、活血化瘀为主。

（二）基本治法

1. 取穴　印堂、神庭、阳白、太阳、睛明、四白、迎香、地仓、颧髎、下关、牵正、听宫、颊车、承浆、翳风、风池、肩井、合谷等。

2. 主要手法　一指禅推、按揉、抹、揉、拿、擦等手法。

3. 操作方法

（1）患者仰卧位。医生坐于患者头顶侧，一指禅推印堂，经阳白、太阳、四白、睛明、迎香、地仓、颧髎、下关至颊车，往返 5~8 遍；两手拇指自印堂交替向上推至神庭，从印堂向左右推抹至两侧太阳，再从印堂向左右推抹至眼眶，自睛明沿两侧额骨推抹至听宫，从迎香沿两侧颧骨抹至听宫，反复操作约 5 分钟；按揉患侧牵正、承浆、翳风等，每穴 1 分钟，以酸胀为度。大鱼际揉前额及颊部 3 分钟；自下而上擦患侧颜面部，以微热为度。

（2）患者坐位。医生位于侧后方，一手扶头，一手拿两侧风池穴 20~30 次；拿合谷穴 8~10 次，按揉患侧翳风穴 20~30 次，并轻轻按揉健侧下关、颊车、地仓等穴。

（三）辨证加减

1. 风寒

（1）加用拿风池、肩井，20~30 次。

（2）点按合谷、内关、风池、下关、地仓、承浆、阳白等穴各 1 分钟；按揉足三里 1 分钟。

2. 风热　点按曲池、外关、合谷、颧髎、隐白、地仓、翳风、迎香等穴各 1 分钟。

3. 气血不足

（1）加摩腹 3 分钟。

（2）一指禅推中脘、下脘、天枢等穴，每穴 1 分钟。

（3）拿揉梁丘、血海；按揉心俞、膈俞、脾俞、胃俞等穴各 1 分钟。

（4）横擦脾俞、胃俞一线，以透热为度。

**【其他疗法】**

1. 针刺疗法　取阳白、太阳、下关、颊车、地仓、合谷等穴，施以泻法、平补平泻法。

2. 穴位贴敷　选阳白、太阳、地仓、颊车等穴，用马钱子锉成粉末状，取 1~2 分撒于胶布上，然后贴于穴位处，5~7 日换药 1 次。

**【预防调护】**

本病预防应注意面部保暖，做好口腔护理，可配合面部热敷，避免冷水洗脸，外出需戴口罩和围巾，饮食宜清淡，忌食生冷肥甘厚味。当神经功能开始恢复后，嘱患者对镜练习患侧面肌的随意运动。

**【按语】**

本病发病后应及时寻求治疗，可较快恢复。若患病 6 个月以上尚未恢复者，则痊愈较困难。推拿治疗本病时应手法轻柔，防止擦破皮肤。

# 第十七节　癃　　闭

癃闭是指以小便量少或点滴而出,甚至闭塞不通,小腹胀痛等为特征的临床病症。癃,是指小便不畅,点滴而短少,病势较缓者;闭,是指小便闭塞,点滴不通,病势较急者。两者为程度的不同,多合称为癃闭。多见于老年男性、产妇及腹部术后患者。

临床中各种原因引起的尿潴留和无尿症,均可参照本节辨证治疗。

【病因病机】

癃闭的病因主要有外邪侵袭、饮食不节、情志内伤、尿路阻塞、体虚久病等。

1. 外邪侵袭　热邪袭肺,肺失肃降,津液不能下输膀胱,发为癃闭;或下阴不洁,湿热秽浊之邪上犯膀胱,膀胱气化不利,小便不通,则为癃闭。

2. 饮食不节　食辛辣肥甘,酿湿生热,下注膀胱或饥饱失常,气化不利而发为癃闭;饮食不足,气血生化无源,中焦气虚甚或下陷,清阳不升,浊阴不降,气化无力而生癃闭。

3. 情志内伤　七情所伤,肝失疏泄,三焦不通,水道受阻,形成癃闭。

4. 尿路阻塞　如瘀血败精、痰瘀积块或内生砂石阻塞尿路,以致排尿困难,或点滴而出,或点滴全无,从而形成癃闭。

5. 体虚久病　久病体虚或年老体弱,致肾阳不足,命门火衰,气不化水,发为癃闭;或热病日久,耗损津液过度,以致肾阴不足,即"无阴则阳无以化",以致水府枯竭而无尿。

【临床表现】

1. 膀胱湿热　小便量极少而短赤灼热,甚至点滴不通,伴小腹胀满,口苦口黏,或口渴不欲饮,或大便不畅,舌质红,苔黄腻,脉数。

2. 肺热壅盛　小便点滴不通,或点滴不爽,咽干,烦渴欲饮,呼吸短促,或有咳嗽,舌红,苔薄黄,脉数。

3. 肝气郁滞　小便不通,或通而不畅,伴情志抑郁,或多烦善怒,胁腹胀满,舌红,苔薄或薄黄,脉弦。

4. 瘀血阻滞　小便点滴而下,或尿如细线,甚则阻塞不通,小腹胀满疼痛,舌紫暗,或有瘀点,脉涩。

5. 脾气不升　时欲小便而不得出,或量少而不畅,小腹坠胀,伴神疲乏力,食欲不振,气短而语声低微,舌淡,苔薄,脉细。

6. 肾阳不足　小便不通或点滴不爽,排出无力,面色㿠白,神气怯弱,畏寒,腰膝发冷而痿软无力,舌淡胖,苔薄白,脉沉细而迟弱。

【诊断与鉴别诊断】

(一) 诊断依据

以小便不利,点滴不畅,或小便闭塞不通,小腹胀满,尿道无涩痛为诊断要点。

泌尿系彩色超声、下腹部 B 超、腹部 X 线摄片、膀胱镜、肾功能检查等可排除部分器质性疾病。

(二) 鉴别诊断

1. 淋证　淋证是以小便频急,尿道涩痛,滴沥不尽,小腹拘急,痛引腰腹为特征。其中小便短涩量少,排尿困难与淋证相似,但淋证排尿时疼痛,每日小便总量基本正常。

2. 水肿 水肿是体内水液潴留,泛溢于肌肤,引起头面、眼睑、四肢浮肿,甚者伴有胸、腹水。癃闭多不伴有浮肿,部分患者还兼有小腹胀满膨隆,小便欲解不能,或点滴而出的水蓄膀胱之证。

【推拿治疗】

（一）治疗原则

以疏调气机、通利小便为主。

（二）基本治法

1. 取穴 气海、关元、中极、曲骨、髀关、足五里、阴陵泉、三阴交等。

2. 主要手法 摩、一指禅推、按、揉、拍等手法。

3. 操作方法 患者仰卧位。医生立于患者一侧,顺时针掌摩小腹3分钟;一指禅推或按揉气海、关元、中极,每穴1分钟,以酸胀为度;掌振小腹部2分钟。掌揉股内侧5分钟;按揉髀关、足五里、阴陵泉、三阴交等穴,每穴1分钟,以酸胀为度;拍股内侧1分钟。

（三）辨证加减

1. 膀胱湿热

（1）拇指点揉阴陵泉、膀胱俞,每穴1分钟,以酸胀为度。

（2）小鱼际横擦八髎,以透热为度。

2. 肺热壅盛

（1）掌横擦前胸上部、大椎及八髎,均以透热为度。

（2）拇指点揉中府、云门、曲池、太渊、合谷,每穴1分钟,以酸胀为度。

（3）斜擦两胁,以透热为度。

3. 肝气郁滞

（1）拇指点揉太冲、行间、蠡沟,每穴1分钟,以酸胀为度。

（2）沿肋间隙斜擦,以透热为度。

4. 瘀血阻塞

（1）拇指点揉肾俞、志室、三焦俞、膀胱俞、水道、曲泉,每穴1分钟,以酸胀为度。

（2）掌横擦腰骶部,以透热为度。

5. 脾气不升

（1）拇指点揉脾俞、胃俞、足三里,每穴1分钟,以酸胀为度。

（2）掌横擦脾俞、胃俞,均以透热为度。

6. 肾阳不足

（1）拇指点揉肾俞、命门,每穴1分钟,以酸胀为度。

（2）小鱼际横擦肾俞、命门、八髎,掌直擦督脉,均以透热为度。

【其他疗法】

1. 针刺疗法 以关元、三阴交、阴陵泉、膀胱俞为主穴,随证配穴,针法以泻法为主。

2. 艾灸疗法 取神阙穴,将食盐炒黄待冷后放于神阙穴填平,艾炷放于盐上施灸,至温热入腹有尿意为止。

【预防调护】

积极治疗原发病,同时针对病因调整自己的生活状态。

【按语】

在推拿治疗过程中,医生手法要轻柔、缓和,用劲深沉;患者宜保持镇静,治疗时患者配合反复腹肌收缩、松弛的交替锻炼,可提高疗效。若膀胱充盈过度,经治疗 1 小时后仍不能排尿者,应及时采取导尿措施。推拿疗法对膀胱充盈性的尿潴留,具有明显的效果,但对如尿毒症等,应积极治疗原发病。

# 第十八节　淋　　证

淋证是指以小便频数、淋沥涩痛、痛引腰腹等为特征的临床病症。

临床中肾盂肾炎、膀胱炎、尿路结石、乳糜尿等病症具有淋证表现时,均可酌情参照本节辨证治疗。

## 【病因病机】

淋证的发生主要因外感湿热、饮食不节、情志失调、禀赋不足或劳伤久病引起。

1. 外感湿热　或外阴不洁,秽浊之邪从下侵入机体,上犯膀胱,酿成湿热;或由小肠邪热、心经火热、下肢丹毒等他脏外感之热邪传入膀胱,发为淋证。

2. 饮食不节　嗜食肥甘辛热,脾胃运化失常,积湿生热,酿生湿热,下注膀胱,乃成淋证。

3. 情志失调　郁怒伤肝,气郁化火,郁于下焦,膀胱气化不利,三焦通调失常,气火郁于膀胱,发为淋证。

4. 禀赋不足　禀赋不足,肾与膀胱先天畸形,或年老体弱,劳累过度,房室不节,产后脾肾气虚,中气下陷,下元不固,发为淋证。

## 【临床表现】

1. 热淋　小便灼热刺痛、频数,点滴而下,尿色黄赤,急迫不爽,痛引脐中,或腰痛拒按,或寒热口苦,或大便秘结,舌红苔黄腻,脉濡数。

2. 石淋　尿中时夹砂石,小便艰涩,或排尿时突然中断,尿道窘迫疼痛,少腹拘急,或腰腹绞痛难忍、牵引小腹、连及外阴,舌红苔薄黄,脉弦或数。

3. 气淋　小便滞涩,淋沥不畅,余沥难尽,脐腹满闷,甚则胀痛难忍,苔薄白,脉沉弦;或尿频溲清,滞涩不甚,余沥难尽,小腹坠胀,空痛喜按,不耐劳累,面色㿠白,少气懒言,舌质淡,脉虚细无力。

4. 膏淋　尿时不畅,灼热疼痛,小便混浊不清,呈乳糜色,置之沉淀如絮状,上有浮油如脂,或夹凝块,舌质红,苔黄腻,脉濡数;或病久不已,反复发作,淋出如脂,涩痛减轻,形体消瘦,腰膝酸软,头昏无力,舌淡苔腻,脉细弱无力。

5. 血淋　小便热涩刺痛,尿色深红,或夹有血块,疼痛满急加剧,或见心烦,舌边尖红苔黄,脉滑数。

6. 劳淋　小便淋沥不已,涩痛不甚,但时作时止,遇劳即发,腰膝酸软,神疲乏力,病程缠绵,舌质淡,脉细弱。

## 【诊断与鉴别诊断】

（一）诊断依据

以小便频急、淋沥涩痛、小腹拘急、腰部酸痛为诊断要点。常伴有发热、小腹坠胀、疲劳等临床表现。多因劳累、情志变化、感受外邪而诱发。结合尿常规、尿细菌培养、肾盂造影、B超、膀胱镜等检查可明确诊断。

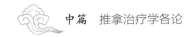

（二）鉴别诊断

1. 癃闭　癃闭以排尿困难,全日总尿量明显减少,点滴而出,甚则小便闭塞不通为临床特征,而淋证排尿疼痛,每日小便总量基本正常。

2. 尿浊　淋证的小便浑浊需与尿浊相鉴别。尿浊虽然小便浑浊,白如泔浆,与膏淋相似,但排尿时尿出自如,无疼痛滞涩感,与淋证不同。以有无疼痛为鉴别要点。

【推拿治疗】

（一）治疗原则

以实则清利、虚则补益为原则。

（二）基本治法

1. 取穴　气海、关元、中极、阴陵泉、三阴交、三焦俞、肾俞、膀胱俞、八髎等。

2. 主要手法　摩、按、揉、拿、滚、擦、拍等手法。

3. 操作方法

（1）患者仰卧位。医生立于患者一侧,掌摩小腹部 3 分钟;按揉气海、关元、中极,每穴 1 分钟,以酸胀为度;拿阴陵泉、三阴交等穴,每穴 1 分钟,以酸胀为度。

（2）患者俯卧位。医生立于患者一侧,滚腰骶部 3 分钟;按揉三焦俞、肾俞、膀胱俞,每穴 1 分钟,以酸胀为度;掌按八髎 2 分钟;掌横擦腰骶部,以透热为度;拍腰骶部 1 分钟。

（三）辨证加减

1. 热淋

（1）按揉三阴交、阴陵泉、足三里,每穴 1 分钟,以酸胀为度。

（2）拿下肢前内侧部,时间约 3 分钟。

2. 石淋

（1）按揉委阳、照海、足三里,以酸胀为度。

（2）拿下肢后外侧部,时间约 3 分钟。

3. 气淋实证

（1）按揉肝俞、天枢、期门、章门、阳陵泉、行间、丰隆、阴陵泉、太溪,每穴 1 分钟,以酸胀为度。

（2）拿下肢前侧及内侧,时间约 3 分钟。

4. 气淋虚证

（1）按揉阴陵泉、三阴交、复溜、曲泉、志室、气海,每穴 1 分钟。

（2）拿下肢前侧和内侧部,时间约 3 分钟。

（3）掌擦涌泉,以透热为度。

5. 膏淋　实证治疗过程同热淋;虚证治疗过程同气淋虚证。

6. 血淋

（1）按揉隐白、地机、阴陵泉,每穴 1 分钟,以酸胀为度。

（2）拿下肢内侧部,时间约 3 分钟。

7. 劳淋

（1）一指禅推或按揉肾俞、脾俞、气海、命门,以酸胀为度。

（2）掌横擦腰部,以透热为度。

【其他疗法】

1. 针刺疗法　以中极、膀胱俞、阴陵泉、三阴交为主穴,辨证施针。

2. 耳穴疗法　可选用双侧膀胱、肾、肾上腺、交感、肾上腺等,每次交替选用 2~4 穴,用王不留行籽贴耳按压;或毫针中等强度刺激,每日 1 次,10 次为 1 疗程。

【预防调护】

宜清淡饮食,注意个人卫生,保持心情舒畅;克服憋尿的不良习惯;禁忌房事,避免过度疲劳。

# 第十九节　遗　精

遗精是指以不因性交而精液自行遗泄,1 个月 4 次以上为特征的临床病症。

临床中神经衰弱、神经官能症、前列腺炎、精囊炎等疾患,引起以遗精为主要症状者,均可参照本节辨证治疗。

【病因病机】

本病由劳心太过、欲念不遂、饮食不节、恣情纵欲等所致。

1. 劳心太过　劳伤心神,脾虚气弱,气不摄精,遗精乃发《折肱漫录·遗精》云:"梦遗之证……大半起于心肾不交。"或思虑太甚,损伤心脾,导致脾气下陷,心神失养,气不摄精,产生遗精。

2. 欲念不遂　欲念太强,心火亢盛,扰动精室,精关不固,引发遗精。《金匮翼·梦遗滑精》云:"动于心者,神摇于上,则精遗于下也。"

3. 恣情纵欲　因手淫、房事过度,或久病及肾,虚火内扰,精关不固,发为遗精。如《证治要诀·遗精》言:"有色欲过度,而滑泄不禁者。"

4. 饮食不节　嗜食肥甘厚味酿生湿热,下扰精室,遗精频发。《张氏医通·遗精》谓:"脾胃湿热之人,及饮酒厚味太过,与酒客辈,痰火为殃,多致不梦而遗泄。"

遗精的病位在肾,其发病与心、肝、脾有关,病机为肾失封藏,精关不固。

【临床表现】

1. 阴虚火旺　梦则遗精,少寐多梦,善恐健忘,五心烦热,心悸口干,小便短赤,舌红,少苔,脉细数。

2. 湿热下注　遗精频作,或尿时有精液外流,伴脘腹痞闷,便溏恶臭,小便热赤混浊,或溺涩不爽,舌红苔黄腻,脉濡数。

3. 心脾两虚　劳则遗精,失眠多梦,面色萎黄,心悸健忘,倦怠乏力,食少便溏,舌质淡,苔薄白,脉弱。

4. 肾虚不固　遗精频作,甚则滑精,头晕目眩,失眠健忘,耳鸣,精神萎靡,腰膝酸软,舌淡苔白滑,脉沉细。

【诊断与鉴别诊断】

(一)诊断依据

有痴情纵欲,情志内伤,久嗜醇酒厚味等病史。以梦中遗精,每周 2 次以上;或清醒时,不因性生活而排泄精液;常伴有头昏、精神萎靡、腰膝酸软、失眠等临床表现。

(二)鉴别诊断

1. 早泄　性交时精液过早泄出,而影响性生活。《沈氏尊生书》所描述:"未交即泄,或乍交即泄。"明确指出了早泄的特征,以此可与遗精鉴别。

2. 精浊　常在大便时或排尿终了时发生,尿道口有米泔样或糊状分泌物溢出,并伴有茎中作痒作痛,痛甚者如刀刻火灼。遗精多发生于梦中或情欲萌动时,不伴有疼痛,以此可区别两者。

**【推拿治疗】**

（一）治疗原则

以益肾固精为主。

（二）基本治法

1. 取穴　神阙、气海、关元、中极、神门、合谷、足三里、三阴交、太溪、肾俞、命门、腰阳关、八髎等穴。

2. 主要手法　揉、摩、按、滚、擦、拍等手法。

3. 操作方法

（1）患者仰卧位。医生立于患者一侧,掌揉神阙,以脐下有温热感为度;掌摩小腹部 3 分钟;按揉气海、关元、中极、神门、合谷等穴,每穴 1 分钟,以酸胀为度;擦下肢内外侧 3 分钟;拿下肢 2 分钟;按揉足三里、三阴交、太溪,每穴 1 分钟,以酸胀为度;拍下肢 1 分钟,以局部皮肤潮红为度。

（2）患者俯卧位。医生立于患者一侧,擦腰骶部 3 分钟;按揉肾俞、命门、腰阳关等穴,每穴 1 分钟,以酸胀为度;小鱼际横擦腰骶部,以透热为度;拍腰骶部 1 分钟。

（三）辨证加减

1. 阴虚火旺

（1）按揉内关、神门、曲池、曲泽,每穴 1 分钟,以酸胀为度。

（2）擦涌泉,以透热为度。

2. 湿热下注

（1）逆时针摩腹 3~5 分钟。

（2）按揉三焦俞、膀胱俞、曲泽、曲池、阴陵泉,每穴 1 分钟,以酸胀为度。

3. 心脾两虚

（1）按揉心俞、脾俞、胃俞、内关、足三里,每穴 1 分钟,以酸胀为度。

（2）掌直擦背部膀胱经,透热为度。

4. 肾虚不固

（1）按揉肾俞、志室,每穴 2 分钟,以酸胀为度。

（2）掌直擦背部督脉,以透热为度。

**【其他疗法】**

1. 耳穴疗法　可选用双侧外生殖器、肾、睾丸、附件、神门、皮质下、内分泌等,每次交替选用 2~4 穴,用王不留行籽贴耳按压;或毫针中等强度刺激,每日 1 次,10 次为 1 疗程。

2. 梅花针疗法　取腰骶部、侧腰部、下腹部、百会、三阴交、气海,梅花针叩刺,轻度或中度刺激。

**【预防调护】**

适当参加体力劳动。少食辛辣刺激性食品及肥甘厚味,戒除烟酒。生活起居有节,调摄心神,排除杂念,戒除手淫,节制房事。

# 第二十节 阳 痿

阳痿是指以性交时阴茎痿软,或举而不坚,不能插入阴道等为特征的临床病症。

临床中男子性功能障碍和某些慢性疾病中属功能性阳痿者,可参考本节辨证论治。

【病因病机】

本病的病因主要有劳伤久病、情志失调、饮食不节、外邪侵袭等。

1. 情志失调 思虑忧郁,损伤心脾,气血不足,宗筋失养,发为阳痿。

2. 劳逸失度 劳心劳力,操劳太过,致劳伤心脾,伤精耗气,气血不足,宗筋失荣,故阳痿难举。或过度安逸,多食少劳,多坐少动,气血不运;或身体虚胖,痰湿壅盛,肢体柔弱,脏腑不强,阳事不旺。

3. 饮食不节 嗜食醇酒厚味,损伤脾胃,湿浊内生,蕴而化热,流注于下,宗筋弛缓,以致阳痿。

4. 禀赋不足 禀赋不足,或恣情纵欲,房事过度,或少年手淫,或早婚多育,或久病及肾,以致肾精亏损,命门火衰,宗筋失于温养则痿软不兴。

此外,生活不洁,湿热内侵,蕴结肝经,下注宗筋,气机受阻,也可发为阳痿。

阳痿的基本病机是脏腑受损,精血不足,或邪气郁滞,宗筋失养而不用。病位在宗筋,与肝、肾、心、脾关系密切。

【临床表现】

1. 命门火衰 阳事不举,精薄清冷,精神萎靡,头晕耳鸣,目眩,面色㿠白,腰膝酸软,畏寒肢冷,夜尿清长,舌质淡,苔白,脉沉细。

2. 心脾两虚 阳事不举,精神不振,失眠多梦,面色不华,食少纳呆,腹胀便溏,舌质淡,苔薄白,脉细。

3. 湿热下注 阳事不举,阴茎痿软,勃而不坚,阴囊潮湿,瘙痒腥臭,睾丸坠胀作痛,下肢酸困,小便黄赤灼痛,余沥不尽,胁胀腹闷,肢体困倦,泛恶口苦,舌质红,苔黄腻,脉濡数。

4. 恐惧伤肾 阳痿不振,举而不坚,惊恐多疑,心悸失眠,夜多噩梦,常有被惊吓史,苔薄白,脉弦细。

【诊断与鉴别诊断】

(一)诊断依据

本病常有房劳过度,手淫频繁,久病体弱,或有消渴、惊悸、郁证等病史。排除器质性病变后,以成年男子性交时,阴茎痿软不举,或举而不坚,或坚而不久,无法进行正常性生活为诊断要点。常有神疲乏力、畏寒肢冷、腰酸膝软、夜寐不安、精神苦闷、胆怯多疑,或小便不畅、淋沥不尽等临床表现。

(二)鉴别诊断

早泄 同房时阴茎能勃起,但因过早射精,射精后阴茎痿软的病证。若早泄日久不愈,可进一步导致阳痿,故阳痿病情重于早泄。

【推拿治疗】

(一)治疗原则

以益肾壮阳为主。

（二）基本治法

1. 取穴　神阙、气海、关元、中极、阳陵泉、三阴交、太溪、涌泉、心俞、肝俞、脾俞、肾俞、命门、腰阳关、八髎等穴。

2. 主要手法　摩、揉、按、振、拿、擦、搓、按、拍等手法。

3. 操作方法

（1）患者取仰卧位。医生立于患者一侧,掌摩下腹部 3 分钟;掌揉神阙及下腹部 3 分钟;按揉气海、关元、中极、阳陵泉、三阴交、太溪等穴,每穴 1 分钟,以酸胀为度;掌振神阙穴 1 分钟;拿揉股内侧 3 分钟;掌擦涌泉,透热为度。

（2）患者取俯卧位。医生立于患者一侧,搓腰背及骶部 3 分钟;按揉心俞、肝俞、脾俞、肾俞、命门、腰阳关、次髎等穴,每穴 1 分钟,以酸胀为度;小鱼际横擦腰骶部,以透热为度;拍腰背部 1 分钟。

（三）辨证加减

1. 命门火衰

（1）按揉肾俞、命门,每穴 3 分钟,以酸胀为度。

（2）掌擦督脉及膀胱经,横擦肾俞、命门、八髎,均以透热为度。

2. 心脾两虚　重点按揉内关、足三里、血海、心俞、脾俞,每穴约 1 分钟,以酸胀为度。

3. 湿热下注

（1）按揉天枢、丰隆、足三里、阴陵泉、大肠俞、膀胱俞,每穴 1 分钟,酸胀为度。

（2）掌摩下腹部,时间约 3 分钟。

4. 恐惧伤肾

（1）分抹前额 10 余次。

（2）以指按揉太阳、神门、大陵、胆囊,每穴 1 分钟。

（3）拿上肢内侧肌肉,约 2 分钟。

【其他疗法】

1. 针刺疗法　以关元、中极、肾俞、三阴交为基础方,随证配穴治疗。

2. 耳穴疗法　可选用双侧外生殖器、内生殖器,内分泌、肾、神门等穴,每次交替选用 2~4 穴,用王不留行籽贴耳按压;或毫针中等强度刺激,每日 1 次,10 次为 1 疗程。

【预防调护】

调畅情志,愉悦心情,防止避免精神紧张;患病后应节制性欲,宜清心寡欲,怡情养性;不宜嗜食醇酒肥甘;积极治疗原发病。

【按语】

推拿治疗本病,可调畅气机,疏通经络,针对性较强,可根据不同患者的病因,加以辨证施治。

# 第二十一节　消　渴

消渴是指以多饮、多食、多尿为特征的临床病症。

临床中糖尿病、尿崩症等,主要症状与消渴病相似者,均可参照本节辨证治疗。

【病因病机】

消渴病因复杂,主要与先天禀赋不足、饮食不节、情志失调、劳倦内伤等相关。

1. 禀赋不足　先天禀赋不足,肾阴亏虚,水竭火烈,上燔心肺则烦渴多饮,中灼脾胃则胃热消谷。肾失濡养,开阖固摄失权,则水谷精微直趋下泄,随小便排出体外,故尿多甜味。

2. 饮食失节　嗜食肥甘、辛辣香燥之品,脾胃受损,积热内蕴,化燥伤津,或情志不遂,胃火炽盛,耗伤津液,发为消渴。《素问·奇病论》云:"此肥美之所发也,此人必数食甘美而多肥也,肥者令人内热,甘者令人中满,故其气上溢,转为消渴。"

3. 情志失调　情志失调,郁怒伤肝,久郁化火,火热内燔,肺不布津,则口渴多饮;《临证指南医案·三消》云:"心境愁郁,内火自燃,乃消证大病。"

【临床表现】

早期临床症状不明显,中后期以多饮、多食、多尿、形体消瘦,或尿有甜味等临床症状为主。晚期可伴发胸痹、中风、雀目、痈疽等病证。

1. 脾胃壅滞　腹型肥胖,脘腹胀满,嗳气、矢气频频,得嗳气、矢气后胀满缓解,大便量多,舌质淡红,舌体胖大,苔白厚,脉滑。

2. 肝郁气滞　形体中等或偏瘦,口干口渴,情绪抑郁,喜太息,遇事易紧张,胁肋胀满,大便干结,舌淡红,苔薄白,脉弦。

3. 湿热蕴脾　口干口渴,或口中甜腻,脘腹胀满,身重困倦,小便短黄,舌质红,苔厚腻或微黄欠润,脉滑数。

4. 脾虚痰湿　形体肥胖,腹部增大,或见倦怠乏力,纳呆便溏,口淡无味或黏腻,舌质淡有齿痕,苔薄白或腻,脉濡缓。

5. 气阴两虚　形体偏瘦,倦怠乏力,口干口渴,夜间为甚,五心烦热,自汗,盗汗,气短懒言,心悸失眠。

【诊断与鉴别诊断】

(一) 诊断依据

以口渴多饮、多食易饥、尿频量多、形体消瘦等为主要临床表现。葡萄糖耐量试验(OGTT)、糖化血红蛋白检测等有助于临床诊断。若有肥胖史及家族性消渴病史需高度重视。

(二) 鉴别诊断

1. 口渴症　以口渴饮水为主要临床表现,可出现于多种疾病过程中,尤以外感热病为多见。不伴多食、多尿、尿甜、消瘦等消渴的特点。

2. 瘿病　以情绪激动,多食易饥,形体日渐消瘦,心悸,眼突,颈部一侧或两侧肿大为特征。以眼球突出、颈前瘿肿为鉴别点,且无多饮、多尿、尿甜等。

【推拿治疗】

(一) 治疗原则

以调节气机、健运脾胃为主。

(二) 基本治法

1. 取穴　天枢、梁门、气海、关元、足三里、中府、云门、库房、太冲、膈俞、胰俞、肝俞、胆俞、脾俞、胃俞、肾俞等。

2. 主要手法　摩、揉、运、振、点按、弹拨、擦等手法。

3. 操作方法

(1) 患者仰卧位。以脐为中心,顺时针摩腹 3 分钟;团揉腹部 5 分钟;平脐水平线,左右推运腹部 5 分钟;全掌振腹 1 分钟;点按天枢、建里、关元、中脘,每穴 1 分钟;一指禅推中府、库房,各 1 分钟。

（2）患者俯卧位。于背部膀胱经第1、第2侧线分别施以㨰法、按揉、弹拨法,每法2~3遍;点揉胰俞、脾俞、胃俞、肾俞、三焦俞,每穴1分钟;横擦肾俞、命门,均以透热为度。

（三）辨证加减

1. 脾胃壅滞

（1）加指振法作用于天枢穴,按揉血海、足三里,每穴1分钟。

（2）拿肩井36次。

2. 肝郁气滞

（1）加用擦胁肋部20次,拿胸大筋18次。

（2）点按太冲1分钟。

3. 湿热蕴脾

（1）重按上脘、中脘,点按气海、关元,每穴1分钟。

（2）增加振腹2分钟。

4. 脾虚痰湿

（1）点按丰隆1分钟。

（2）增加摩腹时间至5分钟。

5. 气阴两虚

（1）点按足三里、三阴交,每穴1分钟。

（2）擦涌泉,以透热为度。

【其他疗法】

1. 针刺疗法　以肺俞、胰俞、肝俞、脾俞、胃俞、肾俞、足三里、三阴交、太溪为基础方,随证配穴治疗。

2. 耳穴疗法　可选用双侧胰、内分泌、肾、三焦、心、肝、神门、耳迷根等,每次交替选用2~4穴,用王不留行籽贴耳按压;或毫针中等强度刺激,每日1次,10次为1疗程。

【预防调护】

在保证机体合理需要的情况下,调节饮食,定时定量进餐;戒烟、酒、浓茶及咖啡;保持情志平和,制定并实施有规律的生活起居制度,坚持体育锻炼,保持标准体重。

【按语】

消渴病是一种慢性病,患者须树立战胜疾病的信心,坚持治疗,重症糖尿病应以药物治疗为主。

# 第二十二节　痹　　证

痹证是指以肢节疼痛、麻木、屈伸不利等为特征的临床病症。具有渐进性或反复发作的特点。

临床中类风湿关节炎、风湿性关节炎、增生性骨关节炎、强直性脊柱炎、痛风等病症,主要表现为痹证时,均可参照本节辨证治疗。

【病因病机】

痹证的发生主要因禀赋不足、外邪入侵、饮食不节、年老久病、劳逸不当等,导致素体亏虚,卫外不固;或风寒湿热,阻滞经络;或痰热内生,痰瘀互结;或肝肾不足,筋脉失养;或精气亏损,外邪乘袭,导致经络痹阻,气血不畅,发为痹证。

1. 禀赋不足 素体亏虚,卫外不固,或脾虚运化失常,气血生化乏源,易感外邪。

2. 外邪入侵 久居湿地,涉水冒雨,睡卧当风,水中作业,冷热交错,或风寒湿痹日久不愈,郁而化热,亦可由于阳虚之体,而致风寒湿热之邪乘虚侵袭人体,留注经络而成痹证。

3. 饮食不节 过食肥甘厚味,伤及脾胃,酿生痰热,痰瘀互阻,导致经络瘀滞,气血运行不畅,故发为痹证。

4. 年老久病 年老体虚,肝肾不足,肢体筋脉失养;或病后气血不足,腠理空疏,外邪乘虚而入。

5. 劳逸不当 劳欲过度,精气亏损,卫外不固;或激烈活动,耗损正气,汗出肌疏,外邪乘袭。

此外,跌仆外伤,损及肢体筋脉,气血经脉痹阻,亦与痹证发生有关。

【临床表现】

主要表现有肢体关节、肌肉疼痛,关节活动障碍及晨僵,患者晨起或休息较长时间后,关节呈胶黏样僵硬感,活动后方能缓解或消失。

1. 风寒湿痹 肢体或关节酸痛,屈伸不利,或肌肤麻木不仁,遇寒痛增,得热痛减,苔薄白或白腻,脉浮或弦紧。风邪重者,疼痛游走不定;寒邪重者,疼痛剧烈,甚则痛如锥刺;湿邪重者,四肢麻木不仁、重着不移。

2. 风热痹阻 关节疼痛,局部灼热红肿,得寒凉稍舒,痛不可触,可涉及一个或多个关节,多兼有发热恶风、口渴、烦闷不安等全身症状,苔黄燥,脉滑数。

3. 痰瘀痹阻 痹证日久,肌肉关节刺痛,固定不移,或关节肌肤紫暗、肿胀,按之较硬,肢体顽麻或重着,或关节僵硬变形,屈伸不利,有硬结、瘀斑,面色暗黧,眼睑浮肿,或胸闷痰多,舌质紫暗或有瘀斑,舌苔白腻,脉弦涩。

4. 肝肾亏虚 痹证日久不愈,关节屈伸不利,肌肉瘦削,腰膝酸软,或畏寒肢冷,阳痿,遗精,或骨热劳蒸,心烦口干,舌质淡红,舌苔薄白或少津,脉沉细弱或细数。

【诊断与鉴别诊断】

(一)诊断依据

痹证多为肢体关节、肌肉疼痛,屈伸不利或疼痛游走不定,甚则关节剧痛、肿大、强硬、变形。

(二)鉴别诊断

痿证 痹证以关节疼痛为主,而痿证则为肢体力弱,无疼痛症状;观察肢体的活动障碍情况,痿证是无力运动,痹证是因痛而影响活动;部分痿证病初起即有肌肉萎缩,而痹证则是由于疼痛甚或关节僵直不能活动,日久废而不用导致肌肉萎缩。

【推拿治疗】

(一)治疗原则

以祛风散寒、清热除湿、疏经通络为主。

(二)基本治法

1. 取穴 病变部位及其周围腧穴。

2. 主要手法 㨰、按、揉、拿、搓、捻、摇、擦、抖、拍等手法。

3. 操作方法

(1)关节部位操作:医生立于患者一侧,病变关节较大者可在关节周围施以㨰法5分钟,同时配合关节的主动、被动活动;病变关节较小者则按揉关节周围及相关腧穴共约 5 分钟;拿病变关节 2 分钟;搓或捻病变关节 2 分钟;关节活动受限者,施以摇法;擦病变关节周围,以透热为度;抖病变关节 1 分钟。

(2) 肌肉部位操作:医生立于患者一侧在病变部位及其周围施以㨰法 5 分钟;按揉病变部位及其周围的穴位,每穴 1 分钟,以酸胀为度;重按阿是穴 2 分钟,以患者能够忍受为度;拿局部病变肌肉 3 分钟;擦局部肌肉,以透热为度;拍局部肌肉,以皮肤潮红为度。

(三) 辨证加减

1. 风寒湿痹

(1) 按揉关元、气海、风池、肺俞、膈俞、肾俞、血海、阴陵泉、足三里,每穴 1 分钟,以酸胀为度。

(2) 掌按揉、推、直擦背部膀胱经。

2. 风热痹阻

(1) 按揉大椎、肩井、曲池、合谷,每穴 1 分钟,以酸胀为度。

(2) 掌搓或揉患部,对病变关节做缓慢的小幅度摇法,每个关节 1 分钟。

3. 痰瘀痹阻

(1) 按揉中脘、膈俞、脾俞、胃俞、血海、足三里、阴陵泉、丰隆,每穴 1 分钟,以酸胀为度。

(2) 拿揉或搓揉患肢 3 分钟。

4. 肝肾亏虚

(1) 按揉膈俞、肝俞、胆俞、肾俞、命门,每穴 1 分钟,以酸胀为度。

(2) 掌横擦肾俞、命门及八髎,以透热为度。

【其他疗法】

1. 针刺疗法 以"腧穴所在,主治所在;经络所过,主治所在"为原则,局部选穴与辨证选穴相结合行针刺治疗。

2. 针刀疗法 在关节周围痛点处进针刀,按针刀的常规操作先纵行、后横行,进行松解剥离。

【预防调护】

避免感受风寒湿邪、过度劳累及精神刺激等,适当进行体育锻炼以增强体质,提高抗病能力。

【按语】

痹证的预后良好,但病情缠绵,感受外邪后容易引起复发。若病久痰瘀痹阻,出现关节畸形,或内涉脏腑,引起心痹者,则需要配合其他综合治疗。

# 第二十三节 痿 证

痿证是指以筋骨、肌肉等失于濡养而引起的肢体筋脉弛缓、软弱无力、不能随意运动,或伴有肌肉萎缩为主要特征的临床病症。

临床中运动神经元病、脊髓病变、重症肌无力、肌营养不良、周期性麻痹等疾病,出现与本病类似的临床表现时,均可酌情参照本节辨证治疗。

【病因病机】

痿证的发生主要与感受温毒、湿热浸淫、饮食毒物所伤、久病房劳、跌仆瘀阻等相关。

1. 感受温毒 温热毒邪内侵,内热燔灼,肺热叶焦,津伤失布,五体失养而痿弱不用。

2. 湿热浸淫 久处湿地或涉水淋雨,感受湿邪,侵淫经脉,营卫受阻,或郁遏生热,或痰热内停,浸淫筋脉,气血失畅,筋脉失养而致痿。

3. 饮食不节 素体脾胃虚弱或饮食失节,思虑过度,或久病致虚,中气受损,气血生化乏源,无以濡养五脏,以致筋骨肌肉失养,亦可致痿。

4. 久病房劳 先天不足,或久病体虚,或房劳太过,伤及肝肾,精损难复;或劳役太过而伤肾,耗损阴精,肾水亏虚,筋脉失于灌溉濡养。

5. 跌仆瘀阻 跌打损伤,瘀血阻络,新血不生,或产后恶露未尽,瘀血流注于腰膝,脉道不利,肢体失养,发为痿证。

痿证病位在筋脉、肌肉,与肝、肾、肺、脾胃最为密切。

【临床表现】

1. 肺热伤津 发病急,两足痿软不用,渐至肌肉消瘦,皮肤枯燥,心烦口渴,呛咳无痰,咽干不利,小便短赤热痛,大便干燥,舌红苔黄,脉细数。

2. 湿热浸淫 起病较缓,肢体逐渐出现痿软无力,以下肢为常见,或兼见微肿,手足麻木、顽痒,扪及微热,喜凉恶热,身重面黄,胸脘痞闷,小便赤涩热痛,舌苔黄腻,脉濡数。

3. 络脉瘀阻 久病体虚,四肢痿弱,肌肉瘦削,手足麻木不仁,四肢青筋显露,可伴有肌肉活动时隐痛不适,舌痿不能伸缩,舌质暗淡或有瘀点、瘀斑,脉细涩。

4. 肝肾亏虚 起病缓慢,下肢痿软无力,腰脊酸软,不能久立,甚至步履全废、腿胫大肉渐脱,头昏目眩,发落耳鸣,口燥咽干,遗精早泄,遗尿,妇女月经不调,舌红少苔,脉细数。

5. 脾胃虚弱 起病缓慢,肢体痿软无力逐渐加重,纳少便溏,腹胀气短,面浮肿而色不华,神疲乏力,苔薄白,脉细弱。

【诊断与鉴别诊断】

(一) 诊断依据

以下肢或上肢,一侧或双侧筋脉弛缓痿软无力,甚至瘫痪,肌肉萎缩为诊断要点。

(二) 鉴别诊断

1. 偏枯 亦称半身不遂,是中风后遗症,病见一侧上下肢偏废不用,常伴有语言謇涩、口眼歪斜,久则患肢肌肉枯瘦,两者临床不难鉴别。

2. 风痱 以四肢不收、废而不用为主症,常伴舌的病变,言语不利。而痿证则以力弱、肌肉萎缩为主症。两者均可为隐匿起病,病久可痿痱并病,但从病史上早期应该区分。

【推拿治疗】

(一) 治疗原则

以益气生津、强筋壮骨为主。

(二) 基本治法

1. 取穴 中府、肩髃、臂臑、曲池、手三里、外关、合谷、膻中、中脘、神阙、气海、关元、肺俞、心俞、肝俞、脾俞、胃俞、肾俞、命门、腰阳关、环跳、承扶、风市、委中、足三里、阳陵泉、承山、涌泉等。

2. 主要手法 摩、推、按、揉、㨰、拿、捻、摇、搓、抖、拍等手法。

3. 操作方法

(1) 患者仰卧位。医生立于患者一侧,摩全腹 3 分钟;分推胸胁及腹部 2 分钟;按揉中府、膻中、中脘、气海、关元等穴,每穴 1 分钟,以酸胀为度;掌振神阙 1 分钟;㨰肩部及上肢部 3 分钟；拿上肢 2 分钟；捻掌指关节、指间关节等，共 2 分钟；按揉肩髃、臂臑、曲池、手三里、外关、合谷等穴，每穴 1 分钟，以酸胀为度；摇肩、肘、腕等关节各一分钟；搓抖上肢部 1 分钟。

（2）患者俯卧位。医生立于一侧，滚腰背部及下肢部 5 分钟；掌按揉腰背部 2 分钟；按揉肺俞、心俞、肝俞、脾俞、胃俞、肾俞、命门、腰阳关等穴，每穴 1 分钟，以酸胀为度。掌直擦背部督脉，横擦肾俞—命门—肾俞，以透热为度；拍腰背部 2 分钟；拿下肢 2 分钟；按揉环跳、承扶、风市、委中、足三里、阳陵泉、承山等穴，每穴 1 分钟，以酸胀为度；擦涌泉 1 分钟；拍下肢后侧 1 分钟。

（三）辨证加减

1. 肺热伤津

（1）按揉中府、云门、膻中、风门、尺泽、鱼际，每穴 1 分钟，以酸胀为度。

（2）拿风池、肩井，每穴 1 分钟。

2. 湿热浸淫

（1）按揉中脘、脾俞、胃俞、肝俞、胆俞，每穴 1 分钟，酸胀为度。

（2）掌摩腹部 3 分钟。

（3）按揉中极、足三里、阴陵泉、三阴交，每穴 1 分钟，酸胀为度。

3. 络脉瘀阻

（1）按揉气海、关元、膈俞，每穴 1 分钟，以酸胀为度。

（2）拿血海、三阴交，每穴 1 分钟。

4. 肝肾亏虚

（1）可延长在肝俞、肾俞、命门的治疗时间。

（2）按揉阴陵泉、三阴交、太溪，每穴 1 分钟，以酸胀为度。

（3）小鱼际横擦肾俞、命门、八髎，均以透热为度。

5. 脾胃虚弱

（1）按揉中脘、阳陵泉、足三里、三阴交、悬钟、脾俞、胃俞，每穴 1 分钟，以酸胀为度。

（2）掌摩腹部 5 分钟。

【其他疗法】

1. 耳穴疗法　取肺、胃、大肠、肝、肾、脾、神门等穴，用毫针强刺激，或王不留行籽贴敷按压。

2. 电针疗法　在瘫痪肌肉处选取穴及部位，针刺得气后接电针仪，用断续波中强度刺激，以患肢出现规律性收缩为佳。每次 20~30 分钟。

【预防调护】

注意精神调养，避免过劳，避居湿地，防御外邪侵袭，生活规律，饮食清淡富有营养有助于痿证的预防。提倡进行适当肢体功能锻炼，以利于病情的恢复。

【按语】

痿证的预后与病因、病程有关。外邪致痿，务必及时救治，免成痼疾。多数早期急性病例，病情较轻浅，治疗效果较好，功能较易恢复；内伤致病或慢性病例，病势缠绵，渐至于百节缓纵不收，脏气损伤加重，沉痼难治。老年体衰发病者，预后较差。凡实证起病较急，证轻而病程短，疗效较好；虚证和慢性病例，病势缠绵，短期不易获效。

# 第二十四节 颤 证

颤证是指以头部或肢体摇动、颤抖,不能自制等为主要特征的临床病症。轻者头摇动或手足微颤,重者可见头部振摇、肢体颤动不止,甚则肢节拘急、失去生活自理能力。

临床中的震颤麻痹、肝豆状核变性、小脑病变的姿势性震颤、原发性震颤、甲状腺功能亢进等,具有颤证临床特征的锥体外系疾病和某些代谢性疾病,可参照本节辨证论治。

【病因病机】

颤证的发生主要因年老体虚、情志过极、饮食不节、劳逸失当等相关。

1. 年老体虚 禀赋不足,或年高体弱,或房室太过,导致髓海空虚,筋脉失养,拘挛颤抖,发为颤证。

2. 情志过极 情志失调,郁怒伤肝,肝气郁结不畅,气滞而血瘀,筋脉失养;或肝郁化火生风,风阳暴张,窜经入络,扰动筋脉;若思虑太过,则损伤心脾,气血化源不足,筋脉失养;或因脾虚不运,津液失于输布,聚湿生痰,痰浊流窜,扰动筋脉。

3. 饮食不节 嗜食膏粱厚味,湿热内盛,日久成痰,痰瘀互结,化火生风,扰动筋脉,发为颤证。

4. 劳逸失当 行役劳苦,动作不休,使肌肉筋膜损伤疲极,虚风内动;或贪逸少动,使气缓脾滞而气血日减;或房事劳欲太过,肝肾亏虚,阴血暗损,筋脉失于调畅,阴虚风动,发为颤证。

本病的病变部位在筋脉,与肝、肾、脾等脏关系密切。病机是髓海失充,筋脉失养,肢体失控。肝肾亏虚、脑髓失充、气血虚弱为本,风火、痰热、瘀血为标。

【临床表现】

1. 髓海不足 头摇肢颤,肢体拘挛,善忘神呆,头晕耳鸣,甚则啼笑反常,言语失序,舌淡红,苔薄白,脉沉弱。

2. 气血亏虚 头摇肢颤,困倦乏力,头晕眼花,心悸而烦,气短懒言,纳呆汗出,甚则畏寒肢冷,溲便失常,舌淡苔薄,脉细。

3. 风阳内动 肢体颤动剧烈,不能自主,头晕头胀,烦躁易怒,或项强不舒,或伴见肢体麻木,语言謇涩,口角流涎,溲赤便干,舌红苔黄,脉弦或弦数。

4. 痰热动风 头摇肢抖,持物不能,头晕目眩,胸脘痞闷,口吐痰涎,舌胖大,边有齿痕,舌红苔黄腻,脉滑或弦滑数。

5. 肝风痰浊 手足震颤,肌肉强直,动作迟缓,肢体屈伸不利,偶有头部刺痛或头部摇动,舌质暗红,或夹有瘀斑或瘀点,苔薄白,脉涩或滑涩,或弦涩。

【诊断与鉴别诊断】

(一)诊断依据

1. 以头或肢体颤抖、摇动、不能自制,甚者颤动不止、四肢强急为诊断要点。

2. 常伴有神识呆滞、头胸前倾、言语謇涩、智力减退或精神障碍等临床表现。

3. 多发生于中老年人,一般呈隐匿起病,逐渐加重,不能自行缓解。部分患者发病与情志有关,或继发于脑部病变。

4. 颅脑 CT、MRI 等有助于明确诊断。

（二）鉴别诊断

1. 瘛疭　多见于急性热病或某些慢性疾病急性发作,其症见手足屈伸牵引,弛纵交替,常伴有发热,两目上视,头手颤动,神昏等症状;颤证无肢体抽搐和发热、神昏等症状,再结合病史分析,两者不难鉴别。

2. 脑萎　《黄帝内经》名"脑髓消",可发生肢体颤动、头摇等症,但多有智力减退、人格障碍、失语、肢体失用、痴呆等症状,头部影像学检查有脑萎缩。

【推拿治疗】

（一）治疗原则

以急则治标、缓则治本、标本兼治为原则。标实为主者当以平肝息风、清热化痰、活血化瘀;本虚为主者当以填精补髓、补益肝肾。本虚标实夹杂者,治疗以补虚泻实,攻补兼施。

（二）基本治法

1. 取穴　百会、四神聪、印堂、睛明、率谷、水沟、桥弓、风池、风府、肩髃、曲池、合谷、阳陵泉、足三里、三阴交、太溪、肝俞、脾俞、肾俞、命门等。

2. 主要手法　按、揉、推、拿、滚、摇、搓、抖、捻、擦等手法。

3. 操作方法

（1）患者仰卧位。医生坐于患者头顶侧,按揉百会、四神聪共 2 分钟;拇指推印堂 - 神庭 8~10 遍,分推前额、眉弓,各 8~10 遍;按揉睛明、率谷、水沟等穴,每穴半分钟,以酸胀为度;大鱼际揉前额、面颊、鼻翼 3 分钟;拿五经 5~8 遍;推两侧桥弓 20 次;滚上肢 3 分钟;按揉肩髃、曲池、合谷等穴,每穴 1 分钟,以酸胀为度;拿上肢 2 分钟;摇肩、肘、腕等关节 3 分钟;搓、抖上肢,捻五指;滚下肢 3 分钟;按揉阳陵泉、足三里、三阴交、太溪等穴,每穴 1 分钟,以酸胀为度;拿揉下肢 2 分钟;摇髋、膝、踝等关节 3 分钟;拍下肢部 2 分钟。

（2）患者俯卧位。医生立于患者一侧,拿风池、肩井各 1 分钟,拿颈项两侧 5~8 遍;滚腰背部 3 分钟;按揉腰背部 2 分钟;按揉肝俞、脾俞、肾俞、命门等穴,每穴 1 分钟,以酸胀为度;掌直擦腰背部,以透热为度;拍腰背部 2 分钟。

（三）辨证加减

1. 髓海不足

（1）拇指点按肝俞、肾俞,每穴 1 分钟,以酸胀为度。

（2）横擦肾俞、命门,以透热为度。

2. 气血亏虚　拇指点按气海、关元、足三里、脾俞等穴,每穴 1 分钟,以酸胀为度。

3. 风阳内动　拇指点按阴陵泉、三阴交、太溪、太冲等,每穴 1 分钟,以酸胀为度。

4. 痰热动风　拇指点按曲池、合谷、膻中、足三里、丰隆、行间等穴,每穴 1 分钟,以酸胀为度。

5. 肝风痰浊　拇指点按膈俞、血海、太冲等,每穴 1 分钟,以酸胀为度。

【其他疗法】

1. 针刺疗法　取风池、翳风、太冲、合谷、百会、风府、足三里、阳陵泉、三阴交、血海、膈俞、肝俞、太溪、脾俞、华佗夹脊穴等穴,平补平泻,随证配穴治疗针刺 30 分钟,每日 1 次,10 次为 1 疗程。

2. 头针疗法　取舞蹈震颤控制区、运动区、感觉区、运用区、平衡区、足运感区,间歇行针,或选用疏密波电针刺激。

笔记栏

**【预防调护】**

畅情志,慎起居,饮食有节,房事有度。积极进行体育锻炼,如太极拳、体操等。长期卧床的患者,应防止坠积性肺炎及褥疮感染等并发症,注意饮食营养,保持大小便通畅。继发性震颤者应重视原发病的治疗。

**【按语】**

推拿治疗颤证,需要多部位、长时间手法操作。只要坚持治疗,加强功能锻炼和合理调护,可以控制病情发展。

（吴兴全　王光安　范　青）

## 复习思考题

1. 感冒的手法治疗中,头面及项部是如何推拿治疗的?

2. 治疗咳嗽的基本推拿方法有哪些?

3. 哮喘的手法治疗中,痰浊阻肺证如何辨证加减?

4. 心悸的基本推拿方法有哪些?

5. 中风如何进行下肢部推拿操作?

6. 眩晕的推拿操作中,头面部操作步骤是什么?

7. 眩晕的推拿操作中,痰浊中阻证如何进行辨证操作?

8. 治疗胃痛的基本推拿方法有哪些?

9. 治疗呕吐的基本推拿方法有哪些?

10. 呃逆的推拿治疗原则是什么? 腹部操作的具体步骤有哪些?

11. 中医分型的辨证加减的推拿方法有哪些?

12. 治疗郁证的基本推拿方法有哪些?

13. 不寐的基本治则是什么? 不寐在头面部如何操作?

14. 推拿治疗不寐的基本操作是什么?

15. 推拿治疗胁痛的基本方法是什么?

16. 推拿治疗头痛的基本方法是什么?

17. 推拿治疗面瘫的基本治法是什么?

18. 推拿治疗癃闭的基本治法是什么?

19. 淋证的推拿治疗原则是什么? 腰骶部操作有哪些?

20. 简述遗精的治疗原则及操作方法。

21. 阳痿的推拿操作如何进行?

22. 推拿治疗消渴病应如何进行?

23. 试论述关节痹证与肌肉痹证推拿治疗方法的异同。

# ◆◆◆ 第七章 ◆◆◆

# 妇 科 病 症

> **学习目标**
>
> 掌握妇科病症临床表现、诊断、推拿治疗、预防调护。熟悉妇科病症的病因、解剖与其他疗法。了解妇科病症发病规律等相关知识。

## 第一节 月 经 不 调

月经不调是指月经的周期、经量、经色、经质等发生异常或伴有其他症状的一类疾病,又称经血不调。周期的改变可分为月经先期、月经后期、月经先后无定期;血量的改变可分为月经过多、月经过少等。临床常见先期与量多、后期与量少并存。

月经先期是指月经周期提前 7 天以上,连续 3 个周期以上,经期基本正常等为特征的月经病。

月经后期是指以月经周期延后 7 天以上,甚或长达 3~5 个月一行,经期正常,连续 3 个周期以上等为特征的月经病。

月经先后无定期是以月经周期时或提前时或延后 7 天以上,交替不定且连续 3 个周期以上为特征的月经病。

**【病因病机】**

月经先期病因可归为冲任不固或血海不宁。气虚则统摄无权,冲任失固;血热则流行散溢,以致月经提前而至。月经后期有实有虚。实者或因寒凝血瘀、冲任不畅,或因气郁血滞、冲任受阻,致使周期延后;虚者或因营血亏损,或因阳气虚衰,以致血源不足,血海不能按时满溢,导致周期延后。

月经先后无定期主要责之于冲任气血不调,血海蓄溢失常,多由肝气郁滞或肾气虚衰所致。本病与肝、脾、肾三脏及冲、任二脉关系密切。

(一)月经先期

1. 血海不宁　素体内热或阴虚阳盛,或忧思郁结、久郁化火,或偏食辛辣食物,过服暖宫之药物,热蕴胞宫,血热妄行,先期而下。

2. 冲任不固　饮食失节,劳倦过度或思虑过极,损伤脾气,脾伤而中气虚弱,统摄无权,冲任不固,可导致经行先期;或年少肾气未充,或绝经前肾气渐虚,或多产房劳,或久病伤肾,肾气虚弱,冲任不固,不能制约经血,遂致月经提前。

（二）月经后期

1. 血寒　素体阳虚,或久病伤阳,阳虚内寒,脏腑失于温养,气血化生不足,血海充盈延迟,导致经行后期者为虚寒;或经期产后,外感寒凉或过食生冷、冒雨涉水,寒邪乘虚搏于冲任,留滞胞宫,血海不能按时而满,导致经行后期者为实寒。

2. 血虚　体质素弱,营血不足或大病久病,长期失血,耗伤阴血,以致冲任血虚,血海不足而致经行后期。

3. 气滞　情志抑郁,气机不畅,气滞血瘀,血行受阻,血海不能满盈,均可发生经行后期。

（三）月经先后无定期

1. 肝郁　多因情志抑郁或恼怒伤肝,肝气逆乱,以致肝失疏泄,冲任失调,导致血海蓄溢失常则经行先后无定期;疏泄太过则月经先期而至;若疏泄不及则月经后期而来。

2. 肾虚　先天禀赋素弱,或房劳过度,肾气不足,冲任虚损,以致肾气不守,闭藏失职,血海蓄溢失常,可出现经行先后无定期。

【临床表现】

（一）月经先期

1. 血海不宁　经色深红或紫红,质黏稠,或伴心胸烦闷,舌红苔黄,脉数或滑数;或伴颧赤,手心热,舌红苔少,脉细数。

2. 冲任不固　月经量少、色淡、质清稀,神疲气短、心悸、小腹空坠感,舌质淡,苔薄,脉细弱;或经量或多或少,色淡暗,质清稀,腰膝酸软,头晕耳鸣,面色晦暗或有暗斑,舌淡暗,苔白润,脉沉细。

（二）月经后期

1. 血寒　量少色暗红,小腹绞痛,得热痛减,面青肢冷,舌苔薄白,脉沉紧;或量少色淡,腹痛喜按喜暖,面色苍白,舌淡苔白,脉沉迟无力。

2. 血虚　量少,色淡红,质清稀,小腹空痛,面色萎黄,皮肤不润,眼花,心悸,舌淡苔薄,脉虚细。

3. 气滞　经量少,小腹胀痛,精神郁闷,胸痞不舒、嗳气稍减,舌苔黄,脉弦涩。

（三）月经先后无定期

1. 肝郁　经期或先或后,或行而不畅,胸胁、乳房、小腹胀痛,精神抑郁,胸闷不舒,常叹息,舌苔薄白或薄黄,脉弦。

2. 肾虚　量少,色淡质清稀,面色晦暗,头晕耳鸣,腰膝酸软,夜尿多,舌淡苔薄,脉沉弱。

【诊断与鉴别诊断】

（一）诊断依据

1. 月经先期

（1）月经周期提前 7 天以上,连续发生 3 个周期或以上。

（2）一般有血热病史或有情志内伤、盆腔炎病史。无明显的阳性盆腔体征。

（3）基础体温监测、月经期 3~7 天卵巢激素测定、月经前 1 天或来潮 6~12 小时内,行诊断性刮宫和宫内膜病理检查。

2. 月经后期

（1）月经周期推后 7 天以上,或 3~5 个月一行,连续发生 2 个周期或以上,伴有经量或经期的异常。

(2) 有禀赋不足,或有感寒饮冷、情志不遂史。一般无明显异常,子宫大小正常或略小。

(3) 基础体温监测、性激素测定及 B 超等检查有助诊断。

3. 月经先后无定期

(1) 月经周期时或提前时或延后 7 天以上,交替不定且连续 3 个周期以上。

(2) 有七情内伤或慢性疾病等病史。一般无明显异常,子宫大小正常或偏小。

(3) 内分泌激素测定有助于诊断。

(二) 鉴别诊断

1. 月经先期与经间期出血 经间期出血较月经量少,出血时间规律地发生于基础体温低高温交替时,发生出血。月经先期的出血时间非经间期,经量正常或时多时少,基础体温由高温下降呈低温开始时出血。

2. 月经后期与早孕 早孕是指育龄期妇女月经正常而突然停闭,并伴有早孕反应等。尿液妊娠试验阳性可予以鉴别。

3. 月经先后无定期与崩漏 崩漏是以月经周期、经期、经量均发生严重紊乱为特征的病症,初见周期紊乱,并同时出现阴道出血或量多如注,或淋漓不断。

【推拿治疗】

(一) 治疗原则

以调理肝、脾、肾三脏及冲、任二脉为主。

(二) 基本治法

1. 取穴 期门、章门、中脘、气海、关元、中极、血海、阴陵泉、足三里、三阴交、脾俞、肝俞、肾俞、命门、八髎等穴。

2. 主要手法 摩、一指禅推、按、揉、拿、擦、捏脊等手法。

3. 操作方法

(1) 患者仰卧位。医生立于患者一侧,顺时针掌摩小腹 3 分钟;一指禅推或按揉期门、章门、中脘、气海、关元、中极等穴,每穴 1 分钟,以酸胀为度;掌振小腹 1 分钟;拿揉血海、阴陵泉、足三里、三阴交等穴,每穴 1 分钟,以酸胀为度。

(2) 患者俯卧位。医生立于患者一侧,擦腰骶部 2 分钟;掌按揉腰骶部 2 分钟;按揉脾俞、肝俞、肾俞、命门、次髎等穴,每穴 1 分钟,以酸胀为度;由下向上捏脊 3~5 遍;小鱼际擦腰骶部,以透热为度;拍腰骶部 1 分钟。

(三) 辨证加减

1. 血热

(1) 按揉大椎、曲池、神门穴,每穴 1 分钟,以酸胀为度。

(2) 掌擦大椎、涌泉穴,以透热为度。

2. 气虚

(1) 顺时针摩腹 5 分钟。

(2) 掌振关元 1 分钟。

3. 血寒

(1) 掌分推腹部,以微热为度。

(2) 掌按神阙穴,持续按压 1 分钟左右,连续操作 3~5 次,以患者下腹部出现微热为度。

4. 血虚

(1)按揉血海、足三里、三阴交、脾俞、胃俞穴,每穴 1 分钟,以酸胀为度。

(2)掌擦脾俞、胃俞,以透热为度。

5. 肝郁气滞

(1)按揉、膻中、章门、期门等穴,每穴 1 分钟,以酸胀为度。

(2)搓擦两胁肋,以透热为度。

6. 肾虚

(1)按揉肾俞、命门、八髎、太溪、涌泉穴,每穴 1 分钟,以酸胀为度。

(2)掌按关元穴,以腹部发热为度。

(3)掌擦夹脊穴和足太阳膀胱经两侧线,横擦肾俞、命门及八髎穴,以透热为度。

【其他疗法】

1. 针刺疗法 取膻中、中脘、气海、关元、膈俞、肝俞、脾俞、肾俞、次髎、足三里、阴陵泉、三阴交、太冲及阿是穴等,以上诸穴采用平补平泻手法,留针 30 分钟,10 次为 1 疗程。

2. 耳穴疗法 可选用两耳内分泌、子宫、肾、肝、脾等穴,每次选穴 2~4 个,用王不留行籽贴耳按压;或毫针中等强度刺激,每日 1 次,10 次为 1 疗程。

【预防调护】

患者需保持心情舒畅,避免情志过极、扰及冲任而发本病;经期注意节房事,适劳逸,同时避免受寒凉刺激。

【按语】

推拿治疗原发性月经不调宜在经期前后进行,操作时动作宜从容和缓,循序渐进,切忌手法粗暴,急于求成。对继发性月经不调者,应当积极治疗原发病后,可以推拿进行辅助治疗。对于月经不调的治疗,要注意月经周期,在月经来潮前 7~10 天开始治疗,以调节冲、任二脉为主,直至月经来潮的第 3 天;月经结束后开始到下次月经来潮前 7~10 天,治疗以疏肝理气,补益脾肾为主。疗程为 3 个月经周期。月经不调若治疗及时得当,多易痊愈。若不治或治疗失宜,可发展至崩漏、闭经等病。病情反复,治疗困难。

# 第二节 痛 经

痛经是指以经期或经行前后出现周期性小腹疼痛,或痛引腰骶,牵掣大腿内侧,甚则剧痛、汗出、晕厥,伴面色苍白等为特征的临床病症。又称"经行腹痛"。

西医学将痛经分为原发性痛经和继发性痛经。原发性痛经多见于未婚女性。

【病因病机】

痛经病因主要与生活所伤、情志不和、六淫侵袭等,与冲任、胞宫的周期性生理变化密切相关。

1. 气滞血瘀 素多抑郁,或恼怒,或所欲不遂,均可使肝气郁结,气机不利,血不畅行,冲、任经脉不利,经血滞于胞中而作痛。

2. 寒湿凝滞 多因久居阴湿之地,或经期冒雨、涉水、游泳,或月经将行贪食生冷,以致寒湿或从外感,或由内生,寒湿客于冲任胞宫,导致经血凝滞、运行不畅,发生痛经。

3. 气血虚弱 脾胃素虚,化源不足,或大病久病之后,气血俱虚,冲任气血虚少,行经后血海空虚不能濡养冲任、胞脉而致痛经,或体虚阳气不振,不能运血,经行滞而不畅,亦可导致痛经。

4. 肝肾亏虚　禀赋素弱,肝肾本虚,或因多产房劳,损及肝肾,或久病及肾,肾精亏耗,肝血亦虚,以致精亏血少,冲任不足。胞脉失养,于经行之后,精血更虚,冲任胞脉失于濡养,不荣则痛,而致痛经。

5. 湿热蕴结　素有湿热内蕴,或经期产后,感受湿热之邪,与血搏结,稽留于冲任、胞宫,以致气血凝滞不畅,经行之际,气血下注冲任,胞脉气血更加壅滞,发为痛经。

痛经的病位在冲任与胞宫,病机可概括为"不荣则痛"或"不通则痛",其证重在明辨虚实寒热。

【临床表现】

1. 气滞血瘀　每于经前 1~2 日或经期小腹胀痛、拒按,经量少或经行不畅,经色紫暗夹有血块,血块排出时疼痛减轻,常伴胸胁、乳房胀痛,舌质暗或见瘀点,脉沉弦。

2. 寒湿凝滞　经前数日或经期小腹冷痛拒按,得热痛减,按之痛甚,经色暗黑有块,或畏冷身痛,舌苔白腻,脉沉紧。

3. 气血虚弱　经后或经期小腹部隐隐作痛,喜按或小腹及阴部空坠不适,经色淡质清稀,或神疲乏力,面白无华,或纳少便溏,舌淡苔薄,脉细弱。

4. 肝肾亏虚　经后 1~2 日小腹绵绵作痛,腰部酸痛,经血暗淡、量少、质稀薄,或有耳鸣、头晕、眼花,或腰骶酸痛,小腹空坠不温,或潮热颧红,舌淡,苔薄白或薄黄,脉沉细。

5. 湿热蕴结　行经下腹疼痛或胀痛不适,有灼热感,或连腰骶,或平时小腹疼痛,经前加重,月经多有块,月经淋漓不净,伴有带下量多,色黄质稠,神疲乏力,舌苔黄腻,脉弦数滑。

【诊断与鉴别诊断】

(一)诊断依据

1. 腹痛多发生于行经第 1~2 日或经期前 1~2 日,可呈阵发性痉挛性或胀痛下坠感,疼痛可引及全腹或腰骶部,或外阴、肛门坠痛,可伴有恶心、呕吐、腹泻、头晕、乏力等症状,严重者可出现面色苍白、冒冷汗、手足发凉、晕厥等现象。

2. 既往有经行腹痛史;精神过度紧张,经期产后冒雨涉水、过食寒凉,或有不洁房事等情况。

3. 无阳性体征者属功能性痛经,部分患者可见子宫体极度屈曲或宫颈口狭窄;如腔内有粘连、包块、结节、附件区增厚或子宫体均匀增大者,可能是盆腔炎性疾病后遗症、子宫内异位症、子宫腺肌病等病所致。

4. B 超、腹腔镜、宫腔镜检查及子宫输卵管造影有助于明确痛经的原因。

(二)鉴别诊断

1. 子宫肌瘤　一般疼痛较轻,妇科检查可发现子宫胀大、表面平滑或呈结节状,盆腔 B 超有助于鉴别诊断。

2. 卵巢恶性肿瘤　腹痛为持续性胀痛,无周期性,妇科检查时卵巢呈实质感,表面凹凸不平,体积亦较大,盆腔 MRI 有助于明确诊断。

【推拿治疗】

(一)治疗原则

以调理冲任、通调气血为主。

（二）基本治法

1. 取穴　期门、章门、气海、关元、足三里、三阴交、肝俞、膈俞、脾俞、胃俞、肾俞、八髎等穴。

2. 主要手法　摩、一指禅推、按、揉、拿、擦、擦等手法。

3. 操作方法

（1）患者仰卧位。医生立于患者一侧,顺时针掌摩小腹 3 分钟;一指禅推或按揉期门、章门、气海、关元等穴,每穴 1 分钟,以酸胀为度;掌振小腹 1 分钟;拿揉足三里、三阴交等穴,每穴 1 分钟,以酸胀为度。

（2）患者取俯卧位。医生立于患者一侧,擦腰骶部 2 分钟;掌按揉腰骶部 2 分钟;按揉肝俞、膈俞、脾俞、胃俞、肾俞、八髎等穴,每穴 1 分钟,以酸胀为度;小鱼际横擦八髎穴,以透热为度;拍腰骶部 2 分钟。

（三）辨证加减

1. 气滞血瘀

（1）按揉膻中 1 分钟。

（2）拿血海、地机穴,以酸胀为度。

2. 寒湿凝滞

（1）掌擦督脉,掌横擦肾俞、命门穴,以透热为度。

（2）按揉血海穴 1 分钟,以酸胀为度。

3. 气血虚弱

（1）掌擦背部督脉,以透热为度。

（2）按揉中脘穴 1 分钟,以酸胀为度。

4. 肝肾亏虚

（1）掌擦督脉,横擦肾俞、命门穴,均以透热为度。

（2）点按照海、太溪、涌泉穴,每穴约 1 分钟,以酸胀为度。

5. 湿热蕴结

（1）拇指施按揉大椎、血海、丰隆穴,每穴 1 分钟,以酸胀为度。

（2）横擦腰骶部,以透热为度。

【其他疗法】

1. 针刺疗法　取中极、次髎、地机、关元、足三里、三阴交等穴,平补平泻,留针 30 分钟,经前 5~7 天始,每日 1 次,至经期结束停止,连续 3 个月经周期为 1 个疗程。

2. 艾灸疗法　取神阙、气海、关元、肾俞、命门、八髎等穴,以上诸穴以循经灸、往返灸、雀啄灸、固定灸 4 个步骤施灸,至灸感消失为度。每日 1 次,10 次为 1 疗程。

【预防调护】

患者宜注意保暖,避免寒冷,注意经期卫生,忌食寒凉生冷食品。适当休息,不宜过度疲劳。情绪安定,避免暴怒、忧郁。经期禁止房事。

【按语】

痛经病因复杂,容易反复发作。一般在月经来潮前 1 周开始治疗,直到月经结束为 1 个疗程,连续治疗 3 个月经周期。

# 第三节　闭　　经

闭经是指以女子年逾 16 岁,虽有第二性征发育但无月经来潮,或年逾 14 岁,尚无第二性征发育及月经,或月经周期建立后又中断 6 个月以上,或月经停闭超过既往 3 个周期以上为特征的临床病症。亦称为"女子不月""月事不来""血枯"等。

【病因病机】

闭经的主要病机为冲任失调。虚者多因肝肾不足,精血亏虚,或因气血虚弱,血海空虚,无血可下;实者多因气滞血瘀,痰湿阻滞,冲任不通,经血不得下行,而致闭经。

1. 肝肾不足　先天禀赋不足,肾气未盛,精气不充,肝血虚少,冲任失于充养,无以化为经血,而致闭经。或因房劳过度、久病、多产,损及肝肾,精血匮乏,胞宫无血可下,而成闭经。

2. 气血虚弱　脾胃素弱,或饮食劳倦,或忧思过度,损及心脾;或大病久病,产后失血过多,或哺乳期过长,或患虫积耗血,均可致冲任血少,血海空虚,而成闭经。

3. 气滞血瘀　所欲不遂,情志内伤,肝失疏泄,导致气滞血瘀;或因经期、生产之时,风冷寒邪入侵胞宫,凝滞胞脉,或内伤生冷寒凉,血寒瘀滞,冲任受阻,而致闭经。

4. 痰湿阻滞　肥胖之人,多痰多湿,痰湿壅阻经道,或脾阳失运,聚湿成痰,脂膏痰湿阻滞冲任,壅滞胞脉,而致闭经。

【临床表现】

1. 肝肾不足　女子 16 岁,尚未行经,或初潮迟晚,或月经后期,量少,色淡,逐渐至闭经。体质虚弱,腰酸腿软,头晕耳鸣,或口干咽燥,五心烦热,潮热盗汗,两颧潮红,舌质红或舌淡苔少,脉象细弦或细涩。

2. 气血虚弱　月经逐渐延后,量少,渐至停经,或头晕眼花,心悸气短,神倦肢疲,食欲不振,毛发不泽或易脱落,羸瘦萎黄,舌质淡,苔少或薄白,脉沉缓或细弱。

3. 气滞血瘀　月经数月不行,精神抑郁,烦躁易怒,胸胁胀满,少腹胀痛或拒按,舌边紫暗或有瘀点,脉沉弦或沉涩。

4. 痰湿阻滞　月经停闭,形体肥胖,胸胁胀满,呕恶痰多,神疲倦怠,带下量多色白,面浮足肿,苔白腻,脉滑。

【诊断与鉴别诊断】

(一) 诊断依据

1. 女性年逾 16 岁,虽有第二性征发育但无月经来潮,或年逾 14 周岁,尚无第二性征发育及月经来潮;或月经来潮后停止 3 个周期或 6 个月以上。

2. 有月经初潮延迟及月经后期病史及妇科手术史等。

3. 注意观察患者体质和精神状态,形态特征和营养状况。全身毛发分布和身高、体重,女性第二性征发,外阴发育情况等。

4. 血清激素、基础体温(BBT)测定、宫颈黏液结晶和阴道脱落细胞检查、B 超检查,必要时可行 CT、MRI 检查有助于明确诊断。

(二) 鉴别诊断

早孕　既往月经正常而突然停经,常伴有厌食、恶心、呕吐、倦怠等早孕反应,脉多滑,妇科检查见宫颈着色,子宫体增大,质软,乳房增大,乳晕暗黑而宽,妊娠试验阳性。

**【推拿治疗】**

**（一）治疗原则**

以理气活血为主。

**（二）基本治法**

1. 取穴　气海、关元、血海、阴陵泉、足三里、三阴交、太冲、肝俞、脾俞、肾俞、八髎等穴。

2. 主要手法　摩、一指禅推、按、揉、点、㨰、擦、拍等手法。

3. 操作方法

（1）患者仰卧位。医生立于患者一侧,顺时针掌摩小腹部 3 分钟;一指禅推或按揉气海、关元等穴,每穴 1 分钟,以酸胀为度;拇指点按血海、阴陵泉、足三里、三阴交、太冲等穴,每穴 1 分钟,以酸胀为度。

（2）患者俯卧位。医生立于患者一侧,㨰腰骶部 5 分钟;掌按揉腰骶部 2 分钟;按揉肝俞、脾俞、肾俞、次髎等穴,每穴 1 分钟,以酸胀为度;小鱼际横擦八髎,以透热为度;拍腰骶部,以皮肤微红为度。

**（三）辨证加减**

1. 肝肾不足

（1）拇指点按太溪、志室等穴,每穴 1 分钟。

（2）掌直擦督脉,横擦肾俞、命门、八髎穴,以透热为度。

2. 气血虚弱

（1）掌振小腹 2 分钟。

（2）拇指点按中脘、神阙穴,每穴 1 分钟,以酸胀为度。

3. 气滞血瘀

（1）重点按揉章门、期门穴,每穴 1 分钟,以酸胀为度。

（2）搓擦两胁肋,以透热为度。

4. 痰湿阻滞

（1）拇指点按中脘、水道、归来、阴陵泉、丰隆等穴,每穴 1 分钟,以酸胀为度。

（2）掌擦督脉、膀胱经第一侧线;小鱼际横擦肾俞、命门穴,以透热为度。

**【其他疗法】**

1. 针刺疗法　取膻中、中脘、气海、关元、水道、归来、中极、阴陵泉、足三里、上巨虚、下巨虚、丰隆、三阴交、丘墟、太冲、肺俞、肝俞、脾俞、肾俞、八髎等穴,平补平泻,留针 30 分钟。每日 1 次,10 次为一疗程。

2. 艾灸疗法　取膻中、肺俞、脾俞、肾俞、神阙、气海、关元、肾俞、命门、八髎等穴,以上诸穴以循经灸、往返灸、雀啄灸、固定灸 4 个步骤施灸,至灸感消失为度。每日 1 次,10 次为 1 疗程。

**【预防调护】**

保持心情愉快,避免情志刺激。注意饮食卫生,勿过食生冷之物,防止风寒湿邪的侵袭。

**【按语】**

推拿治疗本病,必须区分原发性闭经还是继发性闭经,对于原发性闭经预后良好,但是本病治疗过程中反复较大,如情志、环境或其他诸多因素均可导致反复。对于继发性闭经,须首先治疗原发疾病,推拿可作为辅助治疗。

# 第四节　绝经前后诸证

绝经前后诸证是指以经行前后或经期出现某些周期性发作性病症为特征的临床病症。又称"绝经前后诸证"。

**【病因病机】**

绝经前后诸证与体质因素、情志因素、年老体虚等密切相关。

1. **体质因素**　素体虚弱,阴虚血少,经断前后,天癸渐竭,精血衰少,营阴暗损,或肾阳虚衰,肾气更虚。

2. **情志因素**　思虑过度,劳伤心脾,心脾两虚,导致气血失调,影响冲任;或大惊卒恐,损伤肾气,命门火衰。

3. **久病体虚**　失血大病,阴血耗伤,肾阴更虚,脏腑失养,阴不制阳,阳不抑阴,阴阳失衡。

4. **房事不节**　房事不节,损伤肾气,命门火衰,脏腑失煦。

本病病机为绝经前后,肾气渐衰,天癸将竭,冲任逐渐亏虚,精血不足,脏腑失养。其主要病因是肾虚。病变脏腑主要在肾,并可累及心、肝、脾及冲任二脉。

**【临床表现】**

1. **肾阴虚**　头晕耳鸣,烦躁易怒,烘热汗出,五心烦热,心悸不安,失眠多梦,腰膝酸软,记忆减退,倦怠嗜卧,情志异常,恐惧不安,或皮肤瘙痒或感觉异常,口干咽燥,大便干结,月经紊乱,经量多少不定,或淋漓不绝,色紫红,质稠,平素带下量少,阴道干涩,舌红少苔,脉细数。

2. **肾阳虚**　面色晦暗,精神萎靡,形寒肢冷,腰酸如折,纳少便溏,面浮肢肿,全身乏力,小便清长而频,白带清稀量多,月经量多,或淋漓不止,或崩漏,或停闭不行,色淡质稀,舌淡胖大,苔白滑,舌边有齿痕,脉沉迟无力。

3. **阴阳两虚**　时而烘热汗出,时而畏冷,眩晕耳鸣,失眠多梦,手足心热,心悸自汗,纳少便溏或便秘,神疲肢肿,腰膝酸软,尿余沥不尽,月经紊乱,舌淡苔白,脉沉细。

4. **心肾不交**　月经紊乱,心悸怔忡,失眠多梦,烦躁健忘,头晕耳鸣,腰酸腿软,口干咽燥,或见口舌生疮,舌红而干,少苔或无苔,脉细数。

**【诊断与鉴别诊断】**

(一) 诊断依据

1. 月经紊乱或停闭,随之出现烘热汗出,潮热面红,烦躁易怒,头晕耳鸣,心悸失眠,腰背酸楚,面浮肢肿,皮肤蚁行样感,情志不宁等症状。

2. 发病年龄多在 45~55 岁。

3. 妇科检查子宫大小正常或偏小,可见阴道分泌物减少。

4. 女性相关激素检查可了解卵巢功能。

(二) 鉴别诊断

1. **心悸**　绝经前后诸证的临床表现可与某些内科病,如心悸、眩晕、水肿等相类似,临证时应注意鉴别。

2. **癥瘕**　以脘腹胁部有肿块或包块,按之有形或无形等为特征。如伴有下腹疼痛,浮肿,或带下臭秽,或身体骤然明显消瘦等症状者,应详加诊察以免误诊失治。

【推拿治疗】

（一）治疗原则

以健脾补肾安神为主。

（二）基本治法

1. 取穴　膻中、中脘、气海、关元、中极、天枢、归来、心俞、膈俞、肝俞、胆俞、脾俞、肾俞、八髎等穴。

2. 主要手法　摩、运、揉、点、按、推、擦、拍等手法。

3. 操作方法

（1）患者仰卧位。顺时针摩腹 3 分钟;左右运腹 5~8 遍;按揉膻中、中脘、气海、关元、中极等穴,每穴 1 分钟,以酸胀为度;自腹中线向两侧分推腹部。

（2）患者俯卧位。㨰腰背部 2 分钟;掌按揉腰背部 2 分钟;按揉心俞、膈俞、肝俞、胆俞、脾俞、肾俞、八髎等穴,每穴 1 分钟,以酸胀为度;由下向上捏脊 3~5 遍;小鱼际擦五脏俞,以透热为度;拍腰背部 1 分钟。

（三）辨证加减

1. 肾阴虚

（1）重点按揉血海、三阴交、太溪、太冲等穴,每穴 1 分钟。

（2）拇指推两侧桥弓,以局部皮肤潮红为度。

2. 肾阳虚

（1）重点按揉足三里、阳陵泉、丰隆、悬钟、昆仑等穴,每穴 1 分钟。

（2）掌振关元穴 2 分钟。

（3）横擦八髎穴,以透热为度。

3. 阴阳两虚

（1）重点按揉足三里、阳陵泉、血海、三阴交、太溪、太冲等穴,每穴 1 分钟。

（2）横擦八髎穴、掌擦涌泉穴,以透热为度。

4. 心肾不交

（1）重点按揉血海、三阴交、太溪等穴,每穴 1 分钟。

（2）掌擦涌泉穴,以透热为度。

【其他疗法】

1. 针刺疗法　取关元、三阴交、肾俞、复溜等穴。阴虚配然谷、阴谷;阳虚配气海、命门。平补平泻,留针 30 分钟,每日 1 次,10 日为 1 个疗程。

2. 耳穴疗法　可选用内分泌、卵巢、神门、交感、皮质下、心、脾、肝、肾等穴每次 2~4 穴,用王不留行籽贴耳按压;或毫针中等强度刺激,每日 1 次,10 次为 1 个疗程。

【预防调护】

患者注意生活规律,加强内在修养,平素多培养生活情趣。

【按语】

绝经前后诸证是每个妇女都必须经过的时期,是正常的生理过程,应以客观、积极的态度对待这一时期所出现的自主神经功能紊乱症状,消除忧虑。本病一般以虚为主,涉及脏器较多,临证当仔细审证求因,分别施治,推拿治疗本病的疗效肯定,适合各种症状。如果在治疗的过程中根据患者性格特点及对疾病的认识,采用合理的方法进行开导,解除疑惑,疏导解郁,移情易性,从而可达到情志调和的目的。

# 第五节　带　下　病

带下病是指以带下量、色、质、气味异常等为特征的临床病症。

【病因病机】

带下病的主要发病机制是任脉损伤,带脉失约。病位主要在前阴、胞宫;带下过多是以湿邪为患,实乃水液代谢失调所致,而脾肾功能失常又是发病的内在条件。带下过少主要病机是阴液不足,不能渗润阴道;肝肾亏损、血枯瘀阻是导致带下过少的原因。

(一)带下过多

1. 脾虚湿盛　饮食不节,劳倦过度,或忧思气结,损伤脾阳之气,运化失职,湿浊停聚,流注下焦,伤及任带,任脉不固,带脉失约,而致带下病。

2. 肾虚寒湿　素禀肾虚,或恣情纵欲,肾阳虚损,气化失常,水湿内停,下注冲任,损及任带,而致带下病。若肾阳虚损,肾气不固,封藏失职,阴液滑脱,也致带下病。

3. 阴虚夹湿　素禀阴虚,相火偏旺,复感下焦湿热之邪,损及任带,约固无力,而为带下病。

4. 湿热下注　脾虚湿盛,郁久化热,或情志不畅,肝郁化火,肝热脾湿,湿热互结,流注下焦,损及任带,约固无力,而成带下病。

5. 热毒蕴结　经期产后,胞脉空虚,忽视卫生,或房室不禁,或手术损伤,以致感染湿毒,损伤任带,约固无力,而成带下病。

(二)带下过少

1. 肝肾亏虚　先天禀赋不足,肝肾阴虚,或房劳多产,大病久病,耗伤精血,或年老体弱,肾精亏损,或七情内伤,肝肾阴血暗耗。肝肾亏损,血少精亏,阴液不充,任带失养,不能滋润阴道,发为带下过少。

2. 血枯瘀阻　素体脾胃虚弱,化源不足;或堕胎多产,大病久病,暗耗营血;或产后大出血,血不归经;或经产感寒,余血内留,新血不生,均可致精亏血枯,瘀血内停,瘀阻血脉,精血不足且不循常道,阴津不得渗润胞宫、阴道,发为带下过少。

【临床表现】

(一)带下过多

1. 脾虚湿盛　量多,色白质稠无臭,或面浮或胸闷纳差,或疲惫肢重,或大便溏薄,舌淡胖苔白或腻,脉濡。

2. 肾虚寒湿　量多,质清无臭,腰膝酸软冷痛,或面色晦暗,或小便频数清长,或大便稀溏,舌淡苔白,脉或沉或迟或无力。

3. 阴虚夹湿　量不甚多,色黄或赤白相兼,质稠或有臭气,阴部干涩不适,或有灼热感,或瘙痒感,腰膝酸软,头晕耳鸣,颧赤唇红,五心烦热,失眠多梦,舌红,苔少或黄腻,脉细数。

4. 湿热下注　量多,色黄或黄绿,黏稠,有臭气,或伴阴痒,或阴中灼热不适,胸闷胁胀,口苦纳差,小腹或少腹作痛,小便短赤或淋涩,舌红,苔黄腻,脉弦或濡数。

5. 热毒蕴结　量多,黄绿如脓,或赤白相兼,或五色杂下,状如米泔,臭秽难闻,小腹疼痛,腰骶酸痛,口苦咽干,小便短赤,舌红苔黄腻,脉滑数。

（二）带下过少

1. 肝肾亏虚　带下过少,甚至全无,阴部干涩灼痛,或伴阴痒,阴部萎缩,性交疼痛,甚则性交干涩困难;头晕耳鸣,腰膝酸软,烘热汗出,烦热胸闷,夜寐不安,小便黄,大便干结,舌红少苔,脉细数或沉弦细。

2. 血枯瘀阻　带下过少,甚至全无,阴中干涩,阴痒,或面色无华,头晕眼花,心悸失眠,神疲乏力,或经行腹痛,经色紫暗,有血块,肌肤甲错,或下腹有包块,舌质暗,边有瘀点瘀斑,脉细涩。

【诊断与鉴别诊断】

（一）诊断依据

1. 带下过多

（1）带下量多,色白或黄,或赤白相兼,或黄绿如脓,或混浊如米泔;质或清稀如水,或稠黏如脓,或如豆渣凝乳,或如泡沫状;气味无臭,或有臭气,或臭秽难闻;可伴有外阴、阴道灼热瘙痒,坠胀或疼痛,或伴尿频、尿痛等症状。

（2）妇产科术后感染史,盆腔炎性疾病史,急、慢性宫颈炎病史,各类阴道炎病史,房事不节（洁）史。

（3）下腹部肌紧张、外阴瘙痒或坠胀,阴道充血,分泌物量多;宫颈充血。

（4）阴道炎患者阴道分泌物涂片检查、血常规、宫颈分泌物病原体培养、病变局部组织活检。

2. 带下过少

（1）阴道分泌物过少,阴道干涩,甚至阴部萎缩;或伴性欲低下,性交疼痛,烘热汗出,心烦失眠;月经错后,经量过少,甚至闭经。

（2）有卵巢早衰、双侧卵巢切除术后、盆腔放射治疗后、盆腔炎性疾病、反复人工流产术后、产后大出血,或长期使用抑制卵巢功能的药物等病史。

（3）阴道黏膜皱褶减少,阴道壁菲薄充血,分泌物极少,宫颈、宫体或有萎缩。

（4）女性激素测定、B超检查。

（二）鉴别诊断

1. 白浊　指从尿道流出的如米泔样的液体,一般随小便排出。在发病初期可见有小便涩痛,尿液混浊,无特殊臭味,多见于泌尿系统疾患。

2. 癥积　生殖道癥积及癌病可出现带下量多,色赤白或色黄淋沥,或伴臭味,通过妇科检查可鉴别。

【推拿治疗】

（一）治疗原则

以健脾补肾、升阳除湿为主。

（二）基本治法

1. 取穴　膻中、中脘、带脉、气海、关元、水道、中极、血海、足三里、阴陵泉、三阴交、太溪、太冲、命门、肾俞、腰阳关、八髎等穴。

2. 主要手法　摩、一指禅推、按、揉、点、搓、擦、拍等手法。

3. 操作方法

（1）患者仰卧位。医生立于患者一侧,掌摩小腹部3分钟;掌揉下腹部3分钟;一指禅推或按揉膻中、中脘、带脉、气海、关元、水道、中极等穴,每穴1分钟,以酸胀为度;拇指点按血

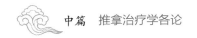

海、足三里、阴陵泉、三阴交、太溪、太冲等穴,每穴 1 分钟,以酸胀为度。

(2) 患者俯卧位。医生立于患者一侧,摖腰骶部 3 分钟;掌按揉腰骶部 2 分钟,按揉命门、肾俞、腰阳关等穴,每穴 1 分钟,以酸胀为度;小鱼际横擦腰骶部,以透热为度;拍腰骶部 1 分钟。

(三) 辨证加减

1. 脾虚湿盛

(1) 重点按揉脾俞、丰隆、阴陵泉、三阴交穴,每穴 1 分钟。

(2) 横擦带脉 3 分钟,以透热为度。

2. 肾虚寒湿

(1) 重点按揉肾俞、命门、腰阳关、八髎、阴陵泉、三阴交,每穴 1 分钟。

(2) 掌横擦肾俞、命门穴,以透热为度。

3. 阴虚夹湿

(1) 重点按揉脾俞、肾俞、阴陵泉、三阴交、太溪、照海等穴,每穴 1 分钟。

(2) 掌擦涌泉穴,以透热为度。

4. 湿热下注

(1) 重点按揉脾俞、足三里、阴陵泉、三阴交穴,每穴 1 分钟。

(2) 掌横擦带脉,以透热为度。

5. 热毒蕴结

(1) 重点按揉、丘墟、太冲、行间等穴,每穴 1 分钟。

(2) 掌振腹部 1 分钟。

(3) 小鱼际横擦肾俞、命门穴,掌擦涌泉穴,均以透热为度。

6. 肝肾亏虚

(1) 重点按揉太溪、三阴交、肾俞、志室等穴,每穴 1 分钟。

(2) 掌擦督脉,掌横擦肾俞、命门、八髎等穴,以透热为度。

7. 血枯瘀阻

(1) 按揉足三里、三阴交、血海、脾俞、胃俞等穴,每穴约 1 分钟。

(2) 掌擦脾俞、胃俞,以透热为度。

【其他疗法】

1. 艾灸疗法 选阴陵泉、丰隆、带脉等。湿热下注加行间、丘墟;肾阳虚加肾俞、关元、命门、太溪;脾虚加脾俞、足三里、隐白、太白。

2. 中药熏洗 可选用具有清热除湿类中药如土茯苓、蛇床子、黄柏、蒲公英等水煎熏洗或坐浴,早、晚各 1 次,10 日为 1 疗程。

【预防调护】

患者注意个人卫生,每天应清洗外阴 1 次。洗盆和脚盆必须分开单独使用且定期消毒。

【按语】

带下病主要病因是湿邪,湿性黏滞,故治疗周期长,只有持之以恒才能获得满意的效果。

# 第六节 妇 人 腹 痛

妇人腹痛是指妇女不在行经、妊娠及产后期间发生小腹或少腹疼痛,甚则痛连腰骶为特征的临床病症。又称"妇人腹中痛"。

西医学中慢性盆腔炎、宫颈炎、子宫肥大症及盆腔淤血症等引起的腹痛,均可参照本节辨证治疗。

【病因病机】

妇人腹痛主要与先天禀赋、饮食不节、情志刺激、房事不节、外感等相关。

1. 禀赋不足　素禀体虚,肾气不足,或冲任失于温煦,胞脉虚寒,血行迟滞,以致腹痛。

2. 饮食不节　饮食不节,损伤脾胃,化源不足,以致冲任血虚,胞脉失养而痛。

3. 情志刺激　素禀体虚,血虚气弱,或忧思太过,或忿怒过度,肝失条达,气机不利,气滞而血瘀,冲任阻滞,胞脉血行不畅,不通则痛,以致腹痛。

4. 久病体虚　大病久病,耗伤血气,以致冲任血虚,胞脉失养而痛。

5. 房事不节　房事不节,命门火衰,或经期摄生不慎,感受风寒,寒邪入里,损伤肾阳。

6. 外感湿热　经期产后,余血未尽,感受湿热之邪,湿热与血搏结,瘀阻冲任,胞脉血行不畅,不通则痛,以致腹痛。

本病主要机制为冲任虚损,胞脉失养,"不荣则痛";冲任阻滞,胞脉失畅,"不通则痛"。病变部位在下腹部及/或少腹部,涉及肝、脾、肾、下焦等脏器及部位。

【临床表现】

1. 肾阳虚损　小腹冷痛下坠,喜温喜按,腰酸膝软,头晕耳鸣,畏寒肢冷,小便频数,夜尿量多,大便不实,舌淡,苔白滑,脉沉弱。

2. 气血亏虚　小腹隐痛,喜按,头晕眼花,心悸少寐,大便燥结,面色萎黄,舌淡,苔少,脉细无力。

3. 气滞血瘀　小腹或少腹胀痛,拒按,或腰骶酸痛,胸胁、乳房胀痛,脘腹胀满,食欲欠佳,烦躁易怒,时欲太息,少腹部可触及包块,白带多,大便秘结,舌紫暗或有紫点,脉弦涩。

4. 湿热瘀结　小腹疼痛拒按,有灼热感,或有积块,伴腰骶胀痛,低热起伏,带下量多,黄稠,有臭味,阴痒,月经先期量多,色鲜红,纳差,口干不欲饮,便干,小便短黄,舌红,苔黄腻,脉弦滑。

【诊断与鉴别诊断】

(一)诊断依据

1. 下腹部或全腹部疼痛难忍,高热伴恶寒或寒战,头痛,带下量多或赤白兼杂,甚至如脓血,可伴有腹胀、腹泻、尿频、尿急等症状。

2. 有行经、产后、妇产科手术史或房事不洁史;或慢性生殖器炎症史。

3. 阴道可见脓臭分泌物;宫颈举痛或充血,或见脓性分泌物从宫颈口流出;子宫体可增大,压痛明显,附件区压痛明显,甚至触及包块;伴腹膜炎时,下腹部有压痛、反跳痛及腹肌紧张;盆腔脓肿形成位置较低者则后穹窿饱满,有波动感。

4. 血常规检查、宫颈管分泌物检查、B超检查、后穹窿穿刺、腹腔镜检查等有助于明确诊断。

（二）鉴别诊断

1. 肠痈　腹痛开始多在脐周围或脐下方，数小时后即转移到右下腹部阑尾区，急性发作时右下腹疼痛剧烈，此时白细胞总数及中性粒细胞数增高，部分患者有发热。右下腹部麦氏点压痛较明显。

2. 子宫内膜异位症　本病有进行性加剧痛经，妇科查体可在宫体后壁、宫底韧带处扪及触痛性结节，B超及腹腔镜检查可鉴别。

【推拿治疗】

（一）治疗原则

以通调冲任气血为主。

（二）基本治法

1. 取穴　期门、章门、中脘、气海、关元、带脉、膈俞、肝俞、脾俞、胃俞、肾俞、命门、大肠俞、关元俞、胞肓、八髎等穴。

2. 主要手法　摩、揉、一指禅推、按、㨰、擦、拍等手法。

3. 操作方法

（1）患者取仰卧位。医生立于患者一侧，掌摩腹部3分钟；掌揉神阙2分钟；一指禅推或按揉章门、期门、中脘、气海、关元、带脉等穴，每穴1分钟，以酸胀为度。

（2）患者取俯卧位。医生立于一侧，㨰腰背3分钟；按揉腰背部3分钟；按揉膈俞、肝俞、脾俞、胃俞、肾俞、命门、大肠俞、关元俞、胞肓等穴，每穴1分钟，以酸胀为度；掌直擦腰背部；小鱼际擦腰骶部，均以透热为度；拍腰背部2分钟。

（三）辨证加减

1. 肾阳虚损

（1）重点按揉神阙、关元、公孙等穴，每穴1分钟，以酸胀为度。

（2）掌擦膀胱经，掌横擦带脉、肾俞、命门、八髎等穴，以透热为度。

2. 气血亏虚

（1）重点按揉神阙、气海、关元、血海、足三里等穴，每穴1分钟，以酸胀为度。

（2）掌擦背部膀胱经，以透热为度。

3. 气滞血瘀

（1）重点按揉膻中、府舍、归来、气冲、血海、气海等穴，每穴1分钟，以酸胀为度。

（2）掌擦背部膀胱经，以透热为度。

4. 湿热瘀结

（1）重点按揉大椎、府舍、气海、关元、水道、归来、气冲、府舍、血海、阴陵泉、足三里、三阴交等穴，每穴1分钟，以酸胀为度。

（2）横擦腰骶部，以透热为度。

【其他疗法】

1. 针刺疗法　取膈俞、脾俞、肾俞、腰阳关、膻中、中脘、气海、关元、水道、归来、气冲、府舍、血海、阴陵泉、足三里、三阴交及阿是穴等。平补平泻，留针30分钟，每日1次，10次为1个疗程。

2. 灌肠疗法　紫花地丁、野菊花、败酱草、红藤、赤芍、丹参、白花蛇舌草、鸭跖草、蒲公英各10g，加水适量，浓煎至100ml，保留灌肠，每日1次，10次为1个疗程。

**【预防调护】**

患者避免情志刺激,保持心情舒畅;注意保暖,常晒被褥,避免寒湿之邪侵入;注意个人卫生,避免邪毒侵入人体;加强体育锻炼,提高机体免疫力;对本病早期应该彻底治疗。

**【按语】**

此病为妇科常见病、疑难病,病程长者可出现腹内周围组织粘连。推拿治疗本病能促进局部炎症反应的吸收,增强抗炎效果,并且可以防止输卵管、卵巢粘连、包块的形成。单纯用西医学的抗炎药物不容易彻底治愈,若与针灸、推拿、中药等配合治疗会收到理想效果。

—— ●（范宏元）

## 复习思考题

1. 临床上月经不调常需与哪些疾病相鉴别?如何鉴别?

2. 月经不调的病因病机是什么?

3. 推拿治疗月经不调的基本治法是什么?

4. 患者沙某,女,20 岁,2019 年 10 月 15 日就诊。主诉:月经来潮时腹痛 2 年。患者 2 年前月经来潮期间,正在田间劳动,突然大雨倾盆,全身淋湿,翌日,月经遂止。此后每当月经来潮时,少腹即感发凉,剧痛难忍,多方求医诊治,未能获效。近来腹痛加重,遂来求治。患者月经刚潮,面色苍白,表情痛苦,不思饮食。小腹冷痛,阵发性痛剧,牵及腰脊疼痛,手足厥冷,得热则舒,经行量少,色暗有血块,苔白腻,脉沉紧。要求写出:①诊断、分型;②治则;③推拿基本治法。

5. 痛经的病因病机是什么?

6. 闭经的诊断依据是什么?

7. 闭经的病因病机是什么?

8. 推拿治疗闭经的基本治法是什么?

9. 绝经前后诸证的治疗原则是什么?

10. 绝经前后诸证的鉴别诊断是什么?

11. 推拿治疗绝经前后诸证的基本治法是什么?

12. 带下病需与哪些疾病相鉴别?如何鉴别?

13. 带下病的辨证分型是什么?如何操作治疗?

14. 推拿治疗带下病的基本治法是什么?

15. 妇人腹痛的诊断依据是什么?

16. 妇人腹痛的治疗原则是什么?

17. 推拿治疗妇人腹痛的基本治法是什么?

# ◆◆◆ 第八章 ◆◆◆

# 五官科病症

> **学习目标**
>
> 　　掌握五官科病症临床表现、诊断、推拿治疗、预防调护。熟悉五官科病症的病因、解剖与其他疗法。了解五官科病症发病规律等相关知识。

## 第一节　近　　视

　　近视是指以视近清晰、视远模糊等为特征的临床病症。也称为"能近怯远"。

　　临床单纯性近视可参考本节治疗。

【病因病机】

　　近视与遗传因素和发育因素密切相关。中医认为与经络、脏腑功能相关。

（一）目络瘀塞，目失所养

　　经络通畅则百病不生，局部病变大多是由于此部位附近经络瘀滞所致，所谓"不通则痛，通则不痛"。目络瘀塞，气血运行不畅，目失所养，故双眼易发生近视。

（二）肝肾虚亏，精血不足

　　目为肝之窍，肝肾两虚，精血不足，会导致神光衰微，光华不能远及。肝受血而能视，劳心伤神使体内气血损耗，会导致肝受血不足，不能上荣于眼则易患近视。

【临床表现】

　　视力减退为主要临床表现。伴发眼肌性疲劳，出现视物双影、眼球胀痛、畏光、眼干、头痛、恶心等症状。高度近视多引起眼底的退行性改变，出现暂时性交替性斜视，甚者出现单眼外斜视。

【诊断与鉴别诊断】

（一）诊断依据

1. 远视力下降，近视力正常，或 5.0 对数视力表检查低于 1.0。

2. 通过凹透镜矫正可使视力增进。

3. 可伴有共转性外斜。

4. 按近视程度又可分为轻度近视（屈光指数 3.00D 以内）、中度近视（屈光指数 3.00D 到 6.00D）和高度近视（屈光指数 6.00D 以上）。

5. 高度近视眼底检查可明确诊断，如高度近视者常出现玻璃体液化、变性、混浊。

（二）鉴别诊断

弱视　弱视是指最佳矫正视力低于 0.9（0.9 适用于 5 岁和 5 岁以上者,低于 5 岁者应下调至:4 岁 0.8,3 岁和 3 岁以下 0.6）的视力状况,可分为有明显器质性病变（如视神经萎缩、先天性白内障等）形成的弱视、无明显器质性病变造成的弱视。通过询问病史及进行相关的眼部检查可鉴别。

【推拿治疗】

（一）治疗原则

以疏经通络、滋补肝肾为主。

（二）基本治法

1. 取穴　太阳、阳白、印堂、睛明、攒竹、鱼腰、丝竹空、风池、完骨、肩井、光明、肝俞、肾俞等穴。

2. 主要手法　一指禅推、按、揉、抹、点、拿、摩、弹拨等手法。

3. 操作方法

（1）患者取仰卧位。医生用一指禅推法或按揉法,从右侧太阳穴处开始,慢慢地推向右侧阳白穴,然后经过印堂、左侧阳白穴,推到左侧太阳穴处为止。再从左侧太阳穴开始,经左侧阳白穴、印堂、右侧阳白穴,到右侧太阳穴为止,反复操作 5 遍。拇指或中指按揉双侧睛明、攒竹、鱼腰、丝竹空、太阳等穴,每穴 1 分钟。用双手拇指指腹分抹上下眼眶,从内向外反复分抹 3 分钟左右。拇指按揉养老、光明,每穴 1 分钟。指摩神阙穴至发热,拇指或中指按揉关元穴 1 分钟,点按期门穴 1 分钟。

（2）患者取俯卧位。按揉肝俞、肾俞穴,每穴 1 分钟。弹拨颈项部至上背部两侧膀胱经,着重点压双侧风池、完骨及阿是穴。共 5 分钟。然后依次推、按、点、揉大杼至肺俞一段,共 3 分钟。最后拿肩井 20~30 次。

（三）辨证加减

1. 烦躁、多汗、眠差加按揉心俞 1 分钟。

2. 眼胀、头晕、腹胀加按揉胃俞 1 分钟。

3. 纳差、便溏或便秘加按揉脾俞和胃俞各 1 分钟。

【其他疗法】

耳穴贴压　主穴:屏间前、额、眼、神门、枕、颈。配穴:心、脾、肝、肾、胃。操作原则:每次治疗时主穴必选,同时依中医辨证,加配穴 2~3 个。每次选用一侧耳穴,用王不留行籽贴压,3~4 日换贴 1 次,4 周为 1 个疗程。每日按压 3~5 次,每次 1~2 分钟。

【预防调护】

培养良好的用眼卫生习惯:保持正确的读书、写字姿势,书本和眼睛应保持 33cm,身体离课桌应保持一个拳头（成人）的距离,手应离笔尖 3.3cm。学习或工作 1 小时左右休息 10 分钟,眺望远方,多看绿色植物。培养做眼保健操的习惯。

【按语】

推拿方法治疗本病疗效确切,对于儿童青少年因用眼过度或用眼不卫生而出现暂时性屈光过强的假性近视,效果尤佳。推拿手法可每天坚持使用,以保证经络通畅,使气血能够上荣双眼,从而防止近视的加重,并进一步改善视力。

# 第二节　麻痹性斜视

麻痹性斜视是指以双眼复视,眼位偏斜及眼球活动受限为临床特征的临床病症。分为先天性和后天性两种。属于中医"目偏视""风牵偏视"范畴。《证治准绳·七窍门》称之为"神珠将反",若眼球偏斜严重,黑睛几乎不见者,称为"瞳神反背"。

【病因病机】

先天性眼外肌麻痹的原因为先天发育异常。后天性眼外肌麻痹主要与支配眼外肌的神经损害、重症肌无力等引发,多为继发性损害。

本病多因正气不足,风热外袭,卫外失固,风中经络;或因脾气虚弱,目系弛缓,约束失权;或因头额面、眼部被伤,损伤脉络,气滞血瘀而成。如《灵枢·大惑论》:"邪中于项,因逢其身之虚……邪其精,其精所中不相比也,则精散,精散则视岐,视岐见两物。"《类经》注:"目眩睛斜,故左右之脉,互有缓急,视岐失正,则两睛所中于物者,不相类比,而各异其见。"《诸病源候论》:"人脏腑虚而风邪入于目,而瞳子被风所射,睛不正则偏视。"可见本病发生的主要原因是脏腑虚损、风邪入中,与脾虚的关系最为密切。

【临床表现】

双眼复视、眼位偏斜、眼球活动受限,克服复视常将头歪向一侧,即代偿头位,重者可引起眩晕、恶心、呕吐等症状。

1. 风中经络　一眼或双眼黑睛偏向内眦或外眦,转动受限,视一为二。起病突然,伴有恶寒、发热、头痛、恶心、呕吐。舌苔白腻,脉浮。

2. 脾失健运　一眼或双眼黑睛偏向内眦或外眦,转动受限,视一为二。起病缓慢,伴有头晕目眩、食少纳呆、泛吐痰涎。舌苔厚腻,脉弦滑。

【诊断与鉴别诊断】

(一)诊断依据

1. 突然发病,复视及代偿性头位。

2. 眼位偏斜,第 2 斜视角 > 第 1 斜视角,眼球运动障碍。

3. 复视像检查、同视机检查、眼位检查等可明确诊断。

(二)鉴别诊断

共同性斜视　多起于幼儿时期,逐渐发生,无明显自觉症状,眼球运动正常,无复视及代偿性头位,第 2 斜视角与第 1 斜视角相等,常有屈光不正。

【推拿治疗】

(一)治疗原则

以舒筋解痉为主。

(二)基本治法

1. 取穴　太阳、头维、睛明、瞳子髎、球后、丝竹空、鱼腰、桥弓、合谷、风池、肝俞、脾俞、肾俞。

2. 主要手法　一指禅推、按、揉、抹、拿、擦等手法。

3. 操作方法

(1)患者取仰卧位。医生先用一指禅推法从右侧太阳起始,慢慢向右头维移动,沿前发际至左头维、左太阳穴,然后沿眶上缘缓缓移动推向右太阳,如此反复操作 5~6 遍。拇指或中指按揉睛明、瞳子髎、球后、丝竹空、鱼腰,每穴 1 分钟。用一指禅推法从左睛明沿上眼眶向外,至目外眦,再沿下眼眶向内至目内眦,推向右睛明,沿上眼眶向外至目外眦,再沿下眼眶向内至目内眦,推向左睛明,如此呈"∞"形环推,往返操作 3~4 遍。用指抹法抹上下眼眶 3 分钟。拇指推患侧桥弓 30 次。

（2）患者取坐位。沿颈椎两侧,由上至下,施以擦法,往返操作 2 分钟;拿风池 1 分钟,拿双侧合谷各 1 分钟。按揉肝俞、脾俞、肾俞各 1 分钟。

（三）辨证加减

1. 风中经络　加按揉风府、翳风各 1 分钟。

2. 脾失健运　加按揉足三里各 1 分钟。

【其他疗法】

1. 耳穴疗法　取肝、胆、心、脾、眼、皮质下、神门等耳穴,每次选用一侧耳穴,用王不留行籽贴压,每日按压 3~5 次,每次 1~2 分钟。3~4 日换贴 1 次。

2. 针刺治疗　以穴睛明、球后、攒竹、丝竹空、承泣、太阳、风池、合谷、肝俞、脾俞、足三里等为主,外直肌麻痹加瞳子髎,上直肌麻痹加上明,随症加减,留针 20~30 分钟,每日 1 次,10 次为 1 个疗程。

【预防调护】

年龄越小疗效越好,故强调早发现、早诊断、早治疗。患病后应积极进行视觉训练,如有意识地让患儿指鼻、观笔尖、看灯光等,以纠正其斜视。

【按语】

推拿治疗早期麻痹性斜视的效果较好。治疗后宜注意休养,避免过劳,减少视力疲劳。对于经推拿治疗 3~6 个月仍无效者,可考虑手术治疗。

# 第三节　上胞下垂

上胞下垂指以上胞下垂,提举无力,掩盖部分或全部瞳神而影响瞻视功能为特征的临床病症。也称为"上睑下垂""睢目""睑废"等。

是由提上睑肌功能不全或丧失,或其他原因所致上睑不能提起或提起不全而造成的下垂状态。双眼平视时,排除额肌的作用下,上眼睑遮盖角膜上缘 >2mm 即可诊断为上睑下垂。轻者只影响眼部外观,重者部分或全部遮盖瞳孔,可影响视觉发育。本病属中医学"胞睑病"范畴。

【病因病机】

多由先天性发育异常,或与遗传因素有关也可因动眼神经麻痹;或神经肌肉传递功能障碍所致。此外,眼睑组织肥厚肿胀、炎症、外伤、癥症也可引发本病。

中医认为本病先天多因禀赋不足,命门火衰,致脾阳不足,后天脾虚中气不足,筋肉失荣,睑肌无力或脾虚失运,聚湿生痰,风痰阻络;亦可因肝虚血少,风邪存于胞睑,阻滞经络,气血运行不畅,致上睑下垂。

【临床表现】

本病轻者上睑半掩瞳仁,重者遮盖整个黑睛,无力睁开。患者为了瞻视,常需借额肌之牵引而睁眼,日久则额纹皱褶,眉毛高耸。先天性下垂者呈双侧性,下垂程度不等。后天性睑下垂者若属麻痹性,则下垂程度较轻;若属重症肌无力者,则晨起下垂程度轻,劳累后加重,失治日久可为全身性随意肌疲劳、吞咽困难、呼吸障碍等。若属癔症性者,发作时两睑同时下垂。

1. 命门火衰,脾阳不足　自幼双眼上睑下垂,无力抬举,视物时仰首举额张口,或以手提睑。舌淡苔白,脉虚。

2. 脾虚气弱,风痰阻络　上睑下垂,晨起病轻,午后加重。症重有眼珠转动不灵,复视,并有周身乏力,甚者吞咽困难等。舌淡苔薄,脉弱。

3. 肝血亏虚,复感风邪　上睑下垂,上提无力,睑肤麻木。全身可见头晕目眩,心悸眠差,舌淡苔白,脉细。

【诊断与鉴别诊断】

(一)诊断依据

以双眼自然睁开向前平视时,上睑覆盖角膜上缘超过 2mm 而影响视物,上睑不能上提或上提不充分为诊断要点。

(二)鉴别诊断

1. 动眼神经麻痹性眼睑下垂　上眼睑下垂程度显著,下眼睑无异常,瞳孔散大,眼球无内陷、向内、向上、向下运动受限。上眼睑运动落后于眼球运动。

2. 重症肌无力眼睑下垂　下垂程度随着疲劳而加重,早晨下垂程度较轻,夜晚程度较重,且常合并眼外肌功能减弱及复视。新斯的明试验可鉴别。

【推拿治疗】

(一)治疗原则

以通经活络、调和气血为主。

(二)基本治法

1. 取穴　睛明、印堂、鱼腰、丝竹空、太阳、瞳子髎、阳白、完骨、翳风、风池、大椎、大杼等穴。

2. 主要手法　一指禅推、抹、点、按、揉、拿、擦等手法。

3. 操作方法

(1)患者取仰卧位。医生用一指禅推法从印堂推至睛明,然后沿上眼眶经攒竹、鱼腰、丝竹空、太阳推至瞳子髎,再沿下眼眶推至睛明穴,反复操作 5~6 遍。在额部阳白穴处施指抹法,时间约 1 分钟。点按睛明、鱼腰、太阳、百会,每穴 1 分钟。

(2)患者取坐位。按揉完骨、翳风穴各 1 分钟;拿风池 10~15 次,并沿颈椎两侧向下至大椎两侧施拿法,往返操作 3 分钟左右;再在两肩及颈项部施擦法约 3 分钟,重点在大椎、大杼穴处;最后拿肩井穴 1 分钟。

(三)辨证加减

1. 命门火衰,脾阳不足　按揉肾俞、脾俞、关元等穴,每穴约 1 分钟。

2. 脾虚气弱,风痰阻络　按揉脾俞、胃俞、内关、足三里等穴,每穴约 1 分钟。

3. 肝血亏虚,复感风邪　按揉肾俞、脾俞、肺俞等穴,每穴约 1 分钟。

【其他疗法】

神经干电刺激疗法　取眶上神经与面神经刺激点(位于耳上迹与眼外角边线中点,即面神经的分布点),眶上神经接负极,面神经接正极。每次 20 分钟左右,隔日 1 次,10 次为 1 个疗程,间隔 5 日再行第 2 个疗程。

**【预防调护】**

眼及面部注意保暖,避免受风吹和寒冷刺激,避免外伤。治疗同时可做患眼的矫正训练,有助巩固双眼视觉。如出现呼吸困难及吞咽障碍,常为重症肌无力的表现,应积极对症治疗。

**【按语】**

推拿对上睑下垂有一定的治疗作用,对后天性上睑下垂者,宜根据患者原发病进行治疗,儿童先天性上睑下垂,特别是单侧上睑下垂遮盖瞳孔者,宜早期手术,以免影响视力发育。

# 第四节 溢 泪 症

溢泪症是指以双眼长期溢泪、迎风尤甚,眼部附近皮肤红肿、粗糙为特征的临床病症。溢泪有冷泪和热泪之分,本节主要介绍冷泪症,本病属中医学"目眦病"范畴。

**【病因病机】**

本病多由于面神经麻痹引起的眼轮匝肌功能不足或麻痹引起。此外,眼睑下睑外翻、泪道狭窄或阻塞、眼轮匝肌收缩乏力均可产生溢泪症状。

中医认为,肝开窍于目,泪为肝液,冷泪多为肝肾阴虚,精血内伤,目窍失养;或由长时间悲泣过频而致。热泪常因肝经有热,外感风热而诱发;或者邪毒侵及泪窍,泪窍阻塞,泪不下渗则外溢。

**【临床表现】**

1. 冷泪　在外观看眼睛不红,一般无痛,泪下无时,遇冷风尤甚,泪水清稀,流时无热感,可持续数年,胞睑由于经常流泪揩擦,可发生湿疹,可伴视物昏暗。

2. 热泪　泪无时而流,迎风热泪尤甚,局部红肿,疼痛,泪下黏浊,流时有热感。

**【诊断与鉴别诊断】**

(一)诊断依据

1. 以泪液分泌量正常,泪道排出泪液受阻为诊断要点。

2. 冷泪多有泪点位置异常、泪道狭窄或阻塞、泪囊虹吸功能不良等。

3. 热泪多为急性结膜炎、角膜炎、虹膜睫状体炎等的兼证之一。

4. 必要时行眼科检查明确诊断。

(二)鉴别诊断

1. 急性结膜炎　急性结膜炎除有流泪症状外,还有结膜红肿、充血,患眼有灼热感、羞明;眼睑肿胀难睁。并伴有发热、流涕、咽痛等全身症状。

2. 急性角膜炎　角膜炎初起白睛红赤、黑睛混浊、刺痛流泪、羞明难开。角膜中央或自边际发生灰白色混浊,表面不华,如灰白线条状。随病情发展,可出现视力障碍。

3. 急性泪腺炎　病变限于睑部腺或眶部腺,甚至同时发炎,局部疼痛流泪,上睑外 1/3 处睑缘红肿、上睑下垂,同时伴有眼睑高度水肿、弯曲、变形,全身伴发热、耳前淋巴结肿大压痛等。根据典型的症状结合感染病史可以确诊,溢泪症除典型的泪溢之外,多不伴发热、疼痛、眼睑水肿。

【推拿治疗】

（一）治疗原则

以祛风明目、补益肝血为主。

（二）基本治法

1. 取穴　睛明、肝俞、肾俞、风池、头临泣、目窗等穴。

2. 主要手法　点、按、抹、一指禅推、揉、拿等手法。

3. 操作方法

（1）患者取仰卧位。点按睛明、头临泣、目窗，每穴 2 分钟。再施指抹法于眉弓 2 分钟。

（2）患者取俯卧位。用一指禅推或指按揉肝俞、肾俞各 2 分钟，然后拿风池穴 3 分钟结束治疗。

【其他疗法】

1. 中药熏洗　用苍术、桑叶、菊花、元明粉、枯矾、青盐适量煎水，先熏后洗。

2. 耳穴治疗　选用穴位为眼、脾、肝、肾、肾上腺，用耳穴埋针法或用王不留行籽压贴 5~7 天。

【预防调护】

注意眼部卫生，防止细菌、病毒感染。患者擦拭眼泪时，应轻轻向上拭之，不可向下擦拭，防止泪点外翻。

【按语】

推拿时不可乱施挤压泪腺，以保持泪腺血运。

# 第五节　颞颌关节紊乱症

颞颌关节紊乱症指以颞颌关节疼痛、酸胀不适、关节弹响和下颌运动障碍等为主要特征的临床病症。多发于 20~40 岁青中年，女性多见，常为单侧发病。

【病因病机】

本病发病原因目前尚未完全阐明，可能与以下因素有关。

1. 颞颌关节损伤或运动过度　因遭受打击、跌仆等外伤，可使关节受到创伤，如外伤、拔牙等致关节肿痛而功能异常；或突然张口过度（如打呵欠）、经常咀嚼硬物、唱歌说话过多、口腔手术时间过久等，使关节周围肌肉过度疲劳，产生水肿，日久则形成轻度的瘢痕，而致颞颌关节运动障碍。

2. 颞颌关节周围肌肉过度兴奋或抑制　过度的兴奋与抑制，致使周围的肌筋组织产生紧张或松弛，而使颞颌关节功能紊乱。

3. 牙齿咬合功能的紊乱　牙齿咬合与颞颌关节的功能活动有着密切的关系，牙齿相互咬合关系是协调的互动关系，当这种关系出现紊乱时，则会反射地引起颞颌关节周围肌群的痉挛而发生本病。

4. 神经、精神因素　神经衰弱患者、更年期妇女以及精神紧张等，可使颞颌关节周围的神经、肌肉经常处于过度兴奋状态，容易劳损而发生本病。

5. 近年来有学者提出颞颌关节紊乱病与颈椎病有部分相同的临床表现，患有颞颌关节紊乱的患者常主诉颈部疼痛，而颈部疼痛的患者也常常伴有口面部的疼痛。尤其是 $C_1$、$C_2$

椎体错位可以直接或间接地引起颞颌关节紊乱。

6. 风湿病史或受寒也有关,寒凉致关节肌群痉挛而功能异常。

【临床表现】

1. 疼痛　单侧或双侧颞颌部疼痛以轻中度酸痛、钝痛为主,以酸痛为主,咀嚼活动、张口刷牙时加重。疼痛部位以颞颌关节为中心,有时可放射到眼眶、颊、额、枕、颈、肩等处。

2. 关节弹响　患者在张口闭口活动时均可出现颞颌关节弹响声,响声可发生在下颌运动的不同阶段,可为清脆的单响声或碎裂的连响声。

3. 张口受限　患者张口闭口时伴有明显的疼痛。不能做张口动作,不敢大笑、打呵欠及咬较硬食物,严重者甚至牙关紧闭。

部分患者可出现传导性耳鸣、耳聋、耳痛、眼胀畏光、眩晕、头痛、心悸以及放射性疼痛,病程较长时,可出现面部外形多不对称,张口时下颌偏斜,下颌左右侧运动受限。

【诊断与鉴别诊断】

(一)诊断依据

以颞颌关节区疼痛、痉挛、张口受限、弹响、局部伴有轻重不等的压痛等为诊断要点,结合X线摄片可明确无骨组织损伤。X线早期关节位置正常,后期可能出现关节头或关节凹形态改变。

(二)鉴别诊断

1. 颞下颌关节脱位　颞下颌关节脱位者可见口半开不能闭合,咬食不便,流涎等症状。双侧脱位者可见下颌骨下垂、向前突出;单侧脱位者可见口角歪斜,下颌骨向健侧倾斜,X线摄片可见骨组织位置改变。

2. 耳源性疾病　外耳道疖和中耳炎症也常放射到关节区疼痛并影响开口和咀嚼,仔细进行耳科检查不难鉴别。

【推拿治疗】

(一)治疗原则

以舒筋通络、理筋整复为主。

(二)基本治法

1. 取穴　颊车、下关、翳风、合谷等穴位。

2. 主要手法　按、揉、挤压、一指禅推、擦等手法。

3. 操作方法　患者坐位。医生先以指按揉患者面颊部约2分钟,以舒松关节周围肌肉,再以一指禅推颊车、下关、翳风,每穴1分钟。拇指按揉合谷,各1分钟。医生两手拇指分别置于两侧颊车处,两手的其余四指扣托住下颌骨的下缘。然后以两拇指按揉颊车,两手同时轻微地活动下颌。如有半脱位者,患者常可感到有轻微的弹跳感。若下颌骨向健侧偏歪,咬合关系异常者,则让患者正位。医生站其身后,一手掌大鱼际按在患侧颞部和髁状突处,另一手掌按在健侧下颌部,令患者做张口和闭口运动,同时医生两手相对用力挤按,调整其咬合关系。在患侧颞颌部用大鱼际擦法,以透热为度。

【其他疗法】

1. 穴位注射　用当归注射液或红花注射液4ml、2%普鲁卡因1ml混合后分别注射于阿是穴、下关、耳门或颊车等穴,穴位交替使用。每日1次。

2. 中药热罨包热敷　桃红四物汤加减:桃仁、红花、川芎、当归、赤芍、没药、细辛、丝瓜络、络石藤适量,装入袋内,缝好后蒸热,敷于患部,每日1次,每次15分钟,连续10~15日。

【预防调护】

调节生活节奏和秩序,保持心情舒畅,注意保护下颌关节,勿大张口,避免咬嚼生冷坚硬的食物,防止突然用力咀嚼,尽量吃软食,以免加重关节的负担;冬季时注意面部防寒保暖;应避免张口时间太长。

【按语】

推拿对于颞颌关节紊乱症早期疗效较为理想,如有骨性改变,推拿疗效欠佳者,应转科治疗。对积极治疗无效者,则应高度警惕口腔及耳部的恶性肿瘤。

# 第六节 咽 喉 炎

咽喉炎是指以喉痛、声嘶、咽部黏膜干燥充血等为特征的临床病症。包括急、慢性咽炎和急、慢性喉炎。春秋季较为高发。属中医学之"喉痹"范畴。

【病因病机】

急性咽喉炎常因气候急剧变化,起居不慎,肺卫失固,风热邪毒乘虚侵犯,由口鼻直袭咽喉,内伤于肺,相搏不去,致咽喉肿痛而为喉痹。慢性咽喉炎多由急性咽喉炎治疗不当或未治疗,邪气传里,加之肺肾亏虚,津液不足,虚火上炎,循经上熏,犯及咽喉最为多见。接触刺激较强、异味较重及嗜食烟酒辛辣之物是造成本病的诱因。

【临床表现】

(一)急性咽喉炎

1. 风热外侵 初起时,咽部干燥灼热、微红、肿痛,吞咽感觉不利,其后疼痛逐渐加重,有异物阻塞感,可伴有发热,恶寒,头痛、咳嗽、痰黄,苔薄白或微黄,脉浮数。

2. 肺胃热盛 咽部疼痛、红肿,痰涎多,吞咽困难,言语艰难,咽喉梗塞感。可伴有高热,口干喜饮,头痛剧烈,痰黄而黏稠,大便秘结,小便黄,舌赤苔黄,脉数有力。

(二)慢性咽喉炎

患者自觉咽中不适,咽部微暗、微痛、干痒、灼热,有异物感,咯之不出,吞之不下。可引起咳嗽、恶心、干呕等病状。有时出现盗汗、心烦、五心烦热等。

【诊断与鉴别诊断】

(一)诊断依据

1. 以咽喉部疼痛或不适,有异物感、咽痒,检查时可见咽喉部充血,可伴有发热、头痛等为诊断要点。

2. 急性咽喉炎患者疼痛明显,急性咽喉炎一般起病急,病初常感到咽喉部灼痛,继而声音沙哑,甚至完全无声。

3. 慢性咽喉炎患者患处可明显触及条索及颗粒状结节。

4. 咽炎是咽黏膜及其淋巴组织的炎症。

5. 喉炎是喉黏膜及黏膜下层组织的炎症,临床上以剧咳及喉部肿胀、增温和疼痛为特征。咳嗽时常无分泌物咳出(干咳),或仅有颗粒状藕粉样分泌物咳出。

(二)鉴别诊断

1. 喉癌 可有喉咙疼痛、呼吸不畅、咽喉异物感、咳嗽、痰中带血、颈部肿块等表现。喉镜及组织活检有助于鉴别。

2. 食管癌 食管癌早期患者在出现吞咽困难之前,常仅出现咽部不适或胸骨后压迫感,较易与慢性咽炎相混淆。可通过内镜检查等相鉴别。

【推拿治疗】

(一)治疗原则

以清利咽喉为主。

(二)基本治法

1. 取穴 大椎、风门、曲池、合谷、少泽、鱼际、少商、天突、内庭等穴。

2. 主要手法 点、按、揉等手法。

3. 操作方法 患者取坐位。医生用点、按、揉法施于大椎、风门、曲池、合谷、少泽、鱼际、少商、天突、内庭等穴位,时间 8~10 分钟。

(三)辨证加减

1. 风热外侵 按揉风池、外关、尺泽。

2. 肺胃热盛 按揉厉兑、鱼际、关冲。

【其他疗法】

耳穴治疗:选用穴位为咽喉、肺、心、肾。用耳穴埋针法,或用王不留行籽压贴,每次选用一侧耳穴,3~4 日换 1 次,每日按压 3~5 次,每次 1~2 分钟,以产生发热、发胀、酸麻感为度。

【预防调护】

减少或避免过度的发音、讲话,少食刺激性食品,注意口腔卫生,保持室内空气湿润和清洁等。注意休息,坚持锻炼,增强体质。

【按语】

推拿对急性咽喉炎有辅助治疗作用,对慢性咽喉炎的治疗作用较为理想,但疗程较长。

# 附:扁 桃 体 炎

扁桃体炎是指以咽喉一侧或两侧肿痛为主要特征的临床病症。属中医学"乳蛾""喉蛾"范畴。好发于春秋季节,多见于青少年和儿童。

【病因病机】

季节更替、气候变化和机体抵抗力下降时容易发病。风热邪毒循口鼻入侵肺系,咽喉首当其冲,邪毒搏结于咽喉,以致肺脉络受阻,肌膜受灼,喉核红肿胀痛而成本病。或外邪壅盛,乘势传里,肺胃受之,肺胃热盛,火热上蒸,搏结于喉核,灼腐肌膜,喉核肿大。亦有多食炙煿,过饮热酒,肺胃蕴热,热毒上攻,搏于喉核而为本病。

【临床表现】

(一)风热外侵,肺经有热

咽部疼痛逐渐加剧,吞咽不利,吞咽或咳嗽时疼痛加剧,咽喉干、灼热。全身症见发热,恶寒,头痛,鼻塞,肢体倦怠,咳嗽有痰。舌边尖红,苔薄白或微黄,脉浮数。检查可见喉核红肿,连及周围咽部。

(二)邪热传里,肺胃热盛

咽喉疼痛剧烈,痛连耳根及颌下,吞咽困难有堵塞感,或有声嘶。全身症见高热,口渴引饮,咳嗽痰稠黄,口臭,腹胀,大便秘结,小便黄。舌质红赤,苔黄厚,脉洪大而数。检查可见喉核红肿,表面或有黄白脓点,逐渐连成伪膜;甚者咽峡红肿,颌下有臀核,压痛明显。

**【推拿治疗】**

（一）治疗原则

以利咽消肿为主。

（二）基本治法

1. 取穴　合谷、曲池、内庭、少泽、鱼际、天突、少商、风池、风府、颅息、肩井、间使、大陵、太渊等穴位。

2. 主要手法　掐、点、按、揉、推、捏、拿、刮等手法。

3. 操作方法　患者取坐位。医生用点、按、揉法作用于风池、风府、合谷、曲池、内庭、少泽、鱼际等穴位,其压力由轻至重,逐渐用力,时间共8~10分钟;然后按揉天突穴2分钟左右,压力要轻,不可用重刺激手法;掐少商穴约1分钟。按揉风池、风府、颅息、曲池、合谷等穴位,压力由轻至重,逐渐用力,时间共3~5分钟;同时捏、拿、提颈窝两侧及项部的中央(从风府至大椎),其手法的压力应由轻至重,逐渐用力,使被治疗的部位潮红为度。推、刮足太阳膀胱经从大椎穴至膀胱俞止,推、刮10~20次,治疗部位或红或紫均可。

**【其他疗法】**

1. 放血疗法　取双侧尺泽穴和太阳穴,用三棱针点刺放血。肺胃热盛者,加刺双侧足三里穴;高热不退者,加刺大椎穴。

2. 耳穴刺络　选用穴位为耳尖、扁桃体,用三棱针点刺放血,挤出血液5~10滴。一般点刺放血后15分钟左右体温可下降0.5~1℃。

**【预防调护】**

患者保持冷暖适中,预防感冒。注意口腔卫生,养成经常漱口的好习惯。避免过食辛辣刺激、肥腻食品。

**【按语】**

推拿治疗本病疗效满意,由于本病多为实证,一般施术手法较重,但以患者耐受为度。

# 第七节　鼻　窦　炎

鼻窦炎是指以鼻流浊涕,如泉下渗,量多不止为其主要特征的临床病症。常伴有鼻塞,脓涕,头痛,嗅觉减退,久者虚眩不已等。中医学称之为"鼻渊"。各年龄均可发病,以春夏两季为多。

**【病因病机】**

（一）实证

1. 肺经风热　风寒外侵,郁久化热或风热邪毒,袭表犯肺,邪毒壅遏肺经,失于清肃,循经上犯,结滞灼伤鼻窍而为病。

2. 胆腑郁热　情志抑郁,恚怒失节,胆失疏泄,气郁化火,循经上犯,移热于脑,伤及鼻窍,燔灼气血,腐灼肌膜,热炼津液而为涕。或邪热犯胆,胆经热盛,上蒸于脑,迫津下渗而为病。

3. 脾胃湿热　嗜食肥甘厚味,湿热内生,邪困脾胃,运化失常,清气不升,浊阴不降,湿热邪毒循经上蒸,停聚窦内,灼损窦内肌膜而致。

（二）虚证

1. 肺气虚寒　久病体弱或病后失养,肺脏虚损,肺气不足,卫阳虚弱,故易为邪毒所犯。

且因正虚,清肃不力,邪毒易于滞留,上结鼻窍,凝聚于鼻窦,伤蚀肌膜而为本病。

2. 脾气虚弱　饮食不节,劳倦过度,思虑郁结,损伤脾胃,以致脾胃虚弱,运化失常,气血精微生化不足,清阳不升,鼻窍失于气血之养,邪毒久困,肌膜败坏,而成浊涕,形成鼻渊。或因脾虚生湿,湿浊上犯,困结鼻窍,浸淫鼻窦,腐蚀肌肤而为病。

【临床表现】

本病在临床中以鼻流浊涕而量多,涕从鼻腔上方向下而流为其特征。部分患者可伴有鼻塞,脓涕,头痛,嗅觉减退、鼻内肌膜红肿,眉内及颧部有压痛等症状、体征。

（一）实证

1. 肺经风热　涕黄稠或黏白而量多,间歇或持续鼻塞,嗅觉减退,鼻内肌膜红肿,眉间及额部有压痛或叩击痛。全身症状可见发热恶寒,头痛,胸闷,咳嗽,痰多,舌质红,苔微黄,脉浮数。

2. 胆腑郁热　涕黄浊黏稠如脓样,量多有臭味,嗅觉减退,头痛剧烈。全身症状兼有发热,口苦,咽干,目眩,耳鸣耳聋,寐少梦多,急躁易怒,舌质红,苔黄或腻,脉弦数。检查可见鼻黏膜肿胀,眉间及额部叩击痛与压痛明显。

3. 脾胃湿热　涕黄浊而量多,鼻塞重而持续,嗅觉减退。全身症状可见有头晕,体倦,脘腹胀闷,食欲不振,小便黄,舌质红,苔黄腻,脉濡或滑数。检查可见鼻腔内红肿,尤以肿胀更甚。

（二）虚证

1. 肺气虚寒　鼻涕白黏,鼻塞或轻或重,遇风、冷天气,以上症状加重。全身症状可见头昏脑涨,形寒肢冷,气短乏力,咳嗽痰多,舌质淡白,苔薄白,脉缓弱。检查可见鼻内肌膜淡红、肿胀,鼻甲肥大。

2. 脾气虚弱　涕白黏稠,量较多而无臭味,鼻塞较重,嗅觉减退。全身症状可见有肢困乏力,食少腹胀,便溏,面色萎黄,舌质淡,苔薄白,脉微弱。检查可见鼻内肌膜淡红或红,肿胀明显。

【诊断与鉴别诊断】

（一）诊断依据

1. 以鼻流浊涕,如泉下渗,量多不止,常伴有头痛、鼻塞,嗅觉减退等为诊断要点。

2. 相应鼻窦区有压痛,影像学检查主要确诊检查方法。如鼻部X线片以及鼻部CT检查,可发现各窦腔内有密度增高影出现,以及黏膜增厚等表现。同时还常伴有鼻腔,鼻窦解剖结构异常,如鼻中隔偏曲,下鼻甲肥大,筛泡以及钩突过度肥大,堵塞鼻道窦口复合体通畅引流等影像学表现。

（二）鉴别诊断

1. 急性鼻炎　出现鼻塞不通、打喷嚏、流清鼻涕、嗅觉减退等症状。

2. 慢性鼻炎　鼻塞不通,或两鼻孔交替出现通气不畅,有黏液性鼻涕。

【推拿治疗】

（一）治疗原则

以通利鼻窍为主。

（二）基本治法

1. 取穴　睛明、百会、上星、通天、迎香、印堂、太阳、合谷、风池、曲池、足三里、肺俞、膈俞等穴位。

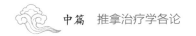

2. 主要手法　推、点、按、揉、振等手法。

3. 操作方法　患者取坐位或仰卧位。医生用推法从睛明开始，沿鼻旁推至迎香，反复操作，压力由轻至重，以面部肌肤有微红为度，时间 3~5 分钟。然后点按面部的迎香、印堂、太阳等穴，以酸胀为度；按揉头面颈部的百会、上星、通天、迎香、风池等穴位，同时配合点法、指振法，时间共 10~12 分钟；点按四肢部的合谷、曲池、足三里等穴，以酸胀为度；患者取俯卧位。点按腰背部的肝俞、胆俞、膈俞等穴，以酸胀为度，时间共 10~12 分钟。

（三）辨证加减

1. 肺经风热

(1) 点按肺俞 1 分钟，以产生酸胀感为宜。

(2) 擦肺经，以热为度。

2. 胆腑郁热　搓胁肋部 2 分钟。

3. 脾胃湿热

(1) 摩腹 3 分钟

(2) 点按脾俞、胃俞，以酸胀为度。

4. 肺气虚寒

(1) 点按膻中、肺俞，以酸胀为度。

(2) 擦背部心肺区，以透热为度。

5. 脾气虚弱

(1) 点按脾俞、胃俞、足三里，以酸胀为度。

(2) 擦背部脾胃区，以透热为度。

【其他疗法】

艾灸疗法：取迎香、印堂、攒竹、阳白、太阳、肺俞等穴，从迎香开始，依次移灸印堂、攒竹、阳白、太阳；可用艾灸盒灸肺俞。

【预防调护】

日常注意鼻腔清洁，保持鼻道通畅，改掉搔鼻、挖鼻之坏习惯，多做低头、侧头运动，方便窦内涕液排出。坚持体育锻炼，适应外界对鼻黏膜的刺激，增强机体抵抗力，防止感冒等。饮食有节，少食肥甘厚味。

【按语】

鼻窦炎可引起头昏脑涨、困倦淡漠、注意力不集中等，对工作生活影响较大，应及早治疗。推拿治疗鼻窦炎，疗效好，多数患者推拿治疗后鼻通涕止，但鼻窦炎易于反复，要根治须较长时间。推拿后，立刻配合使用芳香消炎之中药（如苍耳散、川芎茶调散）外熏，能明显提高疗效。

# 第八节　牙　　痛

牙痛是指以牙痛为主，伴有牙龈肿胀，咀嚼困难，口渴口臭，或时痛时止，遇冷热刺激痛、面颊部肿胀等为特征的临床病症。又称"齿痛"。可发生于任何年龄。

临床急性牙髓炎、牙周炎等可参考本节治疗。

【病因病机】

外感风火邪毒,伤及牙体及牙龈,邪聚不散,气血滞留,瘀阻脉络而为病。或胃火素盛,又嗜食辛辣,或风热邪毒外侵,引动胃火循经牙床,伤及龈肉,损及脉络而为病。或肾阴亏损,虚火上炎,灼烁牙龈,骨髓空虚,牙失营养,致牙齿浮动而痛。

【临床表现】

(一)风热牙痛

牙齿疼痛,呈阵发性,遇风发作,患处遇冷痛减,遇热则痛重,牙龈红肿,全身常伴有发热、恶寒、口渴,舌质红,苔白而干或微黄,脉浮数。

(二)胃火牙痛

牙齿疼痛剧烈,牙龈红肿较甚,甚至渗血、出脓,肿连腮颊,头痛,口渴引饮,口气臭秽,大便秘结,舌苔黄腻,脉洪数。

(三)虚火牙痛

牙齿隐隐作痛或微痛,牙龈微红肿,久则龈肉萎缩,牙齿浮动,咬物无力,午后痛甚。可见腰背酸痛,头晕眼花,口干不欲饮,舌质红嫩,少苔或无苔,脉多细数。

【诊断与鉴别诊断】

(一)诊断依据

牙痛,伴有牙龈肿胀,咀嚼困难,口渴口臭,或时痛时止,遇冷热刺激痛、面颊部肿胀。

(二)鉴别诊断

三叉神经痛　三叉神经痛疼痛部位在头面部三叉神经分布区域内,发病骤发骤停,具有闪电样、刀割样、烧灼样、顽固性、难以忍受的剧烈性疼痛。说话、刷牙时突然出现阵发性剧烈疼痛,历时数秒或数分钟,疼痛呈周期性发作。

【推拿治疗】

(一)治疗原则

以消肿止痛为主。

(二)基本治法

1. 取穴　合谷、下关、颊车、内庭、太溪、行间、太冲等穴。

2. 主要手法　点、按、揉、捏等手法。

3. 操作方法　患者取仰卧位。按揉下关、颊车等穴,或根据疼痛的性质及症状特点选择病变牙龈的局部,施按揉等手法治疗,压力由轻至重,治疗时间约 5 分钟;点、按、揉内庭、太溪、行间、太冲等穴,其压力以重刺激为主,治疗时间约 3 分钟;按揉合谷穴结束治疗,以患者有较强的酸胀感为度,治疗时间约 2 分钟。

(三)随症加减

1. 风热牙痛　按揉二间、阳溪,治疗时间约 3 分钟。

2. 胃火牙痛　按揉厉兑、陷谷,治疗时间约 3 分钟。

3. 虚火牙痛　按揉太溪、水泉,治疗时间约 3 分钟。

【其他疗法】

1. 冷敷疗法　用湿冷毛巾或冰袋、冰块外敷牙痛部位的脸颊部。每次约 5 分钟,可起缓解疼痛作用。

2. 隔姜灸疗法　鲜姜 1 片,艾绒 2~3 壮。鲜姜片切成五分硬币大小,置合谷穴或牙痛穴(掌面第 3、4 掌骨距掌指纹 1 寸处),艾炷放姜片上,连灸 2~3 壮,左侧牙痛灸右侧穴,右侧牙痛灸左侧穴。仍不止,可同时灸颊车、下关。

**【预防调护】**

保持口腔卫生,坚持早、晚刷牙,养成饭后漱口的习惯。忌食生冷、辛辣酸甜性食物,减少冷热及性味过偏之物对牙齿的直接刺激。患病后可于每日早、晚进行牙齿锻炼,包括叩齿、摩齿、舔齿、压齿等动作。

**【按语】**

推拿对牙痛有较好的止痛作用,推拿治疗后,疼痛均会得到一定的缓解。推拿的同时,应积极针对病因治疗,尤其是预防治疗龋齿,注意口腔卫生。

# 第九节 喉 喑

喉喑指以发音时失去正常的圆润、清亮音质而出现声音嘶哑为主要特征的临床病症。常以"毛、沙、哑"来表示声音的程度差别。"毛"指发音时声音嘶哑,出声不亮;"沙"指发音轻微;"哑"指音调低沉而浊。为常见的职业性疾病之一,多见于声乐和戏剧演员及职业用嗓者。

西医学中声门闭合不全可参照本节治疗。

**【病因病机】**

与体质因素,外感风寒或风热相关。

1. 体质因素 素体虚弱,劳累太过,久病失养,或肺肾阴虚,阴液亏损不能上滋,阴虚生内热虚火上炎,致声门开阖不利。

2. 外感风寒 风寒外袭,肺气壅遏,气机不利,风寒之邪凝聚于喉,致声门不利。

3. 风热犯肺 风热邪毒由口鼻而入,内伤于肺,肺气不宣,邪热结于喉咙,气血壅滞,脉络闭阻,喉部肿胀,声门开阖不利而致。

**【临床表现】**

(一)风寒外袭

突然嘶哑或失音,咽喉部微痛,伴有发热、恶寒、头痛咳嗽,脉浮紧,苔薄白。

(二)风热犯肺

声音嘶哑,咽喉部干燥,发热恶风,咳嗽痰黄,口渴引饮,脉浮数,苔薄黄。

(三)肺肾阴虚

声音低沉费力,不能接续,伴有口咽干燥,脉细数,舌红少苔。

**【诊断与鉴别诊断】**

(一)诊断依据

1. 喉喑有急、慢性之别。

2. 急喉喑以声音嘶哑,喉内干燥或疼痛为主要症状,重者伴发热、恶寒,婴幼儿患者可有呼吸困难。

3. 慢喉喑以长期声音嘶哑,喉部干燥不适为主要症状,伴有咳嗽、咯痰等症状。

4. 局部检查喉黏膜及声带充血水肿或喉黏膜及声带干燥、变薄;或声带肥厚,声门闭合不全;或声带运动受限或声带松弛无力。可通过纤维喉镜、计算机嗓音检测、喉肌电图和电声门图等进一步检查,明确病因。

（二）鉴别诊断

喉癌　喉癌可有喉咙疼痛、呼吸不畅、咽喉异物感、咳嗽、痰中带血、颈部肿块等表现。喉镜及组织活检可鉴别。

【推拿治疗】

（一）治疗原则

以宣肺益气为主。

（二）基本治法

1. 取穴　风池、人迎、水突、秉风、曲垣、天宗、云门、肩井、合谷等穴。

2. 主要手法　拿、揉、按等手法。

3. 操作方法　患者取坐位。医生立其右侧,左手扶住患者枕部,右手拇、食指从喉结上缘起,轻轻拿揉喉部三线(前正中线及左右旁开 1.5 寸线)至天突穴,上下约 30 遍,再配合拿揉人迎、水突,每穴约 40 次,手法力求轻柔和缓。按揉秉风、曲垣、天宗、云门、肩井、合谷以酸胀为度,时间共 3~5 分钟。

（三）辨证加减

1. 风寒袭肺　按揉风府、曲池、合谷、尺泽等穴,至酸胀为度,时间共 3~5 分钟。

2. 风热袭肺　按揉尺泽、曲池、肺俞等穴,时间共 3 分钟。

3. 肺肾阴虚

(1) 按揉足三里、肺俞穴,揉大椎、天突穴及枕后部,以酸胀为度,时间共 3 分钟。

(2) 揉按两侧夹脊穴,横擦腰骶部八髎穴,至发热为度,时间共 1~3 分钟。

【其他疗法】

1. 艾灸疗法　用艾条在喉结部施灸,以热为度,每日 1~2 次,每次约 15 分钟。

2. 耳穴疗法　取咽喉、声带、肺、大肠、神门、内分泌、皮质下、平喘等穴,可用王不留行籽或磁珠贴压,每次选一侧耳穴,每次选 3~4 穴,每日按压 3~5 次,每次 1~2 分钟,贴压 3~5 日。

【预防调护】

嘱患者减少言语,切忌大声呼叫,注意声带休息。生活要有规律,以防劳累耗伤气阴,积极防治感冒及鼻腔、鼻窦、鼻咽、口腔疾病。禁食煎炒炙烤食物及对咽喉刺激性大的食物,禁烟酒。

【按语】

推拿治疗疗效不佳者,应嘱患者进一步做喉科检查,以排除局部肿瘤、息肉、小结等。当喉喑为某些疾病的症状时,如感冒、咳嗽、高热等,应积极针对原发疾病进行治疗。

（胡　鸢）

复习思考题

1. 近视的病因病机是什么?

2. 推拿治疗近视的常用穴位是什么?

3. 风中经络型的麻痹性斜视的临床表现是什么?

4. 麻痹性斜视的推拿操作方法是什么?

5. 上胞下垂的鉴别诊断是什么?

6. 上胞下垂的辨证加减是什么?

7. 溢泪症的定义是什么?

8. 溢泪症的病因病机是什么？

9. 颞颌关节紊乱症的诊断依据是什么？

10. 颞颌关节紊乱症的操作方法是什么？

11. 急性咽喉炎的风热外侵证型的临床表现是什么？

12. 咽喉炎的推拿治疗辨证加减是什么？

13. 鼻窦炎的推拿治疗的辨证加减是什么？

14. 鼻窦炎的预防调护是什么？

15. 牙痛的定义是什么？

16. 牙痛的基本治法是什么？

17. 喉喑的病因病机是什么？

18. 喉喑的推拿治疗的辨证加减是什么？

下篇

# 康复与亚健康推拿

◆◆◆ **第九章** ◆◆◆

# 康 复 推 拿

> ◣ **学习目标**
>
> 掌握周围神经、骨折、脱位及产后疾病的诊断、鉴别诊断和推拿康复方法,能够熟练运用传统推拿康复技术干预相关病症;熟悉相关病症的评估方法;了解预防调护相关知识。

## 第一节 周围神经损伤

周围神经损伤是指周围神经丛、神经干或其分支受到外界直接或间接力量作用而发生的损伤,引起该支配区域的运动、感觉和自主性神经系统的功能障碍为特征的病症。属于中医学"伤筋""痿证""皮痹""肌痹"等范畴。

【病因病机】

周围神经损伤的原因包括开放性损伤和闭合性损伤。开放性损伤包括锐器伤(尖锐利器所致的刺伤、切割伤等);撕裂伤(开放骨折所致);火器伤(枪弹或炮弹片所致)等;闭合性损伤包括牵拉伤(骨、关节的骨折和脱位等);神经挫伤(外来钝性暴力或骨折断端移位所致);挤压伤(伤员在丧失意识或感觉情况下,神经遭受压迫所致);缺血性损伤(压迫或血管断裂及栓塞导致的神经缺血);烧伤(电烧伤及放射性烧伤);药物注射性损伤及其他医源性损伤等。损伤远端神经纤维发生沃勒变性(wallerian degeneration)。

还可根据神经解剖结构损伤的性质和程度,分为神经失用、轴索断裂、神经断裂。神经断裂无法自行修复,需手术治疗。

【临床表现】

1. 症状　损伤后典型表现为运动功能障碍、感觉功能障碍和自主神经功能障碍。包括肌力下降;感觉区域皮肤痛觉和触觉发生障碍;支配区域皮肤营养障碍,损伤早期无汗、干燥、灼热、发红,晚期皮肤变凉、萎缩、粗糙甚至溃疡。个别损伤有典型的畸形表现。

(1) 指神经损伤:手指一侧或双侧感觉缺失。

(2) 桡神经损伤:腕下垂,拇指及各手指下垂,不能伸掌指关节,前臂有旋前畸形,不能旋后,拇指内收畸形。手背桡侧半、桡侧两个半指、上臂及前臂后部感觉障碍。

(3) 正中神经损伤:拇指处于手掌桡侧,形成"猿形手"畸形,拇指不能外展,不能对掌及对指。还可以出现拇指与食指不能主动屈曲。前臂旋前不能或受限;大鱼际肌群、前臂屈面肌群明显萎缩等。手的桡半侧出现感觉障碍。

（4）尺神经损伤：爪形手畸形及手指内收、外展障碍和 Froment 征或环、小指末节屈曲功能障碍。手部尺侧半和尺侧一个半手指感觉障碍。

（5）腋神经损伤：肩外展功能丧失；三角肌处萎缩、皮肤感觉减退或消失。

（6）肌皮神经损伤：不能用肱二头肌曲肘，前臂不能旋后；前臂外侧皮肤麻木。

（7）臂丛神经损伤：上干损伤为肩胛上神经、肌皮神经及腋神经支配的肌肉麻痹；中干损伤，除上述肌肉麻痹外，还有桡神经支配的肌肉麻痹；下干损伤前臂屈肌（除旋前圆肌及桡侧腕屈肌）及手内在肌肉麻痹萎缩；累及颈交感神经可出现 Hornor 综合征；全臂丛损伤，肩胛带以下肌肉全部麻痹，上肢呈弛张性下垂；感觉全部丧失。

（8）腓总神经损伤：足下垂，走路呈跨越步态，踝关节不能背伸及外翻，足趾不能背伸，胫前及小腿外侧肌肉萎缩；小腿外侧及足背皮肤感觉减退或缺失。

（9）胫神经损伤 踝关节不能跖屈和内翻；足趾不能跖屈；足底及趾跖面皮肤感觉缺失，小腿后侧肌肉萎缩；跟臀反射丧失。

（10）坐骨神经损伤：膝以下受伤表现为腓总神经或胫后神经症状；膝关节屈曲受限，股二头肌、半腱半膜肌无收缩功能；髋关节后伸，外展受限；小腿及臀部肌肉萎缩，臀皱襞下降。

（11）股神经损伤：膝关节不能伸直，股四头肌萎缩；大腿前侧，小腿内侧皮肤感觉缺失。

（12）闭孔神经损伤：内收肌群麻痹萎缩，不能主动架在健腿上；大腿内侧下 1/3 皮肤感觉缺失。

2. 体征 相应神经反射减退或消失。

【诊断与鉴别诊断】

（一）诊断依据

1. 一般有明确外伤、骨折或脱位病史。

2. 有典型运动功能障碍、感觉功能障碍和自主神经功能障碍。

3. 神经反射减退或消失。

4. 进行肌力评定、运动功能评定、关节活动范围测定、运动功能恢复等级评定、感觉功能评定、自主性神经功能评定、周围神经电生理学评定、日常生活活动能力评定等有助于确定周围神经损伤部位、性质和程度。

（二）鉴别诊断

1. 肌腱断裂 肌腱断裂以运动障碍为主，肌电图检查可以鉴别。

2. 脊髓病变 脊髓病变时也可出现相应部位的神经缺失症状，但常表现为节段性损害，肌电图、体感刺激诱发电位检查可以鉴别。

肿瘤转移，血管损伤以及其他内源性或外源性毒素侵害等，也可出现周围神经损伤性临床表现，均可通过临床体查、肌电图检查鉴别。

【推拿治疗】

（一）治疗原则

以通经止痛、行气活血为主。

（二）基本治法

1. 取穴 肩井、曲池、尺泽、手三里、小海、支正、养老、后溪、内关、合谷、环跳、承扶、殷门、足三里、阳陵泉、承山、三阴交、解溪等穴。

2. 主要手法 拿、揉、按、拨、点、摇、推、擦、拔伸等手法。

3. 操作方法

（1）解痉止痛：患者取坐位或仰卧位，医生坐于患侧。双手由伤肢近端交替推至远端5~7遍；沿患侧神经支配路线，做轻柔缓和的拿揉法、点按法，以放松肌肉，缓解痉挛。

（2）点穴通经：点揉患侧神经走行路线重要腧穴（上肢可选：肩井、曲池、尺泽、手三里、小海、支正、养老、后溪、内关、合谷；下肢可选：环跳、承扶、殷门、足三里、阳陵泉、承山、三阴交、解溪等），每穴 1~2 分钟，以局部酸胀、耐受为度；或点按损伤神经干易触及的部位，以疏经通络、活血行气。

（3）牵拉展筋：牵拉患处神经及周围软组织，以分解粘连、缓解麻木疼痛感。

（4）预防挛缩：针对患侧关节做轻柔缓和的摇法、拔伸法等手法，以扩大关节活动范围，预防关节僵直、挛缩。

（5）结束手法：往返推擦患侧肢体以结束治疗。

【其他疗法】

1. 中药疗法　依据中医理论进行辨证论治，以活血化瘀，益气补血为主。常用的有大活络丹、小活络丹等。

2. 针灸疗法　以受损局部取穴为主，远端取穴为辅的原则，根据辨证虚实，采取或泻或补或平补平泻的手法。也可选用脉冲电针仪治疗。

【预防调护】

注意损伤部位保暖，禁用冷水洗浴；日常防范肢体外伤及医源性损伤；注重劳逸结合，加强功能训练；避免思虑过度，以防引起大脑功能损害，继发机体免疫力下降，而影响神经损伤的修复。

【按语】

推拿治疗周围神经损伤类疾病，手法力量应轻柔，速度应缓和。一般应根据各部位神经损伤的时间性质、程度和范围，评估是否适合选择保守疗法，最终实现功能恢复和行为改善，一般适用于损伤轻症或中后期。对保守治疗无效，或手术指征明确的患者应及时进行手术治疗。

# 第二节　骨　折

骨折是指在外力作用下骨骼的连续性和完整性遭到破坏的一类创伤病。多发生在生活、工业、交通、农业、运动、火器伤和自然灾害损伤之中。任何年龄均可发病，属于中医"骨折病"范畴。

本节所讨论骨折康复适用于闭合性骨折、开放性骨折恢复期。

【病因病机】

骨折的病因可分为外因和内因两种。

1. 外因　包括直接暴力、间接暴力、肌肉牵拉、积累劳损等

（1）直接暴力：指暴力直接作用于肢体而发生骨折。

（2）间接暴力：指骨折发生于距离暴力作用点较远的部位，多由暴力传导、杠杆或扭转作用所致；

（3）肌肉牵拉：肌肉强烈收缩，引起肌肉附着处撕脱骨折。如跌倒时，股四头肌强烈收缩，

可导致髌骨骨折。

(4) 积累劳损:微小外力,长时间或高频率作用于人体,可使骨内应力集中积累在骨骼的某一点上,发生慢性损伤性骨折。如第 2 跖骨骨折。

2. 内因 包括年龄、健康状况、解剖结构、先天因素、骨骼本身的病理变化、职业工种等,可发生自发性骨折,或即使轻微外力,也可发生骨折。

【临床表现】

1. 症状 急性或严重骨折损伤时可有休克、发热等全身表现;局部表现为疼痛、压痛、肿胀、瘀斑、功能障碍等。

(1) 休克:因骨折后大出血、重要脏器或广泛性软组织损伤,或剧烈疼痛、恐惧等导致有效循环血量锐减,而发生休克。

(2) 发热:严重损伤时,有大量内出血,体温略有升高,通常不超过 38℃。如发生持续性发热,应考虑是否有骨折处感染。

(3) 疼痛与压痛:骨折后均有疼痛,移动患肢或触诊时,骨折处有局限性压痛。

(4) 肿胀与瘀斑:骨折时,骨髓、骨膜及周围软组织内的血管破裂出血,在骨折周围形成血肿;或软组织受损而发生水肿,水肿可进一步阻碍动脉血液循环。

(5) 功能障碍:骨折后,肢体可部分或全部丧失活动功能。但嵌插型骨折、裂纹骨折等不完全骨折仍可保留大部分活动功能,要注意区分、鉴别。

2. 体征 常伴有畸形、反常活动、骨擦音等。

(1) 畸形:由于骨折段移位,导致受伤部位失去正常形态,主要表现为短缩、成角旋转畸形。

(2) 反常活动:骨折后,在肢体没有关节的部位出现异常的活动。

(3) 骨擦音:骨折断端之间相互摩擦、撞击时产生的声音;但骨折分离移位、嵌插型骨折可能无骨擦音。

【诊断与鉴别诊断】

(一) 诊断依据

1. 具有明确外伤或长期积累劳损病史。

2. 典型的骨折症状和体征。

3. X 线、CT 及三维重建等有助于确诊。

(二) 鉴别诊断

1. 脱位病 均有疼痛、压痛、活动受限等典型临床表现,X 线可鉴别。

2. 神经损伤 可有活动受限和畸形表现,但 X 线表现为骨骼完整,无骨折线。

【推拿治疗】

(一) 治疗原则

以舒筋、活血、助动为主。

(二) 基本治法

1. 取穴 骨折局部为主。

2. 主要手法 推、拿、点、揉、擦、运动关节等手法。

3. 操作方法

(1) 局部舒筋:在骨折的局部上下、前后做揉法、擦法、拿法等以舒筋。方向为从远端向近端,力量以微痛为度。

（2）祛瘀消肿：在骨折的局部及上下做推法、擦法以活血祛瘀、消除肿胀。手法的范围应覆盖肿胀、瘀斑处，方向应从远端向近端推捋，力量达到肌肉层。

（3）运动关节：在僵硬的关节处交替做摇法、屈伸、收展、旋转手法，同时在疼痛的部位做揉法、推法以缓解疼痛。

【其他疗法】

1. 中药内服　早期可选择活血化瘀类中药，如田七、红花、桃仁、川芎等；中期以调节各脏腑功能为主，如山楂、麦芽等健脾和胃；续断、熟地、杜仲、补骨脂、牛膝等补益肝肾。

2. 功能锻炼　根据患者功能障碍情况，在医生的指导下，酌情进行传统功法训练，如五禽戏、八段锦等。

【预防调护】

骨折形成后应早期治疗，及时复位、固定，防止并发症。

【按语】

推拿手法在骨折康复过程中作用明显。治疗时注意以下三点：首先应掌握康复介入时间应在骨折临床愈合后。其次应注意循序渐进，做到促进关节运动不增加损伤。第三应注意舒筋、活血、助动相结合。

# 第三节 脱 位

脱位是指在外力作用下引起构成关节的骨端关节面脱离正常位置，致使其功能障碍，不能自行复位的一类创伤病。又称"脱臼""出臼""脱骱""脱髎""骨错"。多发生在活动范围大、活动频繁的关节。临床上以肘、肩、髋等关节脱位较为常见。

【病因病机】

脱位病因包括外因和内因。

1. 外因　间接暴力所致者为多见。如跌仆、挤压、扭转、冲撞、坠堕、牵拉等。暴力性质、暴力的作用方向的不同可引起不同类型的关节脱位。

2. 内因　与年龄、性别、体质、先天发育、关节囊及其周围韧带的状况有关。如小儿桡骨头与桡骨颈的直径相似，故易发生桡骨头半脱位；肱骨头大而关节盂小而浅，加上肩关节活动范围大，故容易发生脱位。

此外，关节处的化脓性关节炎、关节结核等，可引起病理性脱位。某些疾患如小儿脑瘫、半身不遂，因肌肉无力，可引起关节的半脱位或脱位。

【临床表现】

1. 症状　疼痛，肿胀，功能障碍，压痛。

（1）疼痛：关节脱位时，因关节内外软组织损伤，可引起疼痛，活动时尤甚。

（2）肿胀：关节内外软组织的损伤，形成血肿，出现局部肿胀。但关节脱位的肿胀较骨折出现的晚。

（3）功能障碍：脱位后关节正常结构破坏，关节周围的肌肉因损伤、牵拉发生痉挛，因而出现关节功能障碍或功能丧失；上肢主要表现为运动功能障碍，下肢运动和负重均有不同的表现。

（4）压痛：关节周围有广泛的压痛。

2. 体征 畸形、弹性固定,关节盂空虚等。

(1) 畸形:因骨端关节面的位置改变,脱位后出现特殊的畸形。如:肩关节前脱位时出现"方肩畸形";肘关节后脱位时出现"靴形肘",肘三角正常关系改变;髋关节后脱位时髋关节呈屈曲、内收、内旋即"粘膝征";髋关节前脱位时患肢呈外展、外旋及轻度屈曲畸形。

(2) 弹性固定:脱位后由于关节周围的肌肉痉挛,可将脱位后的肢体(骨端)固定在特殊的位置上,对该关节进行被动活动时,仍可轻微活动,但有弹性阻力,被动活动停止后,脱位的骨端又恢复原来的特殊位置,这种现象称为"弹性固定"。

(3) 关节盂空虚:由于关节盂处的骨端离开正常位置,致使关节盂空虚,关节头处于异常位置。如颞颌关节前脱位时,在耳屏前方可触及一凹陷。

**【诊断与鉴别诊断】**

(一) 诊断依据

1. 有明确外伤史或牵拉史。

2. 临床表现为关节疼痛与肿胀、畸形、弹性固定及关节盂空虚。

3. X 线检查有助于明确脱位的部位、程度、方向及有无骨折及移位。

(二) 鉴别诊断

1. 关节炎症 均有关节部位的剧烈疼痛和关节功能明显受限,但关节炎症是一种慢性的软组织的退行性炎症,早期以剧烈疼痛为主,中晚期以功能障碍为主,而脱位则多有急性损伤史。

2. 骨折 均有疼痛、压痛、活动受限等典型临床表现,X 线检查可鉴别。

**【推拿治疗】**

(一) 治疗原则

以关节复位为主。

(二) 基本治法

1. 部位 脱位关节为主。

2. 主要手法 推、拿、点、揉、擦、运动关节等手法。

3. 操作方法

(1) 局部松筋:在脱位关节局部上下、前后做揉法、擦法、拿法等以舒筋。方向为从远端向近端,力量以微痛为度。

(2) 扩大伤姿:纵向牵拉脱位关节,使其微微超过关节盂范围,为关节复位创造条件。

(3) 关节复位:待脱位的骨端被动活动到足够松弛程度时,迅速回送至关节盂内。

(4) 固定:脱位的关节可用石膏托或支具制动保护。

**【其他疗法】**

1. 手术疗法 对于陈旧性脱位,甚至畸形愈合者,手术复位是唯一选择。

2. 功能锻炼 加强脱位关节周围肌肉功能锻炼,以增强关节稳定性。

**【预防调护】**

对于习惯性脱位者,应采取主动锻炼增强关节正常力线及稳定性,注意避免外伤及牵拉。

**【按语】**

推拿在脱位康复过程中作用明显,但应全面评估,权衡利弊,慎重选择治疗方式、方法。

笔记栏

# 第四节 痉 挛

痉挛是一种由牵张反射高兴奋性所致的、以速度依赖的紧张性牵张反射增强伴腱反射亢进为特征的运动障碍。分为中枢性肌痉挛和非中枢性肌痉挛,本节主要指中枢性肌痉挛。

中枢性肌痉挛是由上运动神经元受损害之后运动感觉控制障碍导致的各种间歇或持续的非自主的肌肉活动。肌痉挛是亢进的牵张反射,是上运动神经综合征的运动障碍表现之一,多见于脑卒中、脑外伤、脊髓损伤、多发性硬化、脑性瘫痪等神经源性疾病。本病属于中医学"痉病"的范畴。

【病因病机】

中枢性肌痉挛的病理机制目前尚不十分清楚,主流的观点认为是由于各种脊髓上抑制神经通路兴奋性的改变和运动神经元兴奋性的增强。一般认为脑卒中后肌痉挛是由于中枢性运动抑制失衡,使中枢性抑制系统作用减弱,致使低级中枢的原始功能释放,导致运动环路的兴奋性增强,在运动系统不受调控的情况下,神经元所支配的肌群或肌肉难以实现相互协调、相互制约,从而导致肌群协调紊乱,肌力降低,肌张力明显升高而呈痉挛状态。

有研究表明脑卒中后患者网状脊髓束和前庭脊髓束的高度兴奋性可能是造成肢体痉挛状态下肌张力异常增高的主要原因之一。另外,除了高位中枢的抑制减弱外,在脑和脊髓内发生的其他变化,包括激活后抑制的减少、神经递质、轴突侧芽生长、失神经超敏和肽类分泌调节失衡等,这些都可能导致牵张反射增强,肌张力增高,进而引发肌痉挛。

【临床表现】

牵张反射异常是肌痉挛的主要临床特征,紧张性牵张反射的速度依赖性增加,具有选择性,并由此导致肌群间的失衡,进一步引发协同运动障碍。临床上可表现为肌张力增高、腱反射活跃或亢进、阵挛、被动运动阻力增加、运动协调性降低。肌肉痉挛有阴性和阳性症状,肌张力升高、腱反射亢进表现为明显阳性症状,见于抑制调节减弱。而肌肉耐力下降、控制性丧失等属于明显阴性症状,是由于以中枢神经系统为基础的特殊调节能力丧失。

严重痉挛可导致多种并发症,包括静脉栓塞和静脉炎、皮肤损伤、疼痛、搬运困难、排痰困难等;长期的活动受限将导致骨质疏松和挛缩以及由此产生的关节畸形;而严重的下肢痉挛可导致骨折、关节脱位和其他的严重损伤。

【诊断与鉴别诊断】

(一)诊断依据

1. 出现间歇的或持续的不自主的过度的肌肉收缩。

2. 肌肉及肌肉周围软组织的僵硬并缩短。

3. 被动牵拉患者肢体时阻力增加,且随着牵拉速度的增快而增大。

(二)鉴别诊断

挛缩 挛缩是肌肉、肌腱等软组织发生变性、纤维增生使其解剖长度缩短而致相应关节强直畸形的疾病,一般不会出现间歇或持续的非自主的肌肉活动。

**【推拿治疗】**

**（一）治疗原则**

以舒筋活络、息风止痉为主。

**（二）基本治疗**

1. 取穴　曲池、合谷、阳陵泉、足三里、陷谷、风池等穴。

2. 主要手法　滚、点、按、揉、擦、拿、捏、叩击、运动关节等手法。

3. 操作方法

（1）循经点穴：医生沿脊柱从至阳到命门按督脉诸穴顺序点按，再循阳明经点按经络，再点曲池、合谷、阳陵泉、足三里、陷谷及风池等穴位，以酸胀为度。时间约 5 分钟。

（2）局部操作：医生用按、揉、滚法于痉挛肌肉处施术，重点在痉挛肌肉起止点及疼痛明显处。时间约 10 分钟。若痉挛部位在四肢时，可屈伸患肢关节数次以松解痉挛肌肉，解痉止痛。时间约 3 分钟。

（3）结束手法：在痉挛肌肉处施擦法，以透热为度。

**【其他治疗】**

1. 针刺疗法　以阳陵泉、双侧足三里、三阴交、膈俞、太冲、太溪、风池、肝俞、合谷等穴为主，随症加减，留针 20 分钟。

2. 物理疗法　可选择冷刺激疗法、电刺激疗法、生物反馈疗法、超声波、磁疗等疗法，改善肌张力，从而缓解痉挛。

**【预防调护】**

痉挛的预防主要是减少加重痉挛的不当处理和刺激。脑外伤、脑卒中、脊髓损伤从急性期开始应采取良肢位摆放，严重脑外伤、去皮层强直者宜采取俯卧位，去大脑强直者宜采取半坐卧位，使异常增高的肌张力得到抑制。某些抗抑郁的药物可对痉挛产生不良的影响，甚至加重痉挛，应慎用或不用。日常生活中宜注意保暖，防止局部肌肉因受寒而诱发痉挛。

**【按语】**

推拿手法用于治疗肌痉挛时，只要患者病情稳定、生命体征平稳、无严重并发症就可尽早介入。推拿手法的早期介入不仅可以尽早缓解肌痉挛，并且可以抑制肌痉挛的再次出现。在施治过程中要因人而异，适当调整手法，使轻重得当，刚柔相济，以达到调和气血、舒筋活络的目的。

# 第五节　认知障碍

认知障碍（cognitive disorder）是大脑内相应部位受到不同程度的损害，影响神经系统正常的生理功能，导致患者生活能力、学习能力、工作能力和社交能力明显减退的一种疾患。多见于老年人和脑卒中的患者，约有 1/3 的脑卒中患者会出现不同程度的认知障碍，出血性卒中患者出现认知障碍的概率高于缺血性卒中患者；本节主要指继发于脑卒中的认知障碍。属于中医学"痴呆病"的范畴。

**【病因病机】**

大脑是人体各种信息的处理中心，当脑细胞受到损害，尤其是额叶或颞叶的皮质受到损害时，就会产生相应的功能障碍，常见于脑卒中后迟发性损伤，与小血管病变、大血管梗死等因素有密切关系。

有些认知功能障碍并不在卒中后立即出现,而是在恢复期逐渐显现出来。且在卒中后常会导致多项认知功能不同程度的受累,会出现仅重视患者某一突出方面的认知障碍而忽略其他不明显的损伤表现的情况,最终导致患者病情继续发展,几个月后转化为痴呆。

【临床表现】

认知障碍可以通过病情严重程度分为轻度认知障碍和重度认知障碍。

1. 轻度认知障碍 介于正常衰老和重度认知障碍之间的状态,常表现为认知能力较同龄人减退,如记忆力下降、言语偶尔不清晰,但日常活动未受到明显影响。最早出现也是最常见的症状是记忆力的损害,但也有首先表现为语言障碍、情志障碍、失用等症状的患者。

2. 重度认知障碍 多突然发生,也可以阶梯式进展、波动性或慢性病程,常有卒中病史等。临床上因为损伤部位的不同,可将重度意识障碍分为以下四种类型:卒中后认知障碍、多发梗死性认知障碍、皮质下缺血性认知障碍和混合性认知障碍。

【诊断与鉴别诊断】

(一) 诊断依据

1. 患者情绪易激动,神情淡漠,具有智能缺损,包括失语、失认、失用、执行不能等 1 项或 1 项以上的损害。多数患者有记忆力下降的表现,部分患者可见步态的异常。

2. 生活能力下降,思维缓慢,做事缺乏逻辑性或连贯性,生活或工作能力部分或完全丧失,有的患者甚至缺乏自理能力,饮食、二便不能自理。

3. 有脑卒中病史。

4. 排除引起智能缺损的其他原因,如意识障碍、情志因素,或患有某些热病、传染病,或因为服药不当引起本病。

5. MRI、PET 或脑脊液检查等有相应的表现。

6. 通过量表评估患者认知障碍的程度。推荐使用简易精神状态检查(MMSE),简易认知评估量表(Mini-Cog),蒙特利尔认知评估(MoCA)。

(二) 鉴别诊断

1. 特发性正常颅压脑积水 有进行性智力衰退、共济失调步态、尿失禁等三大主证。发病隐匿,除蛛网膜下腔出血外,常无其他卒中病史,影像学表现为脑室扩大而无脑梗死表现。结合 MRI 可将两者区别开。

2. 亨廷顿病 是一种常染色体显性遗传病,常在中年发病,表现为进行性舞蹈样动作、精神异常和认知障碍三联征,早期以信息处理速度慢、启动迟缓、注意力缺陷为主要表现,而记忆力障碍并不明显,结合基因诊断可以明确的加以鉴别。

【推拿治疗】

(一) 治疗原则

以通养髓海为主。

(二) 基本治疗

1. 取穴 印堂、神庭、太阳、攒竹、阳白、鱼腰、百会、头维、风池、听宫、耳门、瘈脉、翳风、脑户、承灵、四神聪、桥弓、天宗、心俞、肝俞、胆俞、肾俞、膏肓等穴。

2. 主要手法 推、抹、按、揉、拿、捏、拍等手法。

3. 操作方法

(1) 患者取仰卧位。沿督脉从印堂推抹至神庭,操作 5~6 次;再从印堂经鱼腰推至太阳,操作 5~6 次;用按揉法按揉头部太阳、百会、头维、风池、脑户、承灵等穴,每个穴位操作 0.5~1 分钟;用食、中二指分开,沿耳郭前后缘由上向下推,以透热为度;用扫散法操作两次胆经循行部位,每侧 20~30 次;拿五经操作 2 分钟。

(2)患者取俯卧位。医生在背部用掌揉法放松整个背部肌肉,约 5 分钟。然后在脊柱两侧施以指揉法,从上而下 2~3 次,重点在天宗、心俞、肝俞、胆俞、肾俞、膏肓等穴位,约 10 分钟。再用掌推法自上而下推 3~5 次,捏脊 3~5 次,再沿着脊柱拍 3~5 次。

【其他治疗】

1. 导引治疗　练习八段锦、太极拳等中等强度、身心合一的传统导引功法。长期坚持可以改善认知障碍患者的认知功能、执行功能、记忆力和注意力。

2. 认知训练　包括注意过程训练、工作无错缝学习、时间压力管理、辅助认知训练视觉反馈训练、VR 技术、虚拟现实技术模拟场景等进行康复训练。

【预防调护】

认知障碍往往是由于心脑血管疾病引起的,有高血压、高脂血症、糖尿病的患者具有较常人更高的发病率。运动可以有效减少认知障碍的发生,推荐 65 岁以上的老年人每周至少进行 75 分钟的中高强度的有氧运动,对于无法参加运动的也应保证每周 2~3 天的平衡锻炼。积极参与社交活动;注意营养和饮食结构。

【按语】

本病具有一定的可逆性,特别是轻度认知障碍的损伤,在积极干预之后有很大好转的可能,若不及时治疗有较大的概率发展成为重度认知障碍或痴呆。要善于配合现代康复医学的知识和技术,借助现代物理治疗设备。

# 第六节　吞咽困难

吞咽困难指由于口腔、咽、食管等吞咽器官发生病变,患者不能安全有效地把食物由口送到胃内取得足够营养和水分的进食困难。临床以食物从口角漏出、咀嚼不能、饮水呛咳、痰多流涎、咳嗽、声音嘶哑、食物反流、食滞口腔或咽部为主要症状,可伴有咽喉部异物感、吞咽时烧灼感以及胸闷,甚者进食后出现气喘、呼吸困难、发绀等症。

本病包括器质性吞咽困难和功能性吞咽困难,本节主要指功能性吞咽困难。属中医学"喉痹"范畴。

【病因病理】

正常的吞咽运动可分为四个阶段,即口腔准备期、口腔期、咽期、食管期。食物及液体在肌肉和关节的协调作用下经口腔运送至胃。以上任何一个阶段发生障碍或相关肌肉、关节病变都会导致吞咽运动受阻,发生进食困难。吞咽运动的完成同时还受三叉神经、面神经、舌咽神经、迷走神经、副神经及舌下神经六对脑神经以及第一至第三颈椎神经支配。所以除了口、咽、食管发生病变外,脑神经及颈椎神经病变、延髓病变、假性延髓性病变、锥体外系疾病等都可以引起吞咽困难。

【临床表现】

1. 口腔准备期及口腔期障碍　主要表现为开口、闭唇困难,流口水,食物从口中洒落,咀嚼费力,食物向口腔后部推进困难。如果口腔控制食物的能力降低则可导致食物过早地进入咽部,甚至进入(吸入)喉和气管,即发生"吞咽前吸入"。

2. 咽期障碍 咽期是食块通过反射运动由咽部向食管移送的阶段。主要表现为吞咽时,食物逆流入鼻腔,如误入喉及气管则引起呛咳,这种误吸称为"吞咽期吸入"。吞咽动作完成后,部分食物残留在咽壁、会厌谷和梨状窝,随时有可能溢入喉及气管而引起呛咳,此为"吞咽后吸入"。

3. 食管期障碍 包括食管平滑肌蠕动障碍、环状咽肌和食管、胃括约肌的弛缓不能或关闭不全,从而引起吞咽后胸部憋闷或吞入食物反流至口咽部。

【诊断与鉴别诊断】

(一)诊断依据

1. 症状

(1)食物无法下咽或吞咽时呛咳,喝水时尤为明显。

(2)吞咽后自觉食物停顿在食管或胸口。

(3)吞咽后口腔内留有食物残留或感到有食物返回口腔。

(4)有明确的脑卒中、脑外伤、神经肌肉系统疾病、糖尿病、甲状腺疾病、痴呆等病史。

2. 筛查试验 主要运用改良洼田饮水试验、染色试验及进食评估问卷调查等快速简便的检查手段,自表面健康的人群中发现吞咽功能障碍患者。

3. 仪器评估 吞咽造影检查和软式喉内窥镜吞咽功能检查有助于临床诊断。

(二)鉴别诊断

1. 食管贲门失弛缓症 吞咽困难多呈间歇性发作,病程较长,食管下段(即狭窄上方)扩张明显,食管反流常见,反流量较大,不含血性黏液,尤其在夜间平卧可因呛咳而惊醒,甚至导致吸入性肺炎。X线吞钡检查可见贲门梗阻呈梭形或漏斗状,边缘光滑,吸入亚硝酸异戊酯后贲门暂可舒张,可使钡剂通过;食管测压仅见非蠕动性小收缩波。

2. 胃食管反流病 因食管下端括约肌功能失常,抗胃食管反流屏障功能丧失,而引起胃、十二指肠内容物经常反流入食管,在后期常并发良性食管狭窄,行食管下段 LES 压力测定、食管内 24 小时 pH 值监测、胆汁监测仪测定胆红素吸收值,对酸、碱反流的诊断有帮助。

【推拿治疗】

(一)治疗原则

以宣肺利咽为主。

(二)基本治疗

1. 取穴 风池、翳明、大椎、天突、扶突、合谷等穴。

2. 主要手法 一指禅推、点、按、揉等手法。

3. 操作方法

(1)患者取坐位。医生立于其侧后方,用点法或按揉法依次作用于风池、翳明、合谷,每穴各 1 分钟。

(2)患者取仰卧位。医生立或坐于其头侧方,用一指禅推法或按揉法依次作用于大椎、扶突、天突等穴,以咽喉局部有温热感为度。

【其他治疗】

1. 功能恢复训练 包括间接训练即口舌唇等运动、寒冷刺激法、颈部放松训练、勾引训练、呼吸训练、反复吞咽、健侧吞咽、轮换吞咽、点头样吞咽、转头样吞咽等。直接训练即进食体位训练、食物选择等。

2. 吞咽动作手法治疗  包括声门上吞咽法、超声门上吞咽法、用力吞咽法、门德尔森吞咽手法,旨在增加患者口、舌、咽等结构本身的活动范围,增强运动力度,增强患者对感觉和运动协调性的控制。

【预防调护】

高血压、高血脂、糖尿病等也是引起脑卒中后吞咽困难的重要危险因素,因此控制好基础疾病,能在一定程度上降低卒中的风险。养成良好的生活习惯,不吸烟、酗酒,生活规律,饮食搭配合理,适当锻炼身体,均能够有效预防吞咽困难。

【按语】

吞咽困难患者常常存在不同程度的心理问题,如焦虑、恐惧、悲观、自卑等心理,这时需对吞咽困难患者进行评估,发现问题后及时采取干预措施。多与患者沟通,关心体贴患者,与患者建立良好的关系,给患者解释不良的认知带来的结果,矫正他们的认识,更加理性的认识自身问题,也可以和患者家属联系,多给予亲情和陪伴,鼓励患者勇敢、积极地配合治疗。

# 第七节 盆腔脏器脱垂

盆腔脏器脱垂(pelvic organ prolapse,POP)是由于盆底肌肉和筋膜组织薄弱造成的盆腔器官下降而引发的器官位置及功能异常,主要症状为阴道口组织物脱出,可伴有排尿、排便和性功能障碍等,不同程度的影响患者的生命质量。

本节内容为孕产分娩损伤导致的盆腔脏器脱垂。

【病因病机】

中医认为,素体虚弱、产时过力、产后过劳、久嗽不愈、便秘努责等导致的气虚;或先天不足、房劳多产等导致的肾虚;使冲脉不固,带脉失约,是导致盆腔脏器脱垂的主要病因。

西医学认为,妊娠期间子宫重量和位置的改变以及腹腔内压力的增加均可能导致盆底组织的机械损伤,从而诱发POP。阴道分娩作为POP的主要病因已被大量流行病学研究和队列研究证实,POP的概率随着阴道分娩次数的增加而增加。阴道分娩会不同程度地损伤会阴神经、肛提肌及盆内筋膜等盆腔支持组织,导致生殖道脱垂、张力性尿失禁和大便失禁。第二产程延长、巨大儿、器械助产等,则更易对盆底造成伤害。

【临床表现】

轻症患者一般无不适,重症患者可自觉有阴道有脱出物,有不同程度的腰骶部酸痛或下坠感,站立过久或劳累后症状明显,卧床休息后症状减轻。还可伴有排便、排尿困难,性功能障碍,局部宫颈或阴道壁溃疡、出血等。

【诊断与鉴别诊断】

(一)诊断依据

1. 根据病史以及体格检查,盆腔脏器脱垂疾患很容易得到确诊。检查时需嘱咐患者向下屏气或加腹压,判断脱垂的最重程度,并予以分度,同时注意有无溃疡存在。

2. 全身检查、专科科检查、盆底肌疼痛评估、盆底肌力评估。专科检查结果使用盆腔器官脱垂定量(POP-Q)分度法记录。盆腔脏器脱垂的分类及分度见表9-1。

表 9-1 盆腔脏器脱垂的分类及分度

| 分类<br>分度 | 子宫脱垂或阴道穹隆脱垂 | 阴道前壁脱垂 | 阴道后壁脱垂 |
|---|---|---|---|
| I度 | 轻型:宫颈外口距离处女膜缘<br><4cm,未达处女膜缘<br>重型:宫颈外口已达处女膜缘,<br>阴道口可见宫颈 | 阴道前壁形成球状物,向下突<br>出,达处女膜缘,但仍在阴道内 | 阴道后壁达处女膜缘,但仍在<br>阴道内 |
| II度 | 轻型:宫颈已脱出阴道口外,宫<br>体仍在阴道内<br>重型:宫颈及部分宫体已脱出<br>阴道口外 | 阴道壁展平或消失,部分阴道<br>前壁突出于阴道口外 | 阴道后壁部分脱出阴道口<br>外 |
| III度 | 宫颈及宫体全部脱出阴道口外 | 阴道前壁全部突出于阴道口外 | 阴道后壁全部脱出阴道口外 |

3. 根据患者症状可完善血常规、尿常规、白带常规、排尿日记、1 小时尿垫试验、棉签试验、盆腔和盆底彩超、盆底 MRI、尿动力学检查、肛肠动力学检查等。

（二）鉴别诊断

1. 尿道肿瘤　女性尿道肿瘤常合并有泌尿系症状,如尿频、尿急、血尿等,多存在尿线改变;查体可见肿物位于尿道内或尿道口周围,阴道前壁可由于肿瘤生长略向后凸,阴道后壁及子宫颈位置正常;尿道膀胱镜可直接观察到尿道内肿瘤的部位、大小、数目,并可取活组织检查以明确诊断。

2. 阴道壁肿瘤　表现为局部凸起,肿瘤多为实性,不易推动,不易变形,除肿瘤所在部位外,其他部位阴道壁及宫颈位置正常。阴道肿瘤的诊断时可用内窥器检查或触诊,可见阴道壁有结节、菜花状、溃疡或局部变硬,晚期者癌肿充满阴道腔,并有大量恶臭分泌物排出。

【推拿治疗】

（一）治疗原则

以益气升阳、舒筋活血、解痉止痛为主。

（二）基本治法

1. 取穴　中脘、天枢、气海、关元、中极、归来、子宫、会阴、血海、阳陵泉、三阴交、涌泉、膈俞、肝俞、脾俞、肾俞、次髎、长强等穴。

2. 主要手法　一指禅推、摩、按、揉、搓、拿、推、擦等手法。

3. 操作方法

（1）腹部操作:患者取仰卧位,医生立于患者一侧。先进行摩腹,实证者顺时针摩腹,虚证者逆时针摩腹;继而一指禅推腹部任脉、胃经、脾经、肝经;然后再用拇指点按中脘、天枢、气海、关元、中极、归来、子宫等穴,以得气为度;最后掌按揉并拿腹部。时间为 8~10 分钟。

（2）下肢部操作:患者取仰卧位。医生将双手掌并拢置于足根部,沿下肢脾经、胃经上推至大腿根部,继而两掌分开,置于大腿内外两侧肝经、胆经回推至足踝部;然后用拇指点按血海、阳陵泉、三阴交、涌泉等穴,以得气为度;最后双手掌分置于大腿两侧相对用力掌按揉肝经、胆经,时间为 4~6 分钟。

（3）会阴部操作:患者取截石位。医生戴一次性无菌乳胶手套,用食指和中指分置于阴道 5 点及 7 点方向附近区域,重点按揉肛提肌;先按揉盆底浅层肌,再按揉盆底深层肌,重点按揉痛点;取出手指后,用中指点揉会阴穴,时间 5~8 分钟。

（4）腰臀部操作：患者取俯卧位，医生立于一侧。滚、按揉腰臀部，时间为 2 分钟；再用拇指点按膈俞、肝俞、脾俞、肾俞、次髎、长强等穴，以得气为度；最后用小鱼际横擦肾俞、八髎，以透热为度。

（三）辨证加减

1. 排便障碍　拿揉上肢肺经、大肠经 2 分钟；点按手三里、合谷、上巨虚、下巨虚等穴，以得气为度；点按长强、秩边等穴，以得气为度。重点横擦大肠俞、八髎，以透热为度。

2. 排尿障碍　掌摩小腹部 2 分钟，振腹 3 分钟。

3. 性功能障碍　振腹 3 分钟。用小鱼际横擦肾俞，以热透至宫腔为度。

【其他治疗】

1. 针灸治疗　取百会、中脘、天枢、气海、关元、中极、归来、子宫、血海、三阴交、涌泉、膈俞、肝俞、脾俞、肾俞、八髎等穴，用毫针刺入，平补平泻，留针 30 分钟。治疗频率为每日 1 次，一般 7 次为 1 个疗程，共治疗 3 个疗程。

2. 物理治疗　目前临床运用较多的模式是生物反馈＋电刺激疗法，将康复技术、电刺激生物反馈、场景反射训练模式相结合。治疗频率为 1 周 2 次，每次 15~20 分钟，10 次为 1 个疗程。

【预防调护】

妊娠期合理营养、适量安全的运动，适当控制体重，避免肥胖、巨大儿的发生。

为避免过度增加腹压，应积极治疗慢性咳嗽，避免长时间蹲、站、提重物等活动。

【按语】

产后初期不要急于使用收腹带，应在盆底功能评估后，在医生指导下选择合适的时期使用。若局部宫颈或阴道壁出现溃疡、出血等，应禁用盆底手法治疗。

# 第八节　产后腹直肌分离

腹直肌分离是指一种以腹直肌沿中线分离为特征的损伤，是妊娠期及产后常见的并发症之一。在妊娠晚期，有 66%~100% 的孕妇都有腹直肌分离。正常情况下，在产后 4~8 周腹直肌逐渐关闭。但有一部分产妇，在妊娠期间腹部肌肉被过度拉伸，致使产后半年到 1 年肌肉无法自动修复，若分开的距离超过 2.0cm，可称之为产后腹直肌分离。

【病因病机】

1. 生理原因　妊娠 6 个月后皮肤弹性纤维发生断裂，腹直肌肌腱发生不同程度的分离。若胎儿体重增加过快、形成巨大儿，引起腹壁扩张，腹直肌分离会更严重。

2. 饮食影响　孕妇或胎儿体重增长过快，造成皮肤组织弹性下降。也有部分孕妇营养不良，导致机体组织弹性不足。

3. 年龄因素　随着年龄的增长，皮肤、韧带、肌纤维的弹性下降，则产后腹直肌分离的发病率更高，分离程度也更严重。

4. 缺乏运动　妊娠后运动越来越少，腹部肌群逐渐弱化，从而导致肌力不足。

5. 剖宫产　剖宫产是导致产后腹直肌分离症发生的高危因素之一，手术会直接损伤前腹壁肌群及其腱膜组织。

6. 其他　多次剖宫产、巨大儿、多胎妊娠、腹部肌肉先天发育缺陷等。

**【临床表现】**

骨盆前倾,腰椎生理曲度加大,腰部或下背部疼痛;腹腔内脏器向外膨隆;腹壁脂肪增厚,腹围、腰围增粗;膈肌下降,呼吸功能减弱;胃下垂,肠蠕动减少;腹壁肌肉功能减退,出现内脏下垂和盆底肌松弛。

**【诊断与鉴别诊断】**

（一）诊断依据

1. 腹性肥胖、腰背部疼痛,骨盆前倾、腰椎生理曲度加大,呼吸和消化功能异常,盆底功能障碍等。

2. 进行腹部形体的评估、腹部肌力的测定、腹直肌分离的评估;若产后腹直肌分离超过2cm 可诊断。腹部肌肉间隙 2~3 指宽为轻度,3~4 指宽为中度,>4 指宽为重度。

（二）鉴别诊断

腹壁疝　典型临床表现为腹股沟区坠胀感,伴以该区时隐时现的肿块。在发病早期肿块并不明显,仅在咳嗽、憋气或擤鼻时可见腹壁略显膨隆,随病程的发展,疝块日益增长。简单而典型的腹壁疝,通过详细询问病史以及仔细的体格检查就可明确诊断。B 超或 CT 检查可发现腹壁缺损的大小。

**【推拿治疗】**

（一）治疗原则

以舒经活血、理筋止痛为主。

（二）基本治法

1. 取穴　中脘、天枢、大横、气海、关元、中极、归来、带脉、血海、阳陵泉、三阴交、阿是穴、膈俞、肝俞、脾俞、肾俞、命门等穴。

2. 主要手法　摩、推、点、按、揉、提、捏、擦、擦等手法。

3. 操作方法

（1）腹部操作:患者取仰卧位,医生立于一侧。掌摩腹部 3 分钟;一指禅推腹部任脉、胃经、脾经、肝经,时间 3 分钟;点按中脘、天枢、大横、气海、关元、中极、归来、带脉等穴,以得气为度;掌按揉并拿腹部 2 分钟;将对侧腹部软组织往回带至任脉,两侧交替操作,时间 2 分钟;提拿两侧腹直肌,沿腹白线上下往返操作 3 分钟。

（2）下肢操作:患者取仰卧位,医生立于一侧。拿、按揉大腿前侧及内外侧,重点在肝经、脾经、胆经操作,时间为 5 分钟。按揉血海、阳陵泉、三阴交等穴,以得气为度。

（3）腰背部操作:患者俯卧位,医生立于一侧。点按膈俞、肝俞、脾俞、肾俞等穴,以得气为度;小鱼际横擦肾俞、命门,以透热为度。时间为 3~5 分钟。

（三）辨证加减

1. 腰背部疼痛　擦、掌按揉腰背部,弹拨腰部两侧膀胱经,重点弹拨阿是穴。时间为 5 分钟。

2. 盆底功能障碍　可增加会阴部操作,具体操作同盆腔脏器脱垂。

**【其他治疗】**

1. 脐灸　隔姜灸脐,每日 1 次,每次 20~30 分钟。

2. 物理治疗　腹部肌肉中频电刺激,时间为 25~30 分钟。每日 1 次,8 次为 1 疗程。

**【预防调护】**

整个妊娠期,体重增加应控制在 10~15kg,每个月体重增加不宜超过 2kg。控制饮食避免摄入过多高糖、高脂的食物。适度的运动、轻便的家务都有助腹壁肌肉和皮肤恢复弹性。

**【按语】**

盆底和腹肌是一整体,进行腹直肌分离治疗前,需先检测盆底肌力,肌力达到3级以上可进行腹直肌分离治疗。如果盆底肌力差,应先做盆底康复再做腹直肌分离治疗。若腹直肌分离较大,保守治疗无效,则须通过腹壁整形术等手术治疗予以纠正。

# 第九节　产后耻骨联合分离症

产后耻骨联合分离症是指产妇由于妊娠期体内激素变化或产时不良体位造成分娩后耻骨联合周围韧带松弛或损伤,导致耻骨联合处增宽、错位而产生的以耻骨联合处疼痛及功能障碍为主要表现的一组临床症候群。

**【病因病机】**

1. **激素作用**　分娩时耻骨联合及两侧骶髂关节出现轻度分离使骨盆短暂性扩大,利于胎儿娩出。多数产妇在产后激素水平恢复正常后,松弛的韧带和软骨也会随之恢复正常。少部分产妇由于激素分泌过多,韧带过松。

2. **产伤**　产程过长、胎儿过大、产时用力不当或姿势不当致耻骨联合分离过宽造成耻骨联合分离症。

**【临床表现】**

耻骨联合处疼痛,伴有不同程度的下肢牵拉痛,活动时疼痛加剧,如单腿站立、弯腰、翻身等可引起局部疼痛加剧;站立位下肢抬举困难,行走时重心移动缓慢,步态呈鸭步,行动无力,上下台阶时疼痛难忍,严重者需要扶双拐行走。

1. **左右分离型**　骨盆X线检查提示耻骨联合间距>5mm,双侧耻骨端在同一水平面上,查体患者双下肢等长。

2. **向上错位型**　伴有患侧下肢髋关节后伸困难,骨盆X线检查提示耻骨联合间距在正常范围,患侧耻骨升支较健侧高,查体患侧髂后上棘位置偏低,患侧下肢较健侧稍短。

3. **向下错位型**　伴有患侧下肢髋关节屈曲困难,骨盆X线检查提示耻骨联合间距在正常范围,患侧耻骨升支较健侧低,查体患侧髂后上棘位置偏高,患侧下肢较健侧稍长。

**【诊断与鉴别诊断】**

（一）诊断依据

1. 耻骨联合处疼痛。

2. 伴有下肢牵拉痛,活动时疼痛加剧。

3. 耻骨联合处压痛与叩击痛,髋关节外旋、外展活动受限,骨盆挤压与分离试验阳性、分腿试验阳性。

4. X线检查可见耻骨联合间距离明显增宽超过5mm,少数可达10~15mm,或有上下错位现象。慢性患者可见耻骨联合关节面毛糙不平、增生等改变。

（二）鉴别诊断

**耻骨炎**　耻骨炎是发生于耻骨联合区的非化脓性病变,临床表现为耻骨联合处有程度不同的疼痛,并沿两侧腹直肌向外下方放射。由于大腿内侧疼痛而影响行走,以致步行缓慢,甚至出现跛行。股内收肌大多处于痉挛、紧张状态,在肌肉起点处可有压痛。骨盆分离试验均为阳性。X线检查早期多无改变,晚期可出现骨质疏松或吸收征,耻骨联合间隙变窄,后期融合。

【推拿治疗】

（一）治疗原则

以益气活血止痛、松解粘连、整复错位为主。

（二）基本治法

1. 取穴　气海、关元、中极、曲骨、血海、曲泉、阴陵泉、三阴交、膈俞、肝俞、脾俞、肾俞、环跳等穴。

2. 主要手法　摩、按、揉、拨、拿、擦等手法。

3. 操作方法

（1）腹部操作:患者取仰卧位,医生立于一侧。掌摩上腹部,时间约2分钟。拇指按揉气海、关元、中极、曲骨等穴,以得气为度。掌按揉下腹部,重点拨、揉耻骨联合附近肌筋,时间3分钟。

（2）下肢部操作:患者取仰卧位,医生立于一侧。拿、按揉大腿前侧及内外侧3分钟;拇指按揉血海、曲泉、阴陵泉、三阴交等穴,以得气为度。

（3）背腰部操作:患者取俯卧位,医生立于一侧。擦、掌按揉腰臀部,重点在腰骶部疼痛部位,时间为3分钟。拇指按揉膈俞、肝俞、脾俞、肾俞、环跳等穴,以得气为度。

（三）辨证加减

1. 左右分离型　基本手法结束后施以归挤按压法。患者取半卧位。一助手面向患者站在床尾,双手拿住患者双踝部。嘱患者用右手按在耻骨联合部,屈膝屈髋,双侧大腿外展外旋。医生站在患者左侧,用髋部紧贴患者髋部,右手从身后用力抱挤患者另一侧髋关节,左手按压在患者右手背上。当助手用力将双下肢拉直时,医生左手用力向下按压。

2. 向上错位型　基本手法结束后施以按压复位法。患者取仰卧位,助手立于一侧,双手置于患者髂前上棘处,固定骨盆并做骨盆分离状;医生立于另一侧,双手重叠按压在耻骨联合部,做向下按压状,然后两人同时用力,即可复位。操作前,嘱患者腹式呼吸,先吸气,在患者呼气时,开始同时发力操作。

3. 向下错位型　基本手法结束后施以牵拉复位法。患者取半卧位,助手立于一侧,双手置于患者髂前上棘处,固定骨盆并做骨盆分离状;医生面向患者站在床头,用一足蹬住健侧的耻骨下支部,双手握住患侧踝部,做上蹬下牵状,然后两人同时用力即可复位。

【其他疗法】

1. 针灸治疗　取中脘、天枢、气海、关元、曲骨、气冲、血海、曲泉、三阴交、阳陵泉、膈俞、肝俞、脾俞、肾俞、次髎、环跳等穴,用毫针刺入,平补平泻,留针30分钟。每日1次,一般7次为1个疗程。

2. 骨盆制动　用宽25~30cm的弹力束带以患者两侧髂嵴为水平,环体束缚骨盆,以限制耻骨联合处的受力和活动,可协助收紧恢复骨盆,使分离的耻骨联合部快速恢复。

【预防调护】

妊娠期加强补钙,做好饮食管理,尽量减少巨大儿等情况发生;减少久站、下蹲及负重,若有耻骨联合疼痛则卧床休息。产前卧位采取左侧卧位为宜,产后宜卧硬板床休息;分娩期间正确用力,切勿用力过猛导致骨盆压力突增;适当进行合理的运动锻炼,提高肌肉和韧带耐受力、张力。

**【按语】**

一般而言,此类病人的预后均非常良好,若未能及时诊断与治疗,持续 8 周以上会出现耻骨炎、骨不连、出血、关节炎等,甚至难以行走,给产妇带来严重痛苦。对个别病情较重者,可酌情行耻骨联合融合手术。

# 第十节 产后身痛

产后身痛是指以产褥期内出现肢体与关节酸痛、麻木、重着等为特征的临床病症。又称"产后痹"。

**【病因病机】**

主要病机为产后营血亏损,经脉失养或风寒湿邪稽留,筋脉痹阻不通。由于产后体质发生变化,使本症具有多虚夹瘀的特点。

1. 体质因素　素体血虚,产后伤血过多,四肢百骸空虚,筋脉关节失于濡养,以致肢体麻木,甚或疼痛。或素体肾虚,产后精血俱虚,胞脉失养。胞脉虚则肾气亦虚,故腰脊酸痛,腿脚乏力

2. 情志因素　产时胞衣残留、恶露不净或情志不畅,肝气郁结,气机不宣,导致气血瘀滞;瘀血内停而至血络闭阻,筋脉不通,气血运行不畅,以致肢体抽搐、腰腹刺痛等症状。

3. 外感风寒　产后百节开张,卫表不固,若起居不慎,风、寒、湿邪乘虚而入,留着经络、关节,使气血运行受阻,瘀滞而作痛。风邪偏胜则痛无定处,寒邪独盛则疼痛剧烈,宛如锥刺;湿邪偏盛则肢体肿胀、麻木、重着。

**【临床表现】**

1. 血虚　全身疼痛,关节屈伸不利,肢体酸楚、麻木,面色苍白,头晕眼花,心悸怔忡,体倦乏力,恶露量多,色淡质稀,舌淡红、苔薄白,脉细无力。

2. 血瘀　遍身疼痛,呈胀痛或掣痛或针刺样疼痛,面紫唇暗,恶露量少,色暗红,质黏有块,或伴少腹痛、拒按,舌质紫暗、苔薄白,脉弦涩。

3. 风寒　遍身疼痛,关节屈伸不利,项背不舒,恶寒拘急,或痛无定处;或疼痛剧烈,宛如锥刺;或肢体肿胀、麻木、重着,步履艰难,得热则舒,纳少,时有咳嗽咯痰,恶露减少,少腹时痛,舌淡、苔薄白,脉细缓。

4. 肾虚　产后腰背酸痛,腿脚乏力,或足跟痛,舌淡红、苔薄白,脉沉细。

**【诊断与鉴别诊断】**

(一)诊断依据

1. 肢体关节疼痛、酸楚、麻木、重着、屈伸不利;或痛处游走不定,关节刺痛,腰腿疼痛。

2. 伴面色不华,神疲乏力,或恶露量少色暗,小腹疼痛拒按等症状。

3. 可见关节活动受限,疼痛拒按,日久不愈,可见关节变形,肌肉萎缩。

4. 血沉、抗链球菌溶血素 O 及类风湿因子均正常。必要时可做血钙,X 线摄片检查。

(二)鉴别诊断

1. 痹证　均有痹证表现,但产后身痛只发生在产褥期,与产褥生理有关,痹证则任何时候均可发病。若产后身痛日久不愈,迁延至产褥期后,则不属产后身痛,当属痹证论治。

2. 痿证　病变均可发生在肢体关节。产后身痛以肢体、关节疼痛、重着、屈伸不利为特

点,有时亦兼麻木不仁或肿胀,但无瘫痪的表现;痿证则以肢体痿弱不用,肌肉瘦削为特点,肢体关节一般不痛。

**【推拿治疗】**

（一）治疗原则

以调理气血、舒筋止痛为主。

（二）基本治法

1. 取穴 风池、大椎、风门、肩井、曲池、合谷、血海、足三里、三阴交、中脘、气海、关元、神阙、肺俞、膈俞、肝俞、脾俞、肾俞、八髎等穴。

2. 主要手法 按、摩、揉、拿、擦、点、摇、一指禅推、擦等手法。

3. 操作方法

（1）腹部操作:患者取仰卧位,医生立于一侧。用一指禅推任脉,反复操作 3~5 遍;摩腹、揉腹各 1 分钟。按揉中脘、神阙、气海、关元等穴,以得气为度。

（2）上肢部操作:患者取仰卧位,医生立于一侧。拿捏上肢,对上肢关节施以摇法,时间为 3 分钟。按揉曲池、手三里、合谷穴等穴,以得气为度。

（3）下肢部操作:患者取仰卧位,医生立于一侧。将双手掌并拢置于足根部,沿下肢脾经、胃经上推至大腿根部,继而两掌分开,置于大腿内外两侧肝经、胆经回推至足踝部;然后用拇指点按血海、阳陵泉、三阴交、涌泉等穴,以得气为度。

（4）背腰部操作:患者取俯卧位,医生立于一侧。拿风池、肩井各 1 分钟。擦、揉项背部,往返操作 3~5 遍;由下至上捏脊 7~10 遍。用拇指按揉大椎、风门、肺俞穴、膈俞、肝俞、脾俞、肾俞、胞肓等穴,每穴 1 分钟,以酸胀为度。然后掌直擦背部督脉,小鱼际横擦肾俞、命门、八髎,以透热为度。

（三）辨证加减

1. 血虚

（1）按揉百会、血海、脾俞、足三里,以得气为度。

（2）掌直擦脊柱两侧,横擦腰骶部,以透热为度。

2. 血瘀

（1）按揉百会、府舍、归来、气冲、血海、阴陵泉,以得气为度。

（2）掌振下腹部 2 分钟。

3. 风寒

（1）按揉百会、风池、风府、大椎、风门,以得气为度。

（2）掌擦项背部,以透热为度。

4. 肾虚

（1）按揉肾俞、命门、太溪、照海,以得气为度。

（2）掌擦涌泉,以透热为度。

（3）掌振下腹部 2 分钟。

**【其他疗法】**

1. 耳针疗法 可选用枕、肾上腺、神门、皮质下,并可配合应用膝、腰等穴,亦可用磁珠进行按贴,双耳交替。

2. 食疗 血虚者用归芪生姜牛肉汤;血瘀者用芎胡桃仁粥;血寒者用葱姜苏叶饮;肾虚者用山药杞果粥。

**【预防调护】**

居室宜寒温适宜,空气流通;衣着需温凉合适;饮食宜清淡,富含营养而易消化;不宜力役劳作,以免耗气伤血;心情宜轻松舒畅;严寒季节,新产妇若是顺产,则不宜大量静脉输液。

**【按语】**

产后身痛推拿以对症治疗为主,若治疗及时,大多可痊愈,预后佳。

# 第十一节 产 后 缺 乳

产后缺乳是指以哺乳期内,产妇乳汁甚少,甚则全无为特征的临床病症。又称"乳汁不行"。

**【病因病机】**

主要病机为乳汁化源不足,无乳可下;或乳汁瘀滞不行,乳不得下。故缺乳多因气血虚弱、肝郁气滞、痰气壅阻所致。

1. 体质因素 素体脾胃虚弱,妊娠期及产后营养失调,气血生化之源不足;或因产妇年龄大,气血渐衰或因产时产后失血过多,产妇劳累过度都可导致气血亏损,造成泌乳无源,因而乳汁甚少或全无。

2. 情志因素 情志忧郁或产后七情所伤,肝失条达,气机不畅,经络不通,使乳汁运行受阻。

3. 饮食不节 产后嗜食膏粱厚味,脾失健运,湿浊成痰,痰气壅阻,乳络不通而致乳汁少。

**【临床表现】**

1. 气血亏虚 产后乳少,甚或全无,乳汁清稀,乳房柔软,无胀感,面色少华或萎黄,皮肤干燥,畏寒神疲,食少便溏,头晕耳鸣,心悸气短,腰酸腿软,或溲频便干,舌淡苔少,脉细弱。

2. 肝郁气滞 产后乳少,或突然不行,乳汁浓稠,乳房胀硬,甚则胀痛引及胸胁,精神抑郁,胸胁不舒,胃脘胀满,纳少嗳气,舌苔薄黄,脉弦细或弦数。

3. 痰气壅阻 身体肥胖,乳少而稀薄或点滴全无,乳房柔软无胀感,胸闷,食多便溏,面色少华,舌质淡或胖,苔薄白稍腻,脉沉细而弱。

**【诊断与鉴别诊断】**

(一) 诊断依据

以产后乳汁分泌不足,甚至全无为诊断要点。

(二) 鉴别诊断

乳痈 多因乳汁淤积,细菌入侵所致。虽可表现为乳汁量少或者缺乳,但可见初起恶寒发热,乳房红肿热痛,继则化脓溃破成痈,一般为单侧发病。

**【推拿治疗】**

(一) 治疗原则

以调理气血、通络下乳为主。

(二) 基本治法

1. 取穴 乳根、天溪、食窦、膻中、中脘、气海、关元、肩井、少泽、足三里、肝俞、脾俞、胃俞等穴。

2. 主要手法　揉、摩、推、按、振、一指禅推、擦、掐、点、拿等手法。

3. 操作方法

（1）患者取仰卧位，医生坐于其一侧。医生先以掌根或全掌由外向内环形揉患者乳房，时间为 2 分钟。双手呈钳形拿揉乳房，时间为 1 分钟。以拇指由外向乳头方向交替推乳房，时间为 2 分钟。以拇指摩乳旁、乳根、天溪、食窦、膻中等穴位，每穴 1 分钟。双手掌根分推胸胁部，时间为 2 分钟；中指振膻中穴 1 分钟；拇指按揉中脘、气海、关元，以得气为度；顺时针摩胃脘部及下腹部 3 分钟。指掐少泽穴半分钟；拇指点按足三里 1 分钟，以酸胀为度。

（2）患者取俯卧位，医生立于其一侧。医生以拇指点按患者肩井、天宗、肝俞、脾俞、胃俞，以得气为度；拿肩井 2 分钟；擦背部督脉和膀胱经，以透热为度。

（三）辨证加减

1. 气血亏虚

（1）重点按揉内关、合谷、血海、足三里、悬钟、三阴交、太冲等穴，每穴 1 分钟，以酸胀为度。

（2）捏脊 7~10 遍。

2. 肝郁气滞

（1）重点按揉肝俞、阳陵泉、悬钟、三阴交、行间、太冲等穴，每穴 1 分钟，以酸胀为度。

（2）掌分推胁肋 2 分钟。

3. 痰气壅阻

（1）重点按揉屋翳、膺窗、支沟、丰隆、解溪、太白等穴，每穴 1 分钟，以酸胀为度。

（2）掌横擦八髎及涌泉，以透热为度。

【其他疗法】

1. 针刺疗法　选用膻中、乳根、合谷、少泽为主穴，天宗、足三里、肝俞、膈俞、脾俞、肾俞、太冲、三阴交等穴为配穴。用毫针刺入，平补平泻，留针 30 分钟，每日 1 次。

2. 物理疗法　可选择低频脉冲电刺激，促进乳房部位的血液循环和腺管畅通。一次 20 分钟，每日 1 次。

【预防调护】

合理运动与饮食，保证充足睡眠，保持舒畅的心情；哺乳前柔和地按摩乳房，促进乳汁分泌，哺乳前后用温水毛巾擦洗干净乳头；坚持夜间哺乳，并挤出多余的乳汁，以免乳汁淤积，影响乳汁分泌。

【按语】

推拿治疗本病疗效肯定，结合食疗和药膳能进一步增加乳汁分泌量。

# 第十二节　乳　痈

乳痈是指以乳房部出现大小不等硬结胀痛，乳汁吮吸不畅，继则肿块增大，焮红触痛，日久局部变软，溃流黄稠脓液，甚或伴见寒战、高热等为特征的临床病症。多见于初产妇。

**【病因病机】**

中医病因病机主要为热毒郁积,乳络不通。故乳痈多因乳汁郁积、肝胃郁热、感受外邪引起。

1. 乳汁郁积　乳汁郁积是引起乳痈最常见的病因。初产妇乳头皲裂、畸形、凹陷而影响乳汁分泌;或哺乳方法不当,乳汁多而少饮,均可导致乳汁郁积,乳络阻塞不通而成脓化痈。

2. 肝郁胃热　产妇情志不畅,肝气郁滞,饮食不节,喜食辛辣刺激之品,阳明胃热壅滞而热郁络阻成痈。

3. 感受外邪　产妇体虚汗出受风,或露胸哺乳感受风寒,日久郁而化热成脓。

**【临床表现】**

1. 郁乳期　乳头皲裂,乳房刺痛,哺乳时尤甚,皮肤微红或不红,乳汁分泌不畅,乳房结块;全身症状可不明显,或伴有全身不适,如恶寒发热,周身骨节酸痛,口渴纳差,胸闷烦躁。舌质红,苔薄黄,脉浮数或弦数。

2. 酿脓期　乳房局部变硬,肿块逐渐增大,可伴有明显的全身症状,如高热、寒战、全身无力、大便干、小便短赤,舌质红,苔黄腻,脉洪数。脓肿常在4~5日内形成,表现为乳房搏动性疼痛,如鸡啄样疼痛,局部皮肤红肿,透亮,成脓时肿块中央变软,按之有波动感,患侧腋窝淋巴结肿大,有触痛。若为乳房深部脓肿,可出现全乳房肿胀、疼痛,高热,但局部皮肤红肿及波动不明显。

3. 溃脓期　破溃出脓后,脓液引流通畅,肿消痛减而愈。若治疗不善,脓肿就有可能穿破胸大肌筋膜前疏松结缔组织,形成乳房后脓肿;或乳汁自创口处溢出而形成乳漏;或脓液波及其他乳络形成传囊乳痈;或脓出不畅形成袋脓,严重者可发生脓毒血症。

**【诊断与鉴别诊断】**

(一)诊断依据

1. 乳房红肿热痛化脓,患侧腋窝淋巴结可有肿大 .

2. 伴有寒战、高热等症状。

3. 多发生于哺乳期,尤以初产妇多见,发病前多有乳头皲裂史及乳汁瘀积不畅史。

4. 乳腺彩超有助于深部脓肿的定位,血常规检查可出现白细胞总数及中性粒细胞数显著增加,必要时可进行细菌培养。

(二)鉴别诊断

1. 乳疽　乳房深部或乳房后部的脓肿,乳房结块,坚硬漫肿,皮色不变,伴有酸痛,全身症状不明显,成脓迟缓,病程长,易成漏。

2. 乳中结核　以乳房出现结块为特征,但无寒热,肤色正常,疼痛多在月经期,或情志不畅时出现或加重,生长速度慢,病程长,多不溃脓。

**【推拿治疗】**

(一)治疗原则

以消肿止痛为主。

(二)基本治法

1. 取穴　乳根、天溪、食窦、屋翳、膺窗、膻中、中脘、天枢、气海、肝俞、脾俞、胃俞等穴。

2. 主要手法　揉、摩、推、捻、按、一指禅推等手法。

3. 操作方法

（1）患者取仰卧位,医生立于一侧,自患者乳根部向乳头方向掌轻推数次,时间为 2 分钟。拇指揉乳根、天溪、食窦、屋翳、膺窗、膻中等穴,以得气为度。拇指、食指反复提捏乳头半分钟,使瘀积的乳汁充分排出。顺时针摩胃脘部及腹部 3 分钟。拇指按揉中脘、天枢、气海等穴,以得气为度。按揉少泽、合谷、足三里、太冲、内庭等穴,以得气为度。

（2）患者取坐位或侧卧位。医生按揉患者风池穴,沿颈椎两侧向下至大椎两侧,往返按揉 10 遍;拿风池、肩井 2 分钟;一指禅推或拇指按揉背部膀胱经第 1、2 侧线,反复操作 3~5 遍;拇指按揉肝俞、脾俞、胃俞,以得气为度。

【其他疗法】

1. 针刺疗法　取肩井、膻中、期门、乳根、内关、足三里、行间、内庭等,用毫针刺入,平补平泻,留针 30 分钟。每日 1 次。

2. 中药外敷　大青叶 100g,芙蓉叶 50g,乳香 50g,没药 50g,黄连 50g,大黄 50g,黄柏 50g,白矾 50g,铅丹 50g,铜绿 50g,胆矾 50g;基质处方:白凡士林 400g,香油 350g 制成膏剂,取适量外敷初期乳痈处,用无菌纱布及医用胶布固定,24 小时换药 1 次,直至症状及结块消失。

【预防调护】

合理饮食,保持心情舒畅,保持充足的睡眠;保持乳头清洁,哺乳时避免露乳当风;养成良好哺乳习惯,防止乳汁潴留;及时医治乳头破损或皲裂,待伤口愈合后再行哺乳;断乳应先减少哺乳的时间和次数,不能强行断乳。

【按语】

一般在乳痈初起尚未成脓时推拿疗效较佳,溃脓期禁止在局部做手法治疗。治疗时医生应先清洗双手及患者乳房,手法宜轻快柔和,切忌在硬结部位使用重刺激手法。推拿治疗的同时可根据血象适当配合抗生素治疗,以提高疗效。

（姚斌彬　于天源　赵焰　李小琴）

## 复习思考题

1. 简述周围神经损伤后运动功能恢复的评级。

2. 简述尺神经损伤的推拿治疗。

3. 简述臂丛神经损伤的分类及临床表现。

4. 简述面神经炎的推拿治疗流程。

5. 对于骨折术后关节活动受限应如何用手法助动?

6. 推拿治疗在骨折康复过程中的应注意什么?

7. 对于脱位后局部有肿胀瘀青我们应如何用手法处理?

8. 请描述盆腔脏器脱垂的分类和分度。

9. 简述推拿治疗盆腔脏器脱垂的操作部位及操作方法。

10. 腹直肌分离有哪些临床表现?

11. 简述腹直肌分离的推拿治疗流程。

12. 简述血虚产后身痛的临床表现。

13. 简述血瘀产后身痛的推拿治疗。

14. 简述产后耻骨联合分离症的分型及表现。

15. 简述产后耻骨联合分离症左右分离型的推拿复位操作。

16. 肝郁气滞型产后缺乳应如何推拿治疗？

17. 简述乳痈的分期及临床表现。

18. 如何预防乳痈？

19. 什么是中枢性痉挛？有何表现？

20. 如何鉴别认知障碍和亨廷顿病？

21. 功能性吞咽障碍的口腔准备期及口腔期障碍的临床表现是什么？

PPT 课件

◇◇◇ **第十章** ◇◇◇

# 亚健康推拿

> ▶ **学习目标**
>
> 　　本章要求掌握肥胖症、慢性疲劳综合征、戒断综合征、晕动病的临床诊断、临床表现及推拿治疗，熟悉病因病机及鉴别诊断，了解定义及预防调护。

## 第一节　肥　胖　症

　　肥胖是以脂肪组织的过度积累和脂肪细胞功能紊乱为基本特征的疾病，常伴有头晕乏力、少动气短、神疲懒言等症状。属中医学"脾瘅"范畴。

　　本节肥胖主要是指单纯性肥胖。

【病因病机】

　　中医学认为肥胖主要与饮食不节、久卧久坐、先天禀赋等相关。

　　1. 饮食不节　过食膏粱厚味或饮食过量，导致气血过于充盛，多余部分化为膏脂，致人肥胖。或影响了脾胃运化功能，使水谷不能完全转化为精微物质，反成水湿痰瘀，流注充斥于皮里膜外而发为肥胖。

　　2. 久卧久坐　活动量过少，热量不得消耗，特别是"久坐伤肉""久卧伤气"，影响气机运行，肉伤损脾，脾气失损，运化失司，化生痰浊，水湿与膏脂不能代谢，而发为肥胖。

　　3. 先天禀赋　先天性肥胖与遗传有关，有家族史。若父母均为肥胖症或父母一方患肥胖症，其子女患肥胖症的概率远远高于双亲没有肥胖症状者。

　　西医学认为是由于遗传、饮食、环境等多种因素相互作用引起的。

【临床表现】

（一）典型表现

　　形体肥胖，面肥颈壅，项厚背宽，腹大腰粗，臀丰腿圆。

（二）辨证分型

　　1. 胃热湿阻　形体肥胖，伴脘腹痞满，嘈杂反酸，肢重，困楚怠惰，消谷善饥，口臭口渴喜饮。舌红苔腻微黄，脉滑数或濡数。

　　2. 脾虚痰湿　形体肥胖，平素嗜食酒浆肥甘之品，伴神疲乏力，肢体困重，多痰，纳差，脘腹胀满。舌淡红苔白腻，脉滑或濡缓。

　　3. 脾胃气虚　形体肥胖，伴面色苍白或萎黄，嗜睡懒动，气短懒言，动则汗出，口淡，饭后饱胀感,或肢体浮肿,便溏泄泻。舌淡白苔润白,脉沉细。

4. 脾肾阳虚 形体肥胖,以腰腹下肢为甚,伴神疲乏力,面色㿠白,形寒肢冷,或肢体浮肿,腰膝酸软。舌淡红苔白,脉沉细无力。

(三)实验室检查

1. 血脂测定 血清总胆固醇(TC)、甘油三酯(TG)、高密度脂蛋白胆固醇(HDL-C)、低密度脂蛋白胆固醇(LDL-C)、LDL-C/HDL-C、HDL-C/TC,六项指标部分或全部超出正常范围值或正常。

2. B超 皮下脂肪厚度或脂肪肝的检测异常。

【诊断与鉴别诊断】

(一)诊断依据

1. 具有典型临床表现。

2. 身体质量指数(body mass index,BMI)≥28kg/m²,腰围:男性≥102cm,女性≥88cm。

3. 除外其他继发性肥胖。

(二)鉴别诊断

1. 肾上腺皮质功能亢进性 中心性肥胖,四肢细小,满月脸,腹大呈球形,上背部多脂肪沉着,皮肤菲薄,易生青紫等出血倾向,实验室可见 17-羟皮质类固醇及 17-酮类固醇明显增多,地塞米松抑制试验阳性、皮质醇升高。

2. 甲状腺功能过低性肥胖 脂肪堆积区主要分布在肩背、下腹部、臀髋部等处,且皮肤苍白、粗糙、厚而干,有凹陷性黏液性水肿,表情呆滞,鼻唇增厚,头发、眉毛常脱落,舌大而发音不清,$T_3$、$T_4$ 及 $^{131}I$ 吸收率降低。

3. 垂体性肥胖 有嗜睡、食欲亢进、月经失调、闭经、基础代谢率降低、皮色淡干薄而细腻、毛发脱落、性欲减退等症状。垂体 MRI 及激素水平测定可鉴别。

4. 多囊卵巢综合征 伴有多毛症,月经不调,月经渐进性减少,直至闭经、不孕,激素水平及卵巢超声可鉴别。

【推拿治疗】

(一)治疗原则

健脾化痰,疏肝理气,补肾益精,祛浊消脂。

(二)基本治疗

1. 取穴 中脘、神阙、天枢、气海、关元、中极、脾俞、胃俞、肝俞、大肠俞、肾俞、臂臑、曲池、承扶、风市、委中、承山、梁丘、足三里、丰隆。

2. 主要手法 摩、揉、按、擦、拿、振、推等手法。

3. 操作方法

(1)患者仰卧位。医生掌摩全腹,顺时针与逆时针方向各 1 分钟;一指禅推或指揉腹部任脉、足阳明胃经、足太阴脾经各 1 分钟;顺时针拿揉全腹 2 分钟;按揉中脘、天枢、气海、关元、中极穴各半分钟;摩神阙穴 2 分钟;提拿腹部数次,以患者能忍受为度;掌振法作用于小腹部 1 分钟,共约 12 分钟。拿揉手三阳经及手三阴经各 3~5 遍,共约 3 分钟。拿大腿外侧及前侧各 3~5 遍,并按揉风市、梁丘、足三里、丰隆穴各半分钟。

(2)患者俯卧位。医生掌擦督脉及两侧足太阳膀胱经各半分钟,以透热为度;按揉脾俞、胃俞、肝俞、肾俞、大肠俞各半分钟;由下向上捏脊 3~5 遍,以掌推大腿后侧及内侧各 3~5 遍,并按揉承扶、委中、承山等穴位,各半分钟。

（三）辨证加减

1. 胃热湿阻　按揉内庭、曲池、上巨虚穴,每穴各 1 分钟。

2. 脾虚痰湿　按揉中脘、丰隆、阴陵泉穴,每穴各 1 分钟。

3. 脾胃气虚

(1) 按揉中脘、气海、关元、足三里穴,每穴各 1 分钟;

(2) 掌擦法作用于督脉,以透热为度。

4. 脾肾阳虚

(1) 按揉肾俞、命门、太溪穴,每穴各 1 分钟;

(2) 掌擦肾俞、命门及督脉,以透热为度。

【其他疗法】

1. 针刺疗法　取中脘、天枢、大横、水分、曲池、丰隆、阴陵泉、三阴交,毫针针刺,补泻兼施,每次 20~30 分钟,每日或隔日 1 次。

2. 皮肤针疗法　取肥胖局部,用皮肤针叩刺,实证重力叩刺,以皮肤渗血为度,虚证中等力度叩刺,以皮肤潮红为度。

3. 耳针疗法　取口、胃、脾、肝、皮质下、内分泌、三焦、上屏(饥点),每次选用 3~5 穴,埋针或王不留行籽贴压,并于餐前或饥饿时自行按压穴位 2~3 分钟,以增强刺激。

【预防调护】

1. 科学安排每日饮食,控制摄入的饮食量;睡前 4 小时内禁餐;多食蔬菜、粗粮等富含蛋白质的食物,少食油腻之品、甜食等高热量的食物。

2. 加强体育锻炼,多进行活动,促进新陈代谢,增加能量消耗,有利于脂肪消耗。

3. 避免暴饮暴食、过多睡眠。

4. 保持良好的心情,保证身心的愉悦。

# 第二节　慢性疲劳综合征

慢性疲劳综合征是以持续或反复发作的疲劳,持续半年以上为主要特征的综合征,同时伴有低热、头痛、肌肉酸痛、关节疼痛、睡眠紊乱及抑郁、健忘等多种躯体及精神症状。属于中医学的"虚劳""五劳"等病证范畴。

【病因病机】

中医认为其主要与下列原因有关。

1. 肾精不足　先天禀赋不足,或房劳过度、大病体虚、阴精耗损、清窍失养,引起心神不宁,疲倦困乏等症。

2. 心脾两虚　饮食不节或思虑过度损伤心脾,脾失健运,则气血生化乏源,脏腑、肌肉、四肢无以滋养,故见四肢酸痛无力、腹胀纳差等疲劳之症。

3. 肝郁气滞　情绪不遂,致肝郁气滞,气机运行不畅,筋脉失养;或肝郁犯脾,致脾虚湿困,液困为痰,痰蒙清窍,均可引发肢困身重、疲乏等症。

总之,本病病机属本虚标实,以虚为主,因虚致瘀(郁),病位多在肝脾肾,以肝脾为主。

西医学认为与慢性伯基特淋巴瘤病毒(EBV)、慢性类单核细胞增多、5- 羟色胺及多巴胺代谢异常等因素有关。

【临床表现】

(一) 典型表现

持续或反复疲劳半年以上,卧床休息不得缓解。

(二) 体征

多数表现为心情抑郁,焦虑不安或急躁、易怒,情绪不稳,脾气暴躁,思绪混乱,反应迟钝,记忆力下降,注意力不集中,做事缺乏信心,犹豫不决。面容则多数表现为容颜早衰,面色无华,过早出现面部皱纹或色素斑;肢体皮肤粗糙,干涩,脱屑较多;指(趾)甲失去正常的平滑与光泽;毛发脱落,蓬垢,易断,失光。

(三) 辨证分型

1. 肾精不足 疲乏无力,头晕目眩,心烦不宁,健忘多梦,五心烦热,咽干颧红,腰膝酸软,筋脉拘急或疼痛,甚或阳痿遗精,舌红少苔,脉细弱或细数。

2. 心脾两虚 疲乏无力,动则加剧,心悸健忘,多梦易醒,头晕目眩,肢体困倦,少气懒言,面色少华,食欲不振,大便溏薄,舌淡,苔薄,脉细弱。

3. 肝郁气滞 疲乏无力,神情抑郁,头晕目眩,口苦,胁痛,善太息,急躁易怒,或悲伤欲哭,或精神紧张,月经不调,舌暗红,苔薄黄,脉弦涩。

(四) 实验室检查

各项常规检查均无异常,部分患者慢性伯基特淋巴瘤病毒抗体阳性、慢性类单核细胞增多、5-羟色胺及多巴胺代谢异常。

【诊断与鉴别诊断】

(一) 诊断标准

1. 临床评估不能解释的持续或反复发作的慢性疲劳,休息后不能明显缓解,而各项临床检查均无异常表现。

2. 下列症状同时出现 4 项或 4 项以上,且已持续存在 6 个月及以上,但不应早于该疲劳症状:

(1) 短期记忆力减退或注意力不能集中;

(2) 咽痛;

(3) 颈部或腋窝淋巴结肿大,触痛;

(4) 肌肉痛;

(5) 不伴有红肿的多关节疼痛;

(6) 一种疼痛度更强的头痛;

(7) 睡眠后精力不能恢复;

(8) 体力或脑力劳动后持续超过 24 小时身体不适。

(二) 鉴别诊断

1. 纤维性肌痛 纤维性肌痛是一种以慢性骨骼肌肌肉疼痛及疲劳为主要表现的疾病。肌痛及多个压痛点是必需症状。而慢性疲劳综合征诊断肌痛不是必备选项,且无压痛。

2. 神经精神类综合征 可有严重的疲劳及多种躯体性与精神性症状,但此类症状多与抑郁相关,而慢性疲劳综合征无抑郁表现。

【推拿治疗】

(一) 治疗原则

以益气补血、通络除疲为主。

笔记栏

**（二）基本治疗**

1. 取穴 印堂、攒竹、睛明、鱼腰、太阳、神庭、头维、百会、耳门、听宫、听会、膻中、中脘、神阙、气海、关元、大椎、至阳、命门、肺俞、心俞、肝俞、脾俞、胃俞、肾俞、肩髎、曲池、手三里、内外关、合谷、承扶、风市、委中、阳陵泉、太溪、太冲及足太阳膀胱经和督脉。

2. 主要手法 一指禅推、㨰、按、揉、点、擦、拿、推、弹拨、扫散等手法。

3. 操作方法

（1）患者坐位。医生双手拇指交替推印堂至神庭30遍；双手分推攒竹至太阳30遍；拇指点按睛明、阳白、太阳、头维、百会、风池穴，每穴各1分钟；运法作用于耳前耳门、听宫、听会穴及耳轮部，耳背部；用五指拿法从前发际头顶部拿至枕部，5~10遍；扫散侧头部胆经循行区，5~10遍；指端击法击头部1分钟，共约14分钟。

（2）患者仰卧位。医生单手掌推胸腹部正中任脉线以及两季肋部，3~5遍；按揉膻中、中脘、神阙、气海、关元穴，每穴各半分钟，共约6分钟。医生拿或㨰上肢2分钟；按揉肩髎、曲池、手三里、内关、外关、合谷穴，每穴各半分钟。

（3）患者俯卧位。医生用㨰法及掌根或全掌推督脉及足太阳膀胱经的两条侧线，3~5遍；按揉大椎、至阳、命门、肺俞、心俞、肝俞、脾俞、胃俞、肾俞穴，每穴各半分钟；擦法作用于腰骶部，以透热为度，共约12分钟。按揉下肢足太阳膀胱经、足厥阴肝经、足太阴脾经、足少阴肾经循行方向操作3~5遍；按揉承扶、风市、委中、阳陵泉、太溪、太冲穴每穴半分钟；搓抖上下肢各1分钟。

**（三）辨证加减**

1. 肾精不足

（1）掌擦督脉及足太阳膀胱经2分钟。

（2）侧擦腰骶部2分钟。

（3）按揉三阴交、肾俞、命门、太溪穴，每穴各半分钟。

2. 心脾两虚

（1）摩腹部5分钟。

（2）按揉中脘、足三里、心俞、脾俞穴，每穴各半分钟。

3. 肝郁气滞

（1）推擦两胁2分钟。

（2）按揉期门、行间、太冲穴，每穴各半分钟。

**【其他疗法】**

1. 针刺疗法 取百会、心俞、脾俞、肝俞、肾俞、神门、足三里、三阴交，毫针针刺，补泻兼施，每次20~30分钟，每日或隔日1次。

2. 功法训练 太极拳、五禽戏、八段锦等均可应用。

**【预防调护】**

注意劳逸结合，保证睡眠充足，不要过度疲劳。调畅情志，用积极乐观的态度生活，提高自身的心理素质。改善生活方式，注意膳食营养的合理搭配，适当进行药物治疗。加强锻炼，尤其是慢跑、爬山等户外有氧体育锻炼，在锻炼身体的同时，调畅情志，瑜伽等温和运动方式对此很有效，要注意防止过度运动。可进行温水浴，消除疲劳以恢复体力。

**【按语】**

推拿治疗慢性疲劳综合征有一定疗效，但仍需结合社会、心理等多种因素。

# 第三节 戒断综合征

戒断综合征是戒烟、戒酒、戒毒后产生一系列神经-精神症状。临床表现为神经质、紧张、乏力、注意力分散、厌食恶心、心神不宁、头痛、烦躁不安等。

中医认为吸食有毒之物,蒙蔽清窍,久之蓄毒乱神,五脏不安。烟草、毒品等为苦温有毒之物,入内化热伤津为本,肺卫之气被遏,不能及时恢复为标。"烟乃有气无形之物,一吸而能入于肉筋骨髓之内。一呼而出,又能达于皮毛毫发之秒……故一入五脏,则遍体内外上下无处不到……一旦无烟浸润其间,则肾先苦之。肾苦则呵欠频频。肝因困乏,肝困则涟涟流泪。脾亦生痰……如此,则五脏交相困也。"

西医学认为本病是由于成瘾物质进入体内后与中枢内阿片类受体结合,致使体内内源性阿片类物质的分泌受到抑制,一旦外源性成瘾物质停止供应,内源性阿片类物质的分泌不足,不能满足人体的需要,诱发一系列对成瘾性物质难以忍受的需求所致。

## 一、戒毒综合征

【临床表现】

1. 临床症状 戒断症状通常发生于停药 4~16 小时后,36~72 小时内达到高峰,最初表现呵欠、流泪、流涕、出汗等类似感冒的症状,随后各种戒断症状陆续出现,包括喷嚏、起鸡皮疙瘩、寒战、厌食、恶心呕吐、腹绞痛、腹泻、全身骨骼和肌肉抽动、软弱无力、失眠、心率加快、血压升高、情绪易激、烦躁不安或精神抑郁,甚至出现攻击性行为。以上症状并伴有强烈的心理渴求,大部分症状在 7~10 日内消失。

2. 辨证分型

(1) 毒结脏腑,心脑郁闭:表现为哈欠不断,涕泪涟涟,畏寒身冷,肤如鸡皮;心烦意乱,哭闹无常,彻夜不眠;纳呆不食,形体消瘦,大便秘结,面色萎黄,身痛骨痛,骨痒,性欲淡漠。舌紫暗,苔薄黄或灰、黑、燥而少津,脉弦涩。

(2) 脾肾两虚,心肾不交:表现为时久毒甚,身形枯槁,表情呆滞,终日蜷卧,动则气短,数日不眠,精神恍惚,迷乱无定,如醉如痴。舌紫暗灰黑,脉沉细无力。

3. 实验室检查

(1) 血、尿液微量吗啡检测阳性。

(2) 影像学可见脑部变化。

【诊断与鉴别诊断】

1. 诊断依据

(1) 有反复、长期和 / 或大剂量使用鸦片类物质史。

(2) 符合鸦片类物质所致精神障碍诊断。

(3) 停用或减少用量后出现以上戒断表现,同时男性可出现自发泄精,女性可出现性兴奋。

(4) 吗啡检测阳性,可有贫血、电解质紊乱。

2. 鉴别诊断 与其他神经系统、呼吸系统、免疫系统、内分泌系统疾病相鉴别。

【推拿治疗】

1. 治疗原则　攻补兼顾,宁神醒窍。

2. 基本治疗

(1) 取穴:水沟、内关、神门、合谷、足三里、三阴交、太溪、太冲等。

(2) 主要手法:按、揉、点、擦、推、摩等手法。

(3) 操作方法:患者仰卧位。医生以鱼际揉头面部,2~3 分钟;按揉水沟、内关、神门、合谷、足三里、三阴交、太溪、太冲穴,每穴 1 分钟;掌摩腹部,约 2 分钟。患者俯卧位,擦背部膀胱经两条侧线,3~5 遍;掌擦背部督脉及膀胱经,共 2 分钟,横擦肾俞、命门;肘推法下肢3~5 遍。

3. 辨证加减

(1) 毒结脏腑,心脑郁闭者,拿五经 10 遍,扫散双侧颞部各 2 分钟,推桥弓各半分钟,按弦走搓摩半分钟。

(2) 脾肾两虚,心肾不交者,点按足三里、三阴交穴,每穴 1 分钟,按揉心俞、脾俞、肾俞,每穴 1 分钟。

【其他疗法】

耳针疗法　取肺、口、内分泌、肾上腺、皮质下、神门。肢体抽动加膝、风溪;腹痛、腹泻加交感、腹、胃、大肠。每次选用 3~5 穴,毫针浅刺。

## 二、戒烟综合征

有较长的吸烟史,每日吸 10~20 支或 20 支以上,当突然中断吸烟会出现强烈的吸烟欲望,如不能满足,就可能出现意识障碍、注意力不集中、内感性不适、幻觉或错觉、妄想、记忆力减退、判断力减退、情绪改变、精神运动性兴奋或抑制、睡眠障碍等精神症状,以及寒颤、出汗、手颤加重、流泪流涕、全身疼痛、恶心厌食、腹痛腹泻等躯体症状。

【临床表现】

1. 临床症状　精神萎靡,疲倦乏力,短暂健忘,心急胸闷,焦虑不安,呵欠连作,流泪流涎,口淡无味,咽喉不适,甚至心情不畅,胸闷,恶心呕吐,肌肉抖动,反应迟钝。

2. 辨证分型

(1) 心肺气虚:表现为久咳不已,心急胸闷,焦虑不安,神疲乏力,面色㿠白,甚或口唇青紫,舌淡,苔白腻,脉细弱。

(2) 肺肾两虚:表现为短气息促,动则为甚,吸气不利,咯痰质黏起沫,脑转耳鸣,腰酸腿软,心慌,不耐劳累,或五心烦热,颧红,口干,舌红少苔,脉细数。

3. 实验室检查　各项指标一般无异常。

【诊断与鉴别诊断】

1. 诊断依据

(1) 有反复、长期、每日 10 支以上的吸烟史。

(2) 符合烟草类物质所致精神障碍诊断。

(3) 停用或减少用量后出现以上戒断表现。

2. 鉴别诊断　需与帕金森病、震颤麻痹等神经系统疾病,以及胃、肠等消化系统疾病相鉴别。

**【推拿治疗】**

1. 治疗原则　安神除烦,补肺益肾。

2. 基本治疗

(1) 取穴:百会、神门、合谷、肺俞、心俞、厥阴俞、中脘、气海、足三里、承山。

(2) 主要手法:点、按、推、擦、擦等手法。

(3) 操作方法:患者仰卧位,擦双上肢 3~5 遍;用鱼际擦双侧上肢手太阴肺经的循行路线,每侧各擦 1 分钟;点按百会、神门、合谷、中脘、气海、足三里,每穴 1 分钟。患者俯卧位,擦背部膀胱经两条侧线,各 3~5 遍;用掌擦背部督脉循行路线,约 2 分钟;点按肺俞、心俞、厥阴俞、承山穴,每穴 1 分钟;拿揉双侧下肢,每侧各 3~5 遍。

3. 辨证加减

(1) 心肺气虚者,点按膻中、三阴交穴,每穴 1 分钟。

(2) 肺肾两虚者,点按膏肓、太渊、太溪穴,每穴 1 分钟。

**【其他疗法】**

耳针疗法:取肺、口、内鼻、交感、皮质下、神门。毫针强刺激,留针 15 分钟。也可用埋针或王不留行籽贴压,每隔 2~3 日 1 次。如出现吸烟要求时,按压增强刺激。

## 三、戒酒综合征

有较长的饮酒史,当突然中断饮酒后出现渴求酒精,精神萎靡不振,倦怠乏力,肌肉酸痛,食欲降低,甚至出现心情抑郁,胸闷,肌肉颤动等症状的一类酒精戒断综合征。

**【临床表现】**

1. 典型症状　戒断症状常出现坐立不安、出汗、心动过速、震颤、恶心、呕吐、易激动等。偶尔会出现癫痫样发作。震颤,通常是两侧性,早晨较明显,所以称为晨间震颤。严重者还可出现震颤谵妄,表现有出现大量丰富的幻觉,以幻视为主,可伴有幻听和幻触等。有时还可有体温升高,称发热性震颤谵妄。多发生于停饮 3~5 日后,可有严重的听幻觉和视幻觉、定向障碍、注意缺损和失眠,如果坚持戒酒的话,多在戒酒后第 5~7 日自行消失。部分严重者,若不加治疗,可因呼吸或心力衰竭而死亡。

2. 辨证分型

(1) 脾虚湿困:表现为脘腹痞闷胀痛,泛恶欲吐,纳呆便溏,头身困重,肢体浮肿,小便短少或短黄,大便溏稀或者泄泻,妇女黄白带下等症,舌淡,苔白腻,脉细弱。

(2) 肝郁气滞:表现为烦躁易怒、胸胁胀痛、善太息、咽部异物感、乳房胀痛、月经不调,舌红苔黄,脉弦数。

3. 实验室检查　可能存在肝功能异常。

**【诊断与鉴别诊断】**

1. 诊断依据

(1) 符合酒精类物质所致精神障碍诊断。

(2) 有震颤和出汗症状。

(3) 停用或减少用量后出现以上戒断表现,再饮则可使症状迅速消失。

2. 鉴别诊断

(1) 肝性脑病:在严重肝功能损害的基础上出现的神经精神症状,与戒酒的时间无明显关系,而与消化道出血、大量放腹水、感染等重要诱因有关。

(2) 维生素 $B_1$ 缺乏综合征：主要是长期食用低或无维生素 $B_1$ 的食物所引起。临床上可出现意识模糊、共济失调、眼球震颤、外展神经瘫等，如不及时治疗会导致不可逆性脑损伤。

【推拿治疗】

1. 治疗原则　健脾化瘀，疏肝理气。

2. 基本治法

(1) 取穴：百会、水沟、安眠穴、内关、合谷、中脘、足三里、阳陵泉、三阴交、太溪、太冲、心俞、肝俞、脾俞、胃俞、肾俞。

(2) 主要手法：按、揉、擦、推、摩等手法。

(3) 操作方法：患者仰卧位。医生拿揉双侧上肢及下肢，各 3~5 遍；掌摩腹部 3 分钟；按揉百会、水沟、安眠、中脘、内关、合谷、足三里、阳陵泉、三阴交、太冲穴，每穴半分钟。患者俯卧位，肘推背部竖脊肌及双下肢背侧，3~5 遍；掌擦背部督脉循行线 1 分钟；鱼际擦下肢足厥阴肝经及足太阴脾经循行线 2 分钟；按揉心俞、肝俞、太溪穴，每穴 1 分钟。

3. 辨证加减

(1) 脾虚湿困者，点按脾俞、胃俞、肾俞穴 1 分钟。

(2) 肝郁气滞者，点按膻中、期门，每穴 1 分钟，按弦走搓摩 15 遍。

【其他疗法】

耳针疗法：取胃、口、内分泌、皮质下、神门、咽喉、肝。毫针浅刺，留针 15 分钟。也可用埋针或王不留行籽贴压，每隔 2~3 日 1 次。如酒瘾发作时，按压增强刺激。

【预防调护】

在进行治疗前要详细了解患者吸毒、吸烟、饮酒的程度及原因，有的放矢地进行宣传教育和心理疏导。对出现惊厥、虚脱等病情较重者，应及时采取静脉输液、支持疗法等综合治疗措施。调畅情志，用积极乐观的态度面对生活和工作，多与人交流。合理安排每日饮食，保证营养充足。积极参加体育锻炼。

【按语】

推拿治疗戒断综合征有一定的疗效，但需要患者及家庭的积极配合。

# 第四节　晕　动　病

晕动病是指晕车、晕船、晕机和由于各种原因引起的摇摆、颠簸、旋转、加速运动等因素所致眩晕的统称。

【病因病机】

本病中医学称之为"注车注船"，认为多由情志不畅、饮食饥饱失常，或禀赋气机不调，加之乘坐车船，一则扰动胃气上逆致病；其次为引动内风，风主动，木旺金衰，木复生火，两动相搏而发眩晕。

西医学认为晕动病的发生主要与前庭功能有关。内耳前庭器是人体平衡感受器官，它包括三对半规管和前庭的椭圆囊和球囊。半规管内有壶腹嵴、椭圆囊、球囊，内有耳石器（又称囊斑），它们都是前庭末梢感受器，可感受各种特定运动状态的刺激。当汽车启动、加减速、刹车，船舶晃动、颠簸，电梯和飞机升降时，这些刺激使前庭椭圆囊和球囊的囊斑毛细胞产生形变放电，向中枢传递并感知。当人体在移动或改变方向时，如果产生运动觉与视觉不协调，就会出现眩晕。此外还与遗传、体质、精神状态以及客观环境(如空气异味)等因素有关。

【临床表现】

(一)临床症状

本病常在乘车、航海、飞行和其他加速运动数分钟或数小时后发生。初期感觉上腹不适,继有恶心,脸色苍白,出冷汗,旋即有眩晕,精神抑郁,唾液分泌增多和呕吐。部分患者可出现血压下降,呼吸深而慢,眼球震颤等症状。严重呕吐可引起失水和电解质紊乱。上述症状一般在停止运动或减速后数十分钟和几小时内减轻或消失,亦有持续数天后才逐渐恢复,并伴有精神萎靡,四肢无力。重复运动或加速运动后,症状又可再度出现。但经多次发病后,症状反可减轻,甚至不发生。

(二)辨证分型

1. 胃气上逆　呃逆(打嗝)、干哕、呕吐、腹胀、眩晕,舌淡苔白,脉弦数。

2. 肝风内动　眩晕欲仆,步履不稳,头摇肢颤,语言謇涩,甚至突然昏仆,舌红,或苔腻,脉弦细有力。

(三)实验室检查

1. 实验室检查无异常。

2. 眼震图检测可能会有阳性表现。

【诊断与鉴别诊断】

(一)诊断标准

1. 在乘车、航海、飞行和其他运行数分钟至数小时后发生。

2. 初时感觉上腹不适,继有恶心、面色苍白、出冷汗,旋即有眩晕,精神抑郁、唾液分泌增多和呕吐。

3. 可有血压下降、呼吸深而慢、眼球震颤。

4. 严重呕吐引起失水和电解质紊乱。

(二)鉴别诊断

本病应与内耳眩晕病、良性位置性眩晕、前庭神经炎、椎基底动脉供血不足等疾病相鉴别。

【推拿治疗】

(一)治疗原则

补气益肺,降逆止呕。

(二)基本治法

1. 取穴及部位　内关、神门、神阙、关元、人中、足三里、太溪等。

2. 主要手法　一指禅推、揉、拿、点、按、掐等手法。

3. 操作方法　患者闭目仰卧或坐位时头部紧靠椅背。医生一指禅推或指按两侧的手三阴经循行线路,每条经穴操作3~5遍。行扫散法、拿五经5遍,拿揉手三阴经及足三阳经循行线路,每条经脉拿揉3~5遍。点按中脘、关元、内关、神门、足三里、太溪穴,每穴1分钟。按揉神阙穴3分钟。掐人中穴,中病即止。

(三)辨证加减

1. 胃气上逆　点揉梁丘、下廉各1分钟。

2. 肝风内动　点揉行间、蠡沟各1分钟,按弦走搓摩15遍。

【其他疗法】

1. 贴敷疗法 于乘车前半小时,取鲜姜片贴于内关穴,可达预防作用。

2. 口服维生素 旅行前 1 小时服用适量的维生素 $B_6$,可以缓解症状。

【预防调护】

1. 应将患者置于空气清新流通处,注意体位,保持气道通畅。

2. 抗晕锻炼。经常晕车的人可进行主动或被动的抗晕锻炼,如练滑轮,坐轮椅,荡秋千,走浪桥,练习摇头操,经常走曲线等,以增加自己的耐受力。

3. 乘坐交通工具时,尽量保持头不动,闭上眼睛,凝视主焦点或是另一个不动的物体,尽量不要看窗外快速移动的景物,并且坐在感觉运动最小的地方,即汽车前仓的座位,轮船中间或是轮船前仓的舱位或机翼上方的座位。不要坐在与公共汽车、火车、飞机运动相反的座位上,不要在运动中阅读。

4. 旅行前要有充足的睡眠,精神好可提高机体对运动刺激的对抗能力。

5. 乘交通工具前应进食低脂、淀粉类食物,并且不宜过饥或过饱,不要进食有强烈刺激性气味和味觉的食物,尤其不能吃高蛋白和高脂食品,不要喝酒、抽烟,否则容易出现恶心、呕吐等症状,并且要保持空气流通。

（吕　强）

复习思考题

1. 肥胖症的诊断标准是什么? 临床分为哪些证型? 如何用推拿方法治疗?

2. 什么是慢性疲劳综合征,试述中医病因病机? 如何用推拿方法治疗?

3. 戒断综合征有哪些调护方法?

4. 晕动病如何进行推拿治疗和预防调护?

# ◇◇◇ 主要参考书目 ◇◇◇

1. 王之虹. 新编中国推拿[M]. 北京:人民卫生出版社,2012.
2. 王之虹. 推拿手法学[M]. 3 版. 北京:人民卫生出版社,2012.
3. 曹仁发. 中医推拿学[M]. 2 版. 北京:人民卫生出版社,2006.
4. 于天源. 按摩推拿学[M]. 北京:中国中医药出版社,2015.
5. 李经纬. 中医大辞典[M]. 2 版. 北京:人民卫生出版社,2005.
6. 王亦璁. 骨与关节损伤[M]. 北京:人民卫生出版社,2007.
7. 罗才贵,刘明军,陈立. 实用中医推拿学[M]. 成都:四川科学技术出版社,2004.
8. 李义凯,翟伟. 推拿学[M]. 北京:科学出版社,2012.
9. 邵铭熙. 实用推拿手册[M]. 2 版. 北京:人民军医出版社,2006.
10. 王之虹,于天源. 推拿学[M]. 北京:中国中医药出版社,2012.

复习思考题
答案要点

模拟试卷